杏林秋实集

——姜树民学术思想及临证发挥

孙明祎　官蜀钧　著

北方联合出版传媒（集团）股份有限公司

辽宁科学技术出版社

图书在版编目（CIP）数据

杏林秋实集：姜树民学术思想及临证发挥 / 孙明
祎，官蜀钧著 . -- 沈阳：辽宁科学技术出版社，2024. 12.
ISBN 978-7-5591-3913-9

Ⅰ . R249.7

中国国家版本馆 CIP 数据核字第 2024RZ6302 号

出版发行：辽宁科学技术出版社
　　　　　（地址：沈阳市和平区十一纬路25号　邮编：110003）
印　刷　者：辽宁新华印务有限公司
经　销　者：各地新华书店
幅面尺寸：184 mm × 260 mm
印　　　张：13
字　　　数：300千字
出版时间：2024年12月 第1版
印刷时间：2024年12月 第1次印刷
策划编辑：寿亚荷
责任编辑：凌　敏
封面设计：刘　彬
版式设计：袁　舒
责任校对：闻　洋

书　　　号：ISBN 978-7-5591-3913-9
定　　　价：98.00元

联系电话：024—23284356
邮购热线：024—23284502
E-mail：lingmin19@163.com
http://www.lnkj.com.cn

前　言

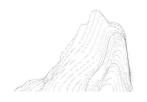

姜树民教授从医40余载，先后师从李玉奇、周学文两位国医大师。曾任国医大师李玉奇教授名医工作室副主任，国医大师周学文教授名医工作室主任。2004年入选全国首批中医临床优秀人才，2007年获得辽宁省名中医称号，2017年、2022年两度成为国家中医药管理局指定的全国名老中医药专家学术经验继承工作指导老师，同年获批全国名老中医药专家传承工作室建设项目专家。姜树民教授精研中医经典，远接轩皇，近兼众氏，勤于临证，学师而不泥师。在多年临床工作中，传承前师学术思想，守正创新，形成了"理出内经，法尊仲景，斡旋中州，以达四脏"的学术思想。

姜树民教授遵《黄帝内经》标本中气理论，阳明之病燥湿相兼，采用"滋阴燥湿"之法治疗慢性萎缩性胃炎，用药轻灵疏调，寒热并举，润燥相济；循《伤寒论》"辛开苦降""肝脾并调""胆胃同治"治疗胆汁反流性胃炎，提出胆汁反流性胃炎的病机为"胆有热，移于胃，关于肺"，治疗当清胆和胃，肺胃同治，清肃降逆；以《金匮要略》气味理论，"毒损生积"为病机，运用"酸补苦助甘和"之法早期防治药物性肝损伤；又以"斡旋中州，以达四脏"思想，临床诊治诸多疾病、疑难杂症及急危重症。时时恪守固护"胃气"之要，保得一分胃气，留得一分生机。脾胃为后天之本，气血生化之源。脾胃位居中州，内通外达，左升右降，带动其他脏腑完成升降出入的气机变化。脾胃在脏腑中的重要地位被历代医家所重视。《黄帝内经》有专论《素问·太阴阳明论》，张仲景《伤寒论》有阳明病、太阴病，李东垣著有《脾胃论》，黄元御《四圣心源》，彭子益《圆运动的古中医学》等都聚焦中土脾胃。调脾胃可以钤百病。

姜树民教授以脾胃为中心诊治诸病，常常见桴鼓之效。为传承老一辈中医人宝贵的学术思想和临证经验，2022年由姜树民教授全国名老中医药专家传承工作室组织多名弟子着手编撰《杏林秋实集——姜树民学术思想及临证发挥》。本书详细阐述了姜树民教授学术思想渊源及学术继承发展脉络；从药类法象及汤液经法图深入剖析其用药组方原则；列举姜树民教授临证擅长诊治病种10余种，记录大量验案并作按语；浅述治未病思想及养生保健知识。为深入解读姜树民教授的学术思想，本书将学术思想渊源作为主要阐述内容之一，学术思想源头上可追溯到被称作中医经典之首的《黄帝内经》。《黄帝内经》中的阴阳开阖枢理论、五行理论、标本中气理论、脏腑别通理论等，在姜树民教授诊治疾病及遣方用药中得以充分体现。对姜树民教授临证用药规律的深入解读是本书的又一亮点，引入敦煌遗书《辅行诀五脏用药法要》转引的汤液经法图。通过汤液经法图解析组方，能把握更深层次的用药规律，为创立新的方剂提供理论依据。

全书分上、中、下3篇。上篇以阐述理论为主，中篇为用药精粹及用药法度，下篇验案拾萃。全书共计 30 余万字，由几十位编者收集整理大量临床原始资料，经过 2 年多时间归纳、总结、分析、解读，最后编撰而成。本书旨在总结前师经验，恩泽杏林后学。因编者能力所限，编撰不当之处请读者斧正。

全国名老中医药专家姜树民传承工作室

2024 年 6 月

目 录

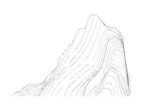

上 篇

第一章　学术思想之源——《黄帝内经》 / 03

第一节　《黄帝内经》其书　/ 03

第二节　"阴阳"理论本质　/ 08

第三节　"五行"理论索隐　/ 10

第四节　"运气"理论探微　/ 12

第五节　"标本中气"理论　/ 13

第六节　"脏腑别通"浅释　/ 14

第七节　姜师学术思想溯源　/ 15

第二章　顾护后天之本——胃气 / 19

第一节　毋逆天时，是为治也　/ 19

第二节　斡旋中州，以平为期　/ 23

第三节　"保胃气"调中焦之要　/ 26

第三章　传承创新前师学术思想 / 30

第一节　"毒、湿、热、瘀"致病说　/ 30

第二节　承"以痈论治"启"斡旋中州、顾护胃气"　/ 32

第三节　"肝脾同调、胆胃同治"畅一身之气机　/ 32

第四节　"清淡渗利"治火旺　/ 35

第五节　肺脾同调治便秘　/ 36

第四章　脾胃病辨证——虚与实 / 37

第一节　脾胃虚寒与脾胃虚热　/ 37

第二节　胃阴虚　/ 42

第三节　脾气虚与脾阳虚　/ 45

第四节　肝胃郁热　/ 48

第五节　气滞血瘀理论　/ 51

第五章　舌为脾胃之镜 / 56

第一节　舌诊的由来　/ 56

第二节　舌为脾胃之镜的原理　/ 57

第三节 诊舌医病 / 58
第四节 舌诊的局限性和注意事项 / 63
第五节 舌诊展望 / 64

第六章 "顾护胃气"保驾危重症 / 66

第一节 "顾护胃气"思想来源 / 66
第二节 急危重症救治关键——胃气 / 66
第三节 急危重症救治学术思想解析 / 68
第四节 "顾护胃气"治危重症举隅 / 70

中 篇

第一章 用药精粹 / 75

第一节 中药疗效及安全性 / 75
第二节 中药煎服法 / 79
第三节 经典与现代的对话 / 85

第二章 用药法度 / 92

第一节 用药举要——"姜门八对药" / 92
第二节 验药举隅 / 122

下 篇

第一章 验案拾萃 / 167

第一节 慢性萎缩性胃炎 / 167
第二节 胃食管反流病 / 170
第三节 溃疡性结肠炎 / 174
第四节 功能性便秘 / 177
第五节 消化性溃疡 / 179
第六节 不寐 / 183
第七节 口臭 / 185

第二章 养胃明鉴 / 190

第一节 养胃三法 / 190
第二节 养胃三笺 / 192

参考文献 / 197

上 篇

第一章
学术思想之源——《黄帝内经》

姜树民教授从医任教 40 余载，曾师从李玉奇、周学文两位国医大师。继承发扬了两位国医大师的学术思想。在多年从医从教实践中探赜索隐、学古穷经，对消化系统常见病、临床常见杂病、疑难病及急危重症的诊治积累了丰富的临床经验，形成了自己的学术思想。我有幸拜入姜树民教授门下侍诊数载，在临证学习的同时不断追溯老师学术思想的由来。经过多年的研究，在中医四大经典之首的《黄帝内经》理论中看到了老师学术思想的源头。

第一节 《黄帝内经》其书

《黄帝内经》是怎样的一部书？西汉孔安国序《尚书》曰："伏羲、神农、黄帝之书，谓之三坟，言大道也。"《黄帝内经》为三坟之一。班固《汉书·艺文志》曰："《黄帝内经》十八卷。……虽复年移代革，而授学犹存……其文简，其意博，其理奥，其趣深。天地之象分，阴阳之候列，变化之由表，死生之兆彰。不谋而遐迩自同，勿约而幽明斯契，……诚可谓至道之宗，奉生之始矣。"明代张景岳《类经序》："盖自轩辕帝同岐伯、鬼臾区等六臣互相讨论，发明至理，以遗教后世。其文义高古渊微，上极天文，下穷地纪，中悉人事。大而阴阳变化，小而草木昆虫，音律象数之肇端，藏府经络之曲折，靡不缕指而胪列焉。"《黄帝内经》是记载了天、地运行规律，天气、物候变化，人体的生理、病理特点，及天地运行与人体之间关系的一部百科全书。中医基础理论的根源也发源于此。《黄帝内经》理论指导中医发展数千年，其理论建立的基础及本质是需要深入探讨的。

中医学历经数千年的传承和发展，很多理论的真意和本源淹没在了历史的进程中。龙砂医学流派代表性传承人顾植山教授，从"三皇"文明及《黄帝内经》中创新性地发掘整理出中医基础理论的本源。"三皇"文明的成就是中医理论构建的源泉，《黄帝内经》也是承载"三皇"文明的典籍。后世的中医理论也都是在《黄帝内经》的理论指导下形成的。

一、《黄帝内经》承载着上古文明

了解《黄帝内经》的理论来源要从"三皇"文明说起。龙砂医学流派代表性传承人顾植山教授，倾毕生精力从古代典籍、考古发现、实地考证等多方面，创新性地挖掘和整理了伏羲、神农、黄帝"三皇"文明的传演脉络及不同时代的文明成就。

（一）伏羲时代文明

中国科学院国家天文台赵永恒、李勇综合赤道和黄道星象分析，公元前 5690 年至公元前 5570 年的 120 年间，二十八星宿在天空中均匀分布（图 1-1），认为这是二十八星宿理论形成的最合理年代，也是文献记载的伏羲时代。伏羲时代对天道的认识，二十八星宿分四象，东方七宿苍龙、南方七宿朱雀、西方七宿白虎、北方七宿玄武。东方苍龙七宿中的大火星的晨出确定一年的开始，所以"龙"象征春天的生机，"龙"文化也由此产生。二十八星宿四仲中星定四季（语出《尚书·尧典》），把一年分成二至（冬至、夏至）二分（春分、秋分），从而形成四象，由四象再分产生八风、八卦（先天）、河图（图 1-2），这些都是伏羲时代仰观天文、俯察地理而产生对自然规律认识的标志性符号，故伏羲又称为（苍）青帝，如图 1-1 所示。

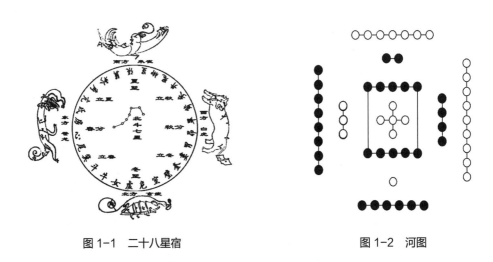

图 1-1　二十八星宿　　　　　　　　图 1-2　河图

（二）神农时代文明

日出东方，转升至南方，日中炙热，将南方七宿朱雀、炙热太阳和最大的阳数九联系在一起，形成了九头鸟、太阳鸟，这是神农时代的标志之一。三星堆出土的很多文物就呈现出神农时代的标志。这时东方的"离"卦也转向正南方，形成后天八卦和洛书（图 1-3）。日到中天就要转向下落，炙热的夏日会逐渐转凉，严冬过后会迎来温暖的春天，至阳中有阴，至阴中有阳，由此三阴三阳六气模式逐渐形成。神农时代对天地自然运行规律有了更深刻的认识。由于神农时代崇尚南方、太阳、朱鸟，故神农又称炎帝。为什么自古以来把距今 5000 年前的黄帝时代认定为中华文明的标志？古人不知道更久远的炎帝和青帝吗？当然不是，是因为黄帝时代中华文明达到了相当的高度。

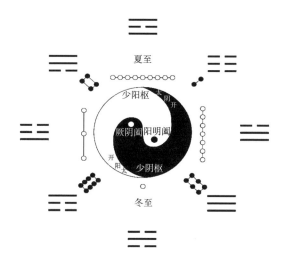

图 1-3　后天八卦、洛书、三阴三阳

（三）黄帝时代文明

《汉书·律历志》："黄帝使羲和占日，常仪占月，臾区占星气，伶伦造律吕，大挠作甲子，隶首作算数，容成综此六术，而著调历。"黄帝时代人们观天，察日月星辰候地气得十二律吕。"天气始于甲，地气始于子，甲子相会"，形成甲子纪岁。运用算术进行精密计算，最终编制成调历。这是人类对天地运行规律的集大成之作。由于该成就完成于黄帝时代，故称"黄历"。由于其充分反映天地运行之律，又称"律历"。由此可见，中华文明的标志不是以物质作为评判标准，而是对天地自然规律的认识和把握的程度。黄帝时代的方位标志是中央土，五行对五色，土为黄故称黄帝。由于黄帝时代充分把握了自然运行规律，正确地指导人们耕种和休养生息，所以中华这片土地上人类不断繁衍昌盛，故黄帝又被称为人文始祖。

伏羲、神农、黄帝"三皇"文明成果"四象""河图""二十八星宿""先天八卦""洛书""后天八卦""三阴三阳""五行""十二律吕""二十四节气""律历"（甲子纪岁）等，在《黄帝内经》及后世医籍中广泛应用。如《黄帝内经》中《素问·阴阳离合论》中的三阴三阳理论，运气七篇中应用了二十四节气及甲子纪岁等理论，《伤寒论》中运用了"四象"理论和"河图"数理，张元素的"五脏六腑"理论和李梴的脏腑别通理论等均运用了上古的文明成果。

二、《黄帝内经》记载了自然之律

《黄帝内经》冠以黄帝之名，非一人一时所作，其内容承载着"三皇"文明的主要成果，详细阐述天地自然形成的万古不变的律，人与天地自然律相应，呈现生理及疾病状态。下面列举《黄帝内经》经文，了解《黄帝内经》阐述了怎样的自然之律。

（一）岁节律

《素问·六微旨大论》："帝曰：愿闻其岁，六气始终，早晏何如？"一岁从大寒节气开始，五日为一候，三候为一节气，四个节气为一气，故一气"六十度而有奇"，这段经文阐释每个气为六十天多一点。"二十四步积盈百刻而成日也。"古人计时用漏刻，每日分为百刻。"初之气，天数始于水下一刻，终于八十七刻半。"初之气的时间，整数六十天，再加八十七刻半即 0.875 日，为 60.875 日，这是一气的精确时长。"二之气，始于八十七刻六分，终于七十五刻。"在 60.875 日之上再加一气，即 $60.875 \times 2 = 121.75$，也就是终于七十五刻。以此类推，"三之气，始于七十六刻，终于六十二刻半。"即 $60.875 \times 3 = 182.625$。"四之气，始于六十二刻六分，终于五十刻。"即 $60.875 \times 4 = 243.50$；"五之气，始于五十一刻，终于三十七刻半。"即 $60.875 \times 5 = 304.375$。"六之气，始于三十七刻六分，终于二十五刻。"即 $60.875 \times 6 = 365.25$。"所谓初六，天之数也。"三百六十五天二十五刻就是《黄帝内经》中记录一岁的时长。这个数值与现代科学观测的回归年（365.2422 日）和恒星年（365.2564 日）几近一致，但这并不是这段经文表达的主要目的。"日行一周，天气始于一刻。日行再周，天气始于二十六刻……始于五十一刻……始于七十六刻。"始于水下同刻的寅午戌、卯未亥、辰申子、巳酉丑岁，"岁气会同"，这里面有更深奥的自然规律，在此不作赘述。

（二）运气节律

《素问·天元纪大论》："在天为气，在地成形，形气相感而化生万物矣。"地气上为云，天气下为雨，天地氤氲交感则化生天地万物。"天以六为节，地以五为制。周天气者，六期为一备；终地纪者，五岁为一周。"天地的氤氲交感以五、六为节律。天有风、热、暑、湿、燥、寒六气，地有木、火、土、金、水五种象态与之相应。天有六气，每一气 60.875 日，六期为一备 365.25 日；地纪者，干支纪月，从甲子月到癸亥月共计六十个月为一周，六十个月为五岁，故五岁为一周。"五六相合而七百二十气，为一纪，凡三十岁；一千四百四十气，凡六十岁，而为一周，不及太过，斯皆见矣。"以干支纪岁，十天干五阳干、五阴干，十二地支六阳支、六阴支，干支相合即五六相合，六十岁为一周，周而复始。一岁有二十四节气，七百二十气，共计三十岁；一千四百四十气，共计六十岁。六十岁周而复始，一岁太过一岁不及，像正弦波一样。这是《黄帝内经》中记述的运气节律，已历经数千年的验证和应用。

如《素问·气交变大论》："岁水不及，湿乃大行。长气反用，其化乃速，暴雨数至，上应镇星。"岁水不及是指以六十甲子纪年中的"辛"年，六十年间共计有六个"辛"年，辛年为水运不及，土来乘之，故气候特点湿气盛行，所以生长化收藏中的化气盛，暑天雨水较多，天上镇星（土星）明亮。"民病腹满，身重，濡泄，寒疡流水，腰股痛发，腘腨股膝不便，烦冤，足痿清厥，脚下痛，甚则跗肿。"在这样的气候下人们会出现脾湿、肾虚为患的病症，腹满、身重、泄泻，骨关节疼痛，水肿等。"上临太阴，则大寒数举，蛰虫早藏，地积坚冰，阳光不治。"上临太阴指太阴湿土司天的年份即辛丑、辛未，"辛"本为水运不及，司天之气又为湿土，故寒湿更加明显，地上寒冷，蛰虫早早潜藏，在泉之气又为太阳寒水，冬天会更加寒冷。"民病寒疾于下，甚则腹满浮肿。上应镇星荧惑……"在寒冷的气候下，人们多下焦寒重，甚至腹满水肿，寒气太重，会有所胜和所不胜来复，天上可见镇星（土星）、荧惑（火星）明亮。"复则大风暴发，草偃木零……面色时变，筋骨并辟，肉𥆧瘛，目视荒荒，肌肉胗发，气并鬲中，痛于心腹，黄气乃损，其谷不登，上应岁星。"辛年湿气大行时，根据五行生克木气来复，这段经文描述了木气来复的表现。

（三）卫气运行节律

《灵枢·卫气行》："岁有十二月，日有十二辰，子午为经，卯酉为纬，天周二十八宿，而一面七星，四七二十八星。房昴为纬，虚张为经。是故房至毕为阳，昴至心为阴。"一岁 12 个月，一日 12 个时辰，二十八星宿七星为一组，共为四组，又称为"四宫""四象"，如图 1-1 所示：东方青龙七宿角、亢、氐、房、心、尾、箕；南方朱雀七宿井、鬼、柳、星、张、翼、轸；西方白虎七宿奎、娄、胃、昴、毕、参、觜；北方玄武七宿斗、牛、女、虚、危、室、壁。子午卯酉定经纬，二十八星宿青龙七宿的房至白虎七宿的毕属阳，从昴至心为阴。"阳主昼，阴主夜，故卫气之行，一日一夜五十周于身。昼日行于阳二十五周，夜行于阴二十五周，周于五脏。"卫气一日夜在周身行五十周，房至毕行二十五周，昴至心行二十五周。卫气沿经络循行次序，《灵枢·卫气行》接上文："是故平旦阴尽，阳气出于目，目张则气上行于头，寻项下足太阳……下手太阳……下足少阳……循手少阳之分……注足阳明以下行至跗上……从耳下下手阳明……其至于足也，入足心，出内踝下，行阴分，复合于目，故为一周。"卫气循行时间如何计算？"是故日行一舍，人气行于身一周与十分身之八；日行二舍，人气行于身三周于身与十分身之六……日行十四舍，人气二十五周于身有奇分与十分身之二。"白天，日行一舍（星宿）卫气在人体行 1.8 周，日行二舍 3.6 周。以此类推，日行十四舍，卫气在人体运行了 25.2 周。昼行结束而入夜"阳尽于阴，阴受气矣。其始入于阴，常从足少阴注于肾，肾注于心，心注于肺，肺注于肝，肝注于脾，脾复注于肾为一周。是故夜行一舍，人气行于阴脏一周与十分脏之八，亦如阳行之二十五周，而复合于目"。由此可见，卫气在脏运行也是行一舍 1.8 周，十四舍为 25.2 周，故一日一夜卫气行周身（经和脏）50.4 周。这是《黄帝内经》中对卫气运行次序、运行时间及与二十八星宿之间关系的阐述。卫气运行的节律有待我们进一步去研究。

《黄帝内经》记载了自然运行规律，有天、物、人。所以《黄帝内经》不仅是一部医学典籍，其内容广博，其文深奥，而且是"天人合一"思想的集中体现。下面详细阐述《黄帝内经》中的阴阳理论、五行理论、运气理论、标本中气理论、脏腑别通理论等。

第二节 "阴阳"理论本质

一、阴阳的自然哲学属性

《素问·阴阳应象大论》:"阴阳者,天地之道也,万物之纲纪,变化之父母,生杀之本始,神明之府也。"《灵枢·寿夭刚柔》:"阴中有阴,阳中有阳,审知阴阳,刺之有方。""阴阳"理论是《黄帝内经》中贯穿始终的基础理论。何为阴阳?其本质是什么?"阴阳"最早见于《易经》,它是中国古人仰观天文,俯察地理,总结形成的对天地万物运行规律的深邃认识,充满古人的智慧和自然哲学思想。《素问·八正神明论》:"因天之序,盛虚之时,移光定位,正立而待之。"古人用移光定位观测太阳的影长即可绘制出阴阳变化的太极图式。现代的天文学者,通过同样的方法精确测量,也绘制出同样的图式。如图1-4所示,告成二十四节气晷影变化图,是以夏至点日影最短设为零尺,把其他节气日影增长的长度画点连线而成。如图1-5所示,告成二十四节气昼夜时间变化图,是以外圆阴影为夏至日夜晚时长,内圆阴影为各节气夜晚比夏至日夜晚多的时长画点连线而成。可以看到一年中日影的长短,夜晚时长的变化形成了阴阳太极图。这是大自然规律变化产生的图式。所以阴阳是一种自然存在的变化象态,没有大自然周而复始规律的变化就没有阴阳,也就没有阴阳太极图式。这是古人观察天地变化而产生的思想,属自然科学范畴。所以《素问·阴阳应象大论》:"阴阳者,天地之道也,万物之纲纪,变化之父母……"

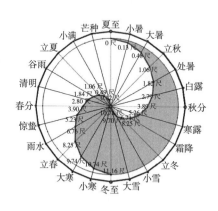

图1-4 告成二十四节气晷影变化图

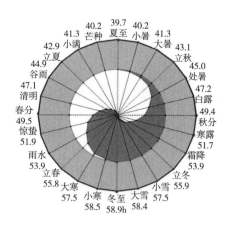

图1-5 告成二十四节气昼夜时间变化图

二、三阴三阳理论

《素问·阴阳离合论》:"圣人南面而立,前曰广明,后曰太冲;太冲之地,名曰少阴；少阴之上，名曰太阳。中身而上，名曰广明，广明之下，名曰太阴，太阴之前，名曰阳明……厥阴之表，名曰少阳……是故三阳之离合也：太阳为开，阳明为阖，少阳为枢……太阴之后，名曰少阴……少阴之前，名曰厥阴……是故三阴之离合也，太阴为开，厥阴为阖，少阴为枢。"三阴三阳是中医阴阳学说的基本内容，中国古人通过察日影和昼夜长短等现象，观测自然界的周期变化而产生阴阳概念，从而将阴阳划分为不同阶段，称三阴三阳。龙砂医学流派代表性传承人顾植山教授，创新性地解读了阴阳开阖枢理论（图1-6、图1-7）。

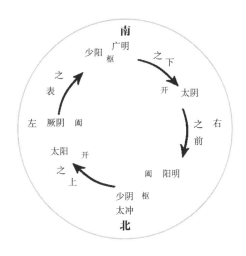

图1-6　三阴三阳开阖枢图

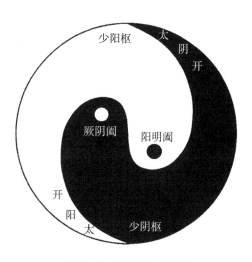

图1-7　三阴三阳太极图

　　气的盛衰变化，冬至一阳生，夏至一阴起，阴阳相依此消彼长，形成动态节律变化即为阴阳，由此绘制成的图为阴阳太极图。《史记·历书》："以至子日当冬至，阴阳离合之道行焉。"古人将自然界的阴阳变化规律归纳总结为阴阳离合六种象态，由此阐述自然界变化规律，名为三阴三阳。从每日太阳运动轨迹可知，人面南而立，太阳从左边升起右边落下，阴阳也随之左升右降，完成一天的阴阳变化。故《素问·天元纪大论》"然天地者万物之上下也，左右者阴阳之道路也"；太阳在南北回归线往复运动一次完成一岁的阴阳变化。从方位、季节更替和气的变化看：东方，春，风，主生；南方，夏，火热，主长；西南方，长夏，湿，主化；西方，秋，燥，主收；北方，冬，寒，主藏。这就是大自然亘古不变的象态，这种象态的呈现就是六气的运动变化使然。古代先贤把这种气的变化用三阴三阳来表示，并根据各自的内在特点取了相应的名称，即厥阴风木，少阳相火，太阴湿土，阳明燥金，少阴君火，太阳寒水。厥阴、少阳、太阴、阳明气的方位、季节、属性不难理解，少阴君火、太阳寒水如何理解呢？清末医家彭子益《圆运动的古中医学》有这样的论述："冬至者，由立秋降入土下的热，多至极也。夏至者，由立春升出地上的热，多至极也。"也就是说，秋天将地面的阳热之气收到地下，收到冬至日热至极，地面下属阴，而此时回收到地下的热最多，这种温热之气有君主之德，是来年万事万物生发的源泉，故称之为少阴君火；冬至日后阳气开始升发，此时虽有一阳生，但地面以上正是数九寒天最冷的时候，故称太阳寒水。由此可知，三阴三阳的名称和气化特点均是对自然规律的认识和总结，所以三阴三阳也属自然哲学范畴。

三、阴阳开阖枢

万事万物生长靠阳气的推动。冬至一阳升，太阳从冬至点开出，承厥阴之阖而升，渐渐壮大，出少阳，至夏至点，少阳枢转，阳气长极，夏至一阴生，太阴开，太阳少阳转而下降阳气回收合为阳明，太阴开出后阴逐渐增长为少阴，冬至点，少阴枢转，太阳开。如此循环往复，无止无休。无论事还是物，无论有生命体还是无生命体，都遵循阴阳开阖枢的动态变化规律，正如老子《道德经》中有云："道生一、一生二、二生三、三生万物。"根据三阴三阳在太极图中所处的位置，来看一下它们之间的关系。少阴、太阳同位于北方，太阳从少阴开出逐渐左升壮大，二者关系密切互为表里；厥阴、少阳同居太极图的左边，厥阴阖太阳开阳气升，厥阴尽少阳出，阳气逐渐左升壮大至极，二者共同完成阳气的上升，互为表里；太阴、阳明同处太极图的右边，太阴开，阳明合降，阴渐长，阳回收，二者完成右降阳气回收的过程，互为表里。

第三节 "五行"理论索隐

一、五行理论的形成

在以往的学习中多认为五行，即是木、火、土、金、水五种物质的运动。《左传》："天生五材，民并用之，废一不可。"《尚书》："水火者，百姓之所饮食也；金木者，百姓之所兴作也；土者，万物之所资生，是为人用。"《国语·郑语》："故先王以土与金、木、水、火杂，以成百物。"从这些古籍记载的五材很容易让人联想到五行，所以许多人据此认为五行就是五种物质的运动。五行，真的是五种物质的运动吗？《素问·五运行大论》："帝曰：地之为下否乎？岐伯曰：地为人之下，太虚之中者也。"这是《黄帝内经》对地球所处状态的描述，人脚下的土地是漂浮在"太虚"之中的；"帝曰：冯乎？岐伯曰：大气举之也。"黄帝问岐伯大地凭借什么在太虚中漂浮？岐伯回答是"大气举之"即气的托举；接下来岐伯阐述了大气的组成"燥以干之，暑以蒸之，风以动之，湿以润之，寒以坚之，火以温之。故风寒在下，燥热在上，湿气在中，火游行其间，寒暑六入"，即燥、暑、风、湿、寒、火六气。由《素问·五运行大论》的篇名可知，该篇论述六气的目的是引出五行。五行是大自然依次出现以木、火、土、金、水为代表符号的五大自然气息或象态。自然界的规律变化产生了阴阳，阴阳三分即三阴三阳六气变化，六气规律变化在地面上产生五种象态。以季节为例，呈现出春、夏、长夏、秋、冬五种季节象态；由大自然的万事万物的存在形式，可以见到生、长、壮、老、已五个生命阶段。这五个不同象态的特点，分别用木、火、土、金、水五种具有相应特点的物质来表示。"在天成象，在地成形。"由于木、火、土、金、水五种象态随着三阴三阳六气的变化依次呈现，故称之为五行相生。五行又称"五运"，自然界中的万事万物均囊括在这五种象态之中，亘古未变。

五行相克。张景岳《类经图翼》："水能克火，火能克金，金能克木，木能克土，土能克水……盖造化之机，不可无生，亦不可无制。无生则发育无由，无制则亢而为害。生克循环，运行不息，而天地之道，斯无穷已。"生中有克，克中有用。生中有克，"木以生火，火胜则木乃灰烬；火以生土，土胜则火为扑灭；土以生金，金胜则土无发生；金以生水，水生则金为沉溺；水已生木，木胜则水为壅滞。"五行相生，一行生成另一行，则前者随之减弱或消失，所以相生，实亦有所相残。克中有用，"如火之炎炽，得水克而成既济之功；金之顽钝，得火克而成锻炼之器；木之曲直，得金克而成芟削之材"。所以生中有残，克中有用。这一理论在中医诊治疾病中有重要的指导意义。

二、五行与脏腑

五行是三阴三阳六气周而复始、规律变化而呈现在自然界中的五种象态，《易经·系辞传》："在天成象，在地成形，变化见矣。"六气的变化是摸不着、看不到的，但六气的变化通过万事万物表现出五种象态，就能够被感知到。古人就是通过"仰以观于天文，俯以察于地理"认识自然规律的变化，认识人体脏腑、精、气、血、津液及相应变化的。在地成形的五种象态，古人用自然界的五种有特性的物质"木、火、土、金、水"来表示。"木曰曲直"，有生长、升发、调达舒畅等象态的均属于木；"火曰炎上"，有温热、升腾等象态的均属于火；"土曰稼穑"，有生化、承载、受纳等象态的均属于土；"金曰从革"，有肃降、收敛等象态的均属于金；"水曰润下"，有寒凉、滋润等象态的均属于水。运用取类比象、推演络绎的方法，古人将人的脏腑归属于五行。肝属木，肝开窍于目，主筋，筋、目亦属于木；心属火，则脉、舌亦属于火；脾属土，则肉、口亦属于土；肺属金，则皮毛、鼻亦属于金；肾属水，则骨、耳亦属于水。

三、五时休王与脾土

（一）五时休王

中医的"天人合一"思想源自古人对自然规律的深邃认识，古人认识到时间是随着天体的运行而永无休止地更替变迁的，而地球上的万事万物也随着时间天体运行产生的规律变化而呈现出规律性。生长化收藏是自然界万事万物的五种时空象态，事物可大可小，时间可长可短。人生存在天地之间，其身体状态也受到天地运行规律的影响和制约，打上天地运行规律的烙印。说到这，就要说一下古人用来说明时间与生长化收藏之间内在关系的"五行休王"学说。著名中医家王玉川在《运气探秘》一书中提到："五行休王学说认为，生长化收藏这个具有节律性的变化周期，是由一切生物体内五行精气的盛衰消长来决定的，五行精气的盛衰消长是由时间来制约的。"古人用"王、相、休、囚、死"五个字作为五行精气量多少的代号。五行精气与时令相当的称为"王"，生王者称为"休"，王之所生者称为"相",相之所克称为"囚"(或克王者称为"囚"),王之所克称为"死"。死,是精气活动量的最低值。"休王"理论怎么用于临床呢?如春天是木旺、水休、火相、金囚、土死。人体在这个时段易出现肝木过旺,脾土受克,肺金相刑。治疗的法则也因此而生,补不足损有余。

(二)脾土的休王

《黄帝内经》中从不同角度谈脾土的位置和作用,为后世认识脾土形成脾胃论奠定了基础。最熟知的就是《金匮要略》脏腑经络先后病脉证第一"四季脾旺不受邪,即勿补之"。这就应用到《素问·太阴阳明论》脾土寄旺于四季之末的理论。脾属土,在五脏中有其特殊性。在河图中,1、2、3、4、5为生数,1属水、2属火、3属木、4属金、5属土,5以土性与其他生数相加,得到相应的成数。河图用数字展示了水、火、木、金得土方可化生之理。《素问·玉机真藏论》:"脾脉者,土也。孤藏,以灌四旁者也。"土居中央,以灌四旁,化生东南西北、木火金水的格局。强调土在四脏之中,以及脾土执中央以运四旁的作用。后世黄元御《四圣心源》就以脾胃位中,脾升胃降以带四旁。《素问·脏气法时论》记载了"肝主春""心主夏""肺主秋""肾主冬","脾主长夏"位于春夏、秋冬之间,是春夏阳气转为秋冬阴气中的化气。《素问·太阴阳明论》脾土寄旺于四季之末。"脾者土也,治中央,常以四时长四脏,各十八日寄治,不得独主于时也。"脾主四季中季月的后十八日,和而为七十二日,这样四季每个季节都为七十二日。王冰注曰:"七十二日四季之月者,谓三月、六月、九月、十二月各十二日后,土寄旺十八日也。"这是执中央以运四旁的另一种更具体的表达方式。

四季的变化要依靠土的化气来完成,春化为夏需要辰月、夏化为秋需要未月、秋化为冬需要戌月、冬化为春需要丑月,故辰戌丑未均属土。"人与天地相应"脏腑气机转化亦依赖脾土的运化。四脏肝、心、肺、肾各随其时而旺,而脾土旺于辰、戌、丑、未四月之末。五行运动是圆的运动,环周不休,而土是圆心带动圆周的运动,面南而立,木气左生,在土的向心力作用下化为火,这是五行的相生;没有土的转化,木生的状态就没有约束,疯长而不开花结果,在自然界植物中经常可见,长得太过繁茂的植物往往不结果实,所以为木克土或木胜土之象。人体很多异常增生的疾病也可以从五行生而无制去考虑,也可以从脾论治。木土之间的生克制化之理,余行准此。

第四节 "运气"理论探微

《黄帝内经》讲授运气内容主要集中在七篇中,又称运气七篇或七篇大论。分别为《素问·天元纪大论》《素问·五运行大论》《素问·六微旨大论》《素问·气交变大论》《素问·五常政大论》《素问·六元正纪大论》《素问·至真要大论》(以下简称"七篇大论")。"七篇大论"比较集中地、全面地、系统地介绍了中医学中的基础理论。与《黄帝内经》其他篇章一脉相承,密切相关,是《黄帝内经》中一个极为重要、不容分割的组成部分。"七篇大论"从篇幅字数来看，约占《黄帝内经·素问》全书的 1/3。文字古奥，辞理秘密，涉及多学科知识，对深入理解中医思维具有重要意义。运气理论又称为"五运六气"，是中国古代研究天时气候变化规律，及其对人体生命影响的一门学问。运气理论以天人相应整体观为指导思想，以干支系统为演绎工具，重点研究以六十年为一个甲子周期的天地自然气候物候变化规律，以及人体随之发生的疾病规律和临床防治规律。

"五运六气"用五、六定名有象数理论意义，但用我们熟知的理论加以解释就不那么神秘了。阴阳五行是中医理论的基石。《素问·天元纪大论》："天以六为节，地以五为制。"六节即三阴三阳六气的运动。厥阴风木、少阴君火、少阳相火、太阴湿土、阳明燥金、太阳寒水。《素问·阴阳离合论》对六气的变化这样论述："太阳为开，阳明为阖，少阳为枢。""太阴为开，厥阴为阖，少阴为枢。"这六气在自然界周而复始，往复运动。老子《道德经》云："天地之间，其犹橐龠乎？"天地化生万物就在橐龠般开枢阖中完成。以我国纬度的气候来说，能明显感到六气的变化：厥阴风木、少阳相火、太阴湿土、阳明燥金、少阴君火、太阳寒水。少阴君火在冬天深藏地下，地表是太阳寒水之象。阴阳消长变化分为"三阴三阳"，称为"六气"。《易经·系辞传》云："在天成象，在地成形。"六气的运行在地面上呈现出五种象态：春、夏、长夏、秋、冬五季；生、长、壮、老、已五种生命形态；青、赤、黄、白、黑五种基本颜色；酸、苦、甘、辛、咸五种味道；肝、心、脾、肺、肾人体五脏等。五种象态中蕴含六气的变化，这五种象态被称为五运或五行。六气五运是一体的两面。六气为三阴三阳，五运即五行，所以"五运六气"是"阴阳五行"的另一种表述形式。中医学家方药中先生曾指出："五运六气是中医理论的基础和渊源。"所以"五运六气"理论，其内容实质是反映大千世界的气象、物象、人类病象运行规律的学问，是正确认识人体疾病，临床精准施治的法门。

第五节　"标本中气"理论

"标本中气"理论出自《素问·六微旨大论》《素问·至真要大论》篇。《素问·六微旨大论》："因天之序，盛衰之时，移光定位，正立而待也。此之谓也。少阳之上，火气治之，中见厥阴；阳明之上，燥气治之，中见太阴；太阳之上，寒气治之，中见少阴；厥阴之上，风气治之，中见少阳；少阴之上，热气治之，中见太阳；太阴之上，湿气治之，中见阳明。所谓本也，本之下，中之见也，见之下，气之标也，本标不同，气应异象。"《素问·至真要大论》云："少阳太阴从本，少阴太阳从本从标，阳明厥阴不从标本从乎中也。"这是《黄帝内经》中对标本中气的论述。方药中先生在《黄帝内经素问运气七篇讲解》中解释："六气的变化与日光对地面的照射密切相关。""通过观察日光照射地面物体的投影移动变化情况，就可以反映六气的进退盛，衰情况。""是古人在认真观察自然变化的基础上的实际测定，不是主观臆测。"也就是说标本中气理论是对自然六气变化的认识。如表 1-1 所示：

表 1-1　标本中气关系表

本	火气	燥气	寒气	风气	热气	湿气
标	少阳	阳明	太阳	厥阴	少阴	太阴
中气	厥阴	太阴	少阴	少阳	太阳	阳明

　　标本中气如何反映自然气的变化呢？"标"是三阴三阳名称或外在表现的阴阳属性；"本"是三阴三阳内在的阴阳属性；"中"是互为表里的阴阳之间，相互交织密不可分，互有中见；"从"化是互为表里的阴阳交织，最终表现于外的趋向。太阳寒水为标阳本寒，少阴君火为标阴本热，两者标本异气，标本不一，故从标从本，表现寒热均可见；少阳相火为标阳本火，太阴湿土标阴本湿（阴），两者标本同气，故从本；厥阴风木、阳明燥金以中气为化，厥阴从中之少阳，风从火化，阳明从中之太阴，燥湿兼兼。三阴三阳的标本中气理论是自然中六气变化的规律，也是人体六经变化的规律，故标本中气理论的形成为六经辨证奠定了又一理论基础。《伤寒论》中大量运用了标本中气理论，很多有争议的条文，用《黄帝内经》标本中气理论去诠释能迎刃而解。

第六节　"脏腑别通"浅释

　　《素问·阴阳离合论》阴阳开阖枢理论，太阴、太阳两开，少阴、少阳两枢，厥阴、阳明两阖，同气相求，脏腑经络相配合，就构成了脏腑间的别通。《黄帝内经》中没有提到"脏腑别通"一词，但相关论述中阐述了这一理论。《素问·阴阳别论》："二阳一阴发病，主惊骇，背痛……二阴一阳发病，善胀，心满善气。三阴三阳发病，为偏枯痿易……"二阳一阴，二阳是阳明，一阴是厥阴，《素问·至真要大论》："帝曰：阳明何谓也？岐伯曰：两阳合明也。帝曰：厥阴何也？岐伯曰：两阴交尽也。"阳明为两阳合，厥阴为两阴尽，两气相通易同时发病；二阴一阳，二阴为少阴，一阳为少阳，少阳为气的枢转，少阴为血的枢转，易同时发病；三阴三阳，三阴是太阴，三阳是太阳，太阳开时一百八十度相对的太阴也同时打开，太阳太阴相通易同病。《灵枢·阴阳系日月》："黄帝曰：合之脉，奈何？岐伯曰：寅者，正月之生阳也，主左足之少阳；未者，六月，主右足之少阳。卯者，二月，主左足之太阳；午者，五月，主右足之太阳。辰者，三月，主左足之阳明；巳者，四月，主右足之阳明，此两阳合于前，故曰阳明。申者，七月之生阴也，主右足之少阴；丑者，十二月，主左足之少阴。酉者，八月，主右足之太阴；子者，十一月，主左足之太阴。戌者，九月，主右足之厥阴；亥者，十月，主左足之厥阴，此两阴交尽，故曰厥阴。"寅申、丑未、卯酉、子午、巳亥、辰戌冲气以为和。两两气相冲，冲在古代词义中为交通要道，也是两两相通之意。少阳与少阴、太阳与太阴、阳明与厥阴。通过脏腑别通的理论进一步认识脏腑之间的联系。明代医家李梴就深入阐释了《黄帝内经》脏腑别通理论，在他的《医学入门》中云："心与胆相通；肝与大肠相通；脾与小肠相通；肺与膀胱相通；肾与三焦相通。"该理论运用到临床内科杂病诊治中效果显著。故后世称之为脏腑别通理论。

《黄帝内经》中的理论，阐述的是天地运行规律。人生于天地之间被打上了深深的自然烙印。《黄帝内经》通过天地运行规律来阐释人体的生理及疾病情况，形成了很多在临床中行之有效的医学理论，为后世中医学的发展和传承奠定了理论基础。

第七节　姜师学术思想溯源

姜树民教授从医任教40载，形成了自己独到的学术思想。对消化性溃疡、胆汁反流性胃炎、慢性结肠炎等常见疾病，常常是药到病除。对慢性萎缩性胃炎、慢性萎缩性胃炎并发肠上皮化生和非典型性增生的癌前病变也能控制病情，甚至使病变逆转。在数十载的工作中逐步创立了临床行之有效的时方、验方，如清中胃宁汤、养阴清胃汤、清浊饮消痞汤、清中消痈汤、调中汤、软肝煎、和胃降逆汤等。这些方剂在临证应用中，疗效显著。下面用《黄帝内经》理论解析姜树民教授的诊治思想及组方思路，让我们深切感受到精深的中医理论是中医临证的源头活水。

一、清中消痈汤

清中消痈汤是姜树民教授治疗胃黏膜非典型性增生、腺体肠化的常用方。

（一）病机分析

胃黏膜非典型性增生、肠上皮化生是病理所见，也是中医望诊的延续。胃黏膜非典型性增生是胃黏膜上皮增生的不典型类型。肠上皮化生是肠黏膜上皮细胞被肠型上皮细胞所替代，也是肠黏膜的过度生长。从中医五行理论解读，过度生长是生气过而化气不足的表现，有生而无制。脏腑而论是肝木过旺而脾土瘀滞或不足之象。《黄帝内经》标本中气理论，太阳、少阴从标从本，少阳、太阴从本，厥阴阳明不从标本从乎中。厥阴风木从乎中，厥阴中见少阳，厥阴风木易从少阳化火，即风从火化；太阴从本，太阴本为湿土，脾土不足，瘀滞日久易生湿热。火热与湿相抟，易成痈、生脓，化为毒热。非典型性增生、肠化生的中医常见病机从标本中气理论及六经辨证分析为厥阴太阴证，从脏腑辨证分析为肝郁化火，湿毒内蕴。

（二）方剂组成及用药分析

清中消痈汤：黄芪10g，白及10g，延胡索10g，炒川楝子10g，茯苓20g，炒薏苡仁30g，苦参10g，蒲公英15g，连翘10g，白蔹15g，茵陈30g，半枝莲10g，白花蛇舌草30g，姜黄15g，郁金15g。

"补不足，损有余"是用方的大原则。肝郁化火，湿毒内蕴。肝郁化火，肝木强而脾

15

土弱，木克土。扶弱抑强，扶土而抑木。补不足：黄芪味甘，微温，入肺脾二经，补益气血，还可主治痈疽，久败疮，排脓，止痛；白及味苦，平气，收敛肺气，敛疮生肌；白蔹，味苦，气平，生肌止痛，治疮痈，除热；炒薏苡仁味甘，气微，得天秋金之燥气，入手太阴肺，得地中平之土味，入足太阴脾，燥土清金，利水泻湿。损有余：延胡索味辛，气温，禀天春升之木气，入厥阴肝经，气味上升条达，疏解肝气；川楝子味苦寒，入厥阴肝经，泻火除狂，利水止痛，湿热毒邪过胜；茯苓味甘，气平，入手太阴肺经，足太阴脾经，能利水燥土，伐水清金，金克制木；苦参味苦，气寒，入足厥阴肝、足太阳膀胱，清乙木而杀虫，利壬水而泻热；蒲公英味甘，气平，入太阴、阳明，解食毒，散滞气，化热毒；连翘味苦，气平，入心、肝、胆、胃经，清丁火而退热，利壬水而泻湿；茵陈味苦，气平，入足太阴脾，足太阳膀胱，利水道而泻湿淫，消瘀热而退黄疸；半枝莲《中华本草》清热、解毒、散瘀；白花蛇舌草《中药大辞典》清热、利湿、解毒；姜黄味苦，气寒，入足厥阴肝，破血化疽，消肿败毒；郁金味辛苦，气寒，禀天冬令之水气，入足少阴肾，手太阳小肠，能生肌止血。肝木生长之气被抑制，扶土益金制约木气过旺，三者消长趋于平衡，使过度生长的组织得到抑制或消除。

二、养阴清胃汤

养阴清胃汤是姜树民教授治疗慢性萎缩性胃炎的常用方。

（一）病机分析

慢性萎缩性胃炎，系指胃黏膜上皮遭受反复损害导致固有腺体减少，伴或不伴肠腺化生和（或）假幽门腺化生的一种慢性胃部疾病。慢性萎缩性胃炎无特异临床表现，也可表现为非特异的消化不良症状。确诊依靠内镜检查和胃黏膜组织学检查。内镜检查可见黏膜红白相间，以白为主，皱襞变平甚至消失；胃黏膜组织学检查示固有腺体萎缩或肠化。慢性萎缩性胃炎往往局灶存在，还伴有胃黏膜充血糜烂渗出。现代内镜及病理检测结果是中医望诊的内容的扩展，萎缩性胃炎的胃镜及病理结果如腺体减少、黏膜苍白等是六淫中燥邪的范畴。同理，胃黏膜糜烂渗出属中医湿热范畴。燥湿同见在三阴三阳理论中，属太阴阳明病。太阴主湿可兼热兼寒，阳明主燥也可有寒热表现。所以萎缩性胃炎多为太阴阳明合病，以燥湿相兼为特点。根据体质及发病的季节不同可有寒或热的不同表现。正因如此，慢性萎缩性胃炎的症状不典型，从中医辨证分析为太阴阳明合病燥湿相兼。但随着人们生活水平的提高和生活环境的改善，燥湿兼热的病症居多。

（二）方剂组成及用药分析

养阴清胃汤：石斛 20g，知母 20g，浙贝母 10g，黄芪 10g，白及 10g，延胡索 10g，炒川楝子 10g，茯苓 20g，炒薏苡仁 30g，苦参 10g，蒲公英 15g，连翘 10g，白蔹 15g，茵陈 30g，蚕沙 10g。

慢性萎缩性胃炎病位在胃，六经当属阳明，阳明是两阳合明，五行为燥，主肃降，

《黄帝内经》标本中气理论，"阳明之上，燥气治之，中见太阴"。脾在六经中属太阴，太阴主升，主运化，五行为湿，标本中气理论，"太阴之上，湿气治之，中见阳明"。脾胃，太阴阳明互为中见亦互为表里。慢性萎缩性胃炎病在阳明胃，《素问·至真要大论》："阳明厥阴不从标本从乎中也。"阳明从中气即太阴，故阳明病可见阳明燥和太阴湿，湿与燥兼是阳明病的常见象态。胃镜及病理见胃黏膜上皮和腺体萎缩、数目减少、胃黏膜变薄属中医燥象，胃黏膜多发性或弥漫性充血、糜烂等属中医湿热之象，这是胃镜、病理下看到的湿与燥兼。治法当清热化湿、滋阴润燥。药用石斛、知母清热滋阴润燥；蒲公英、连翘、苦参、茵陈、蚕沙清热燥湿；薏苡仁、茯苓、黄芪健脾祛湿。润燥、化湿药同用，看似杂乱，运用《黄帝内经》相关理论，阳明从乎中，湿与燥兼，就不难理解该方的立法和用药意图了。

三、清浊饮

清浊饮是姜树民教授治疗消化性溃疡的常用方。

（一）病机分析

消化性溃疡是指胃肠道黏膜被胃酸或胃蛋白酶消化造成的溃疡。溃疡处黏膜缺损超过肌层。西医认为发病因素有幽门螺杆菌、损伤胃黏膜的药物如非甾体类抗炎药、吸烟、心理及应激因素、刺激性饮食等原因。临床表现为上腹部疼痛、反酸、嗳气、烧心、口苦、上腹饱胀、恶心、呕吐等。胃镜检查可确诊，活动期胃镜下可见溃疡基底部有白色或黄色厚苔，周边黏膜充血，水肿等。消化性溃疡的临床及胃镜表现多属中医的湿热范畴。消化性溃疡病在足阳明胃和手阳明大肠，在标本中气理论中阳明太阴互为中见，足太阴脾，手太阴肺与消化性溃疡息息相关。土为后天之本，在五行生克理论中，火生土为其中最重要的一环。《素问·阴阳离合论》中阴阳开阖枢理论，少阳为枢，是厥阴风木化生少阳相火，少阳火转枢则太阴开湿土化生，即五行相生木生火、火生土的过程。少阳火胜枢转不利则出现太阴湿热并重，在自然界表现为小暑、大暑节气的伏天，在人体则见太阴湿热。现代人们生活水平普遍提高，以酒为浆，嗜食肥甘；生活节奏加快，工作生活压力增大，易情志不遂，极易肝木化火，少阳枢机不利，中焦湿热内蕴，胃肠湿热疾病明显增多。火热过胜，火邪灼伤血络还可出现便血、吐血等血证。

（二）方剂组成及用药分析

清浊饮：黄芪10g，白及10g，茯苓20g，炒薏苡仁30g，白豆蔻10g，砂仁10g，藿香15g，佩兰15g，茵陈30g，苦参10g，蒲公英15g，连翘10g，蚕沙10g。

清浊汤是姜树民教授"以痈论治"脾胃病的代表方之一，是治疗糜烂性胃炎、胃溃疡的常用方。"胃气不降，湿热瘀蕴结胃脘，损伤胃络成痈"是脾胃病关键病机之一，与厥阴、少阳、太阴、阳明即肝、胆、脾、胃等脏腑关系密切。病理性质多为虚实夹杂，胃气不降，脾气不升为本，湿热、气滞、血瘀等病理产物致病为标。总体病机不外乎热寒、虚实、升降、燥湿。在临床诊治脾胃病时清热燥湿解毒的苦参、蒲公英、连翘，益气托腐生肌的黄芪、白及，健脾行气的砂仁、白豆蔻，芳香化湿的藿香、佩兰、茵陈是清热化湿消痈的良药，也是姜树民教授多年临证的精选组方。"以痈论治"脾胃病，在临床诊治中历经几代人数十年的验证，临床疗效确切。"以痈论治"是外痈诊治的扩展，肠道犹如深入体内的皮肤，胃肠的糜烂和溃疡与肌表的痈疡有着相似的发病机制和治法。清热解毒化湿，托腐生肌的治痈之法，在胃肠痈疡中同样适用，这也得到《黄帝内经》理论的进一步证实和支持。

姜树民教授自创的时方如清中胃宁汤、和胃降逆汤、建中汤、调中汤、健脾止泻汤、通便润肠汤等，从诊治的疾病病机到遣方用药，其理论基础均可在《黄帝内经》的基础理论中找到源头。《黄帝内经》是一部古代先贤对天、地、人自然象态及规律详尽阐述的著作，其中的诸多理论经历了数千年的运用和检验，后世医家也多遵循《黄帝内经》理论创新和发展。恩师姜树民教授传承两代国医大师的学术思想，其诊治理论根植于《黄帝内经》之中，在《黄帝内经》理论指导下，引入现代检测方法，延伸中医四诊，病机把握精准，用药遣方独树一帜，必将对后学有所启迪。

第二章
顾护后天之本——胃气

脾胃为后天之本。顾护胃气不仅能填精固肾，补益先天，还能未病先防，既病防变。姜树民教授在数十年的临证中，把"保胃气"思想贯穿在诊治各类疾病的诊疗过程中。中医常说："存得一分胃气，保得一分生机。见病治病，妄用苦寒攻伐，医之过。"胃气受伤，非但不能运化饮食，药物也不能经胃吸收发挥药力。

第一节　毋逆天时，是为治也

"毋逆天时，是为治也"是《黄帝内经》"治未病"思想。"治未病"是具有中医原创特色的思想观点，是中医养生和治疗的重要组成部分。随着医学的发展和医学模式的转变，以及社会公众对人体自身健康的更高层次要求，"治未病"的理念被提升到一个更高的高度。

一、"治未病"理论沿革及发展

中医学"治未病"理论奠基于战国，发展于汉唐，成熟于明清。"治未病"一词源自中国古代"防患于未然"的避祸、预防思想。中医"治未病"理论萌芽于《周易》："水在火上，既济，君子以思患而预防之。"中医"治未病"的理论首次出现于春秋战国时期的《黄帝内经》。其中讲到"圣人不治已病治未病，不治已乱治未乱，此之谓也。夫病已成而后药之，乱已成而后治之，譬犹渴而穿井，斗而铸锥，不亦晚乎"。书中 3 次提到"治未病"的医学思想并深入阐述，其论述内容可总结为：未病要先防、治病在萌芽、待衰时则刺、既病要防变。中医"治未病"思想发展于汉唐时期，张仲景《金匮要略·脏腑经络先后病脉证》曰："夫治未病者，见肝之病，知肝传脾，当先实脾。"唐代医家孙思邈又将疾病分为"未病""欲病""已病"3 个层次，并在《备急千金要方·论诊候第四》中描述到"上医医未病之病，中医医欲起之病，下医医已病之病"，阐述了"上医"为维持人体健康的养生医学，"中医"为疾病的早期干预，"下医"为针对已发疾病的治疗的观点，并将治未病者列为"圣人""上医"，突出了古中医学对"治未病"地位的重视。他还将"治未病"的养性之道归纳为"啬神""嗳气""养形""导引""言论""饮食""房室""反俗""医药""禁忌"10个要点。中医"治未病"思想成熟期代表思想为，清朝时期的天士在《温热论》中指出："务在先安未受邪之地。"充分体现祛邪泻热，务尽务早，保津养阴，贵在未匮的治未病思想。比如邪入营分而见斑疹隐隐，须"急急透斑为要"，用清热凉血之剂，解营血热毒。

二、"治未病"理论内涵

目前临床中多将"治未病"思想和现代预防医学关联起来。对健康人来说，运用"治未病"理论可增强体质，预防疾病的发生；对病者而言，运用"治未病"理论可防止疾病的发展与传变。部分学者将"治未病"的观念与养生相关联。养生的意义在于通过各种调摄保生，增强自身体质，提高正气，使自身机体处于阴阳平衡的状态，从而延缓衰老的过程。《黄帝内经》中"未病"有3层含义：未患病的健康状态、邪伏而未发病的状态、疾病进程中邪气将要累及的状态。总结起来，"未病"主要包括疾病未生、疾病未发、疾病未传、疾病未复4个方面。因此"治未病"主要包括未病先防、将病防发、既病防变和瘥后防复。

未病先防，指在未患病之前，采取各种措施，做好预防工作，防止疾病的发生。主要从养生以增强正气及防止病邪侵害两方面入手。正气存内，邪不可干。《素问·上古天真论》亦有言："上古之人，其知道者，法于阴阳，和于术数，食饮有节，起居有常，不妄作劳，故能形与神俱，而尽终其天年，度百岁乃去。"从人自身的角度出发，防患未然。所谓"阴平阳秘，精神乃治"是人体最好的健康状态。名医华佗创立的五禽戏、健身气功八段锦，以及吐纳、导引、太极拳等都是我国流传下来的具有中国特色的养生保健方法，至今沿用不衰。

将病防发，指在疾病初发阶段，病位较浅，病情较轻，正气未衰，也就是在疾病的萌芽阶段进行早期正确、有效、彻底的诊治，防止病邪深入。《素问·阴阳应象大论》"故邪风之至，疾如风雨，故善治者治皮毛，其次治肌肤，其次治筋脉，其次治六腑，其次治五脏。治五脏者，半死半生也"，讲的就是在疾病发生的初期进行治疗，防微杜渐，阻止邪气传变。

既病防变，指在已发疾病的基础上早期辨证诊断和治疗，同时应根据疾病传变规律进行治疗，以防止疾病向更严重的方向传变，也就是从阻断疾病传播途径和先安未受邪之地两个方面着手。《金匮要略·藏府经络先后病脉证第一》中言："适中经络，未流传藏府，即医治之，四肢才觉重滞，即导引、吐纳、针灸、膏摩，勿令九窍闭塞。"强调早期诊治的重要性。又如伤寒病的六经传变，病初多在肌表的太阳经，病情发展则易往他经传变。因此，太阳病阶段就是伤寒病早期诊治的关键，在此阶段正确有效的治疗是防止伤寒疾病病势发展的最好措施。五脏之间具有生克乘侮的关系，因此，临床可根据不同的传变规律，先安未受邪之地，实施预见性治疗。如温热病伤及胃阴时，其病变发展趋势将耗及肾阴，故在甘寒以养胃阴的方药中，加入咸寒滋养肾阴的药物，防止肾阴的耗损。《难经·七十七难》中云："所谓治未病者，见肝之病，则知肝当传之于脾，故先实其脾气，无令得受肝之邪，故曰治未病焉。"

瘥后防复，指疾病渐趋康复或治愈，宜注意起居、饮食等方面的调摄，若调理不当则易导致疾病反复或留下后遗症。《素问·热论》云："诸遗者，热甚而强食之，故有所遗也；病热少愈，食肉则复，多食则遗。"意指尽管热病好转，但是余热仍藏在内，此时若勉强进食则会助长体内余热之邪，导致邪气遗留不尽。抑或热病稍愈则进食肉类、油腻等食物则会导致疾病反复，多食亦会留下后遗症。从饮食禁忌方面强调了瘥后调摄的重要性。

三、"治未病"理论运用

《素问·阴阳应象大论》载："阴阳者，天地之道也，万物之纲纪，变化之父母，生杀之本始，神明之府也。治病必求于本。"治未病也必求其本。"是故圣人不治已病治未病。"其上文"道者，圣人行之，愚者佩之。从阴阳则生，逆之则死；从之则治，逆之则乱。反顺为逆，是谓内格。"明确了治未病要遵循的总原则就是"道"，这个道就是阴阳之道，从之则生则治，逆之则死则乱。可见养生最重要的是从阴阳，对身体最大的伤害也是逆阴阳。《黄帝内经》还有多处对道的论述，如《素问·上古天真论》："上古之人，其知道者，法于阴阳，和于术数。"《素问·四气调神大论》："故阴阳四时者，万物之终始也；生死之本也；逆之则灾害生，从之则苛疾不起，是谓得道。""唯圣人从之，故身无奇病，万物不失，生气不竭。贼风数至，暴雨数起，天地四时不相保，与道相失，则未央绝灭。"《素问·上古天真论》载："上古有真人者，提挈天地，把握阴阳，呼吸精气，独立守神，肌肉若一，故能寿敝天地，无有终时，此其道生。中古之时，有至人者，淳德全道，和于阴阳，调于四时，去世离俗，积精全神，游行天地之间，视听八远之外，此盖益其寿命而强者也，亦归于真人。其次有贤人者，法则天地，像似日月，辨列星辰，逆从阴阳，分别四时，将从上古合同于道，亦可使益寿而有极时。"《黄帝内经》中反复阐述四时的春夏秋冬有着春温则生、夏热则长、秋凉则收、冬寒则藏的自然规律，实则是告诉人们如何预测自然环境的变化和相应的人类疾病的变化，从而能够采取相应的措施，强调的是事前预防先行，而不是事后的应急处理，要知道、得道、合道、从道、行道、全道，对养生方法、目标及要求做了全面细致的阐述，告诉我们养生要顺应天地四时，不能与道相失。

疾病都有一个发生发展的过程，治未病最主要体现在未病养生、欲病救萌、既病防变。《素问·生气通天论》："故病久则传化，上下不并，良医弗为。"说明有病邪或有病要早察、早识、早诊、早治，以免到晚期血脉瘀堵、上下不通、阴阳格拒、阴阳离决，无药可治，可见治未病至关重要。医者在调理疑难慢性病患者时，既要根据四季变化规律、当地气候特征、患者的生活群体和对患者状态产生的变化等因素进行预测，同时还要细心观察患者被调理后的变化，当患者又出现不适，医者就再次根据证候，再辨证论治地调理。《素问·八正神明论》："法往古者，先知针经也，验于来今者，先知日之寒温，月之虚盛，以候气之浮沉，而调之于身，观其立有验也。观其冥冥者，言形气荣卫之不形于外，而工独知之。以日之寒温，月之虚盛，四时气之浮沉，参伍相合而调之，工常先见之。"所以虽病无形，上工亦可参伍日之寒温，月之虚盛，气之浮沉而知之调之。《素问·刺热》："肝热病者左颊先赤，心热病者颜先赤，脾热病者鼻先赤，肺热病者右颊先赤，肾热病者颐先赤。病虽未发，见赤色者刺之，名曰治未病。"古代上工对治未病发生发展的认识比较全面深刻，诊察方法和调理方法都高出一等，干预时机则要择病其未生未盛或已衰，以期良效。《素问·三部九候论》："必先度其形之肥瘦，以调其气之虚实，实则泻之，虚则补之。必先去其血脉而后调之，无问其病，以平为期。"所以无问其病，也无问其病生与未生、成与未成，均可以中医特有的经络医学和药食同源的中药医学疏通经络、补虚泻实，以求气血平和、阴阳平衡，健康长寿。

四、姜师"治未病"思想

损伤脾胃的原因有很多，而饮食水谷首当其冲。《素问·经脉别论》："饮入于胃，游溢精气，上输于脾，脾气散精，上归于肺，通调水道，下输膀胱。水精四布，五经并行。"《灵枢·五味》："胃者，五脏六腑之海也，水谷皆入于胃，五脏六腑皆禀气于胃。"饮食水谷由口而入进于胃，胃受纳而腐熟，脾运化而转输，使得食物变为能充养人体的精微物质，并送达五脏六腑，使其功能正常，人体维持健康状态。第一，饮食寒凉伤阳气。寒性凝滞尤碍阳气，饮食寒凉必会阻碍中焦脾胃阳气的正常运行，使得阳气凝而不动且消耗阳气抵御寒凉，久而久之阳气耗损，胃阳虚衰，影响中焦运化，所以要关注对食物温度的掌握，防止过冷食物的摄入；第二，饮食过多会损伤脾胃，进而伤及阳气。饮食过多则需要更多的能量来运化大量的食物，所以阳气消耗增加，长此以往势必增加脾胃负担，阳不得充而损不止，最终导致脾胃阳虚证的发生。饮食过寒、过多皆能损耗脾胃阳气，脾胃功能异常，精微不输，脏腑不养，正常功能受到影响，则百病生而脾胃弱，脾胃虚寒、寒湿中阻、脾胃俱虚等证。所以姜树民教授主张平素饮食有节，避伤食，适寒温。正如《内外伤辨惑论·卷下·饮食自倍肠胃乃伤分而治之》所言："如能慎言语，节饮食，所谓治未病也。"

如今空调的大规模使用使多数人即便在夏季也处于寒凉环境之中，疏于对腹部的保护，对脾胃有一定的损伤。中医强调整体观，其包括"天人相应"的思想，即人的行为活动应与自然界相统一，所以起居无常亦会对人体产生影响。《素问·四气调神大论》对四季养生方法和注意事项有详细的论述，其中春夏秋冬养生原则即是四时养生的重要指导，人们在平时生活中只有按照四时阳气的生长收藏规律来调节自身的饮食起居，才能使阳气旺盛，脾胃功能正常，从而未病先防。《素问·上古天真论》曰："其知道者，法于阴阳，和于术数，食饮有节，起居有常，不妄作劳，故能形与神俱，而尽终其天年，度百岁乃去。"饮食起居对于人体寿命有较大的影响，这就提示人们需要起居合理，以期形神兼备。不适当的生活起居对阳气有一定的损害，甚至可以改变人的体质，使非阳虚质转变成阳虚质。《素问·生气通天论》云："故阳气者，一日而主外。平旦人气生，日中而阳气隆，日西而阳气已虚，气门乃闭。"描述了一日之内阳气的变化，根据这种变化，人也应依此进行调整，主要目的也是顺应自然界阳气的变化以尽可能降低自身阳气的损耗，所以我们应该"暮而收拒，无扰筋骨，无见雾露"。

姜树民教授在日常的用药方面同样不忘渗透"治未病"的思想，其例子不胜枚举，在此仅探讨一小部分内容。现代医学也提出消化系统疾病多是"身心疾病"，胃肠道被认为是最能表达情绪的器官之一，结合姜树民教授门诊常见疾病的治疗中，对于一些脘腹胀满、胁肋胀痛的患者，姜树民教授在消痞汤中除运用川楝子、延胡索、大腹皮、厚朴等疏肝解郁、行气除胀之品外，还加入黄芪、白及、茯苓、薏苡仁等健脾和中之品，在疏解"肝旺"的同时不忘"实脾"。而在有癌变倾向疾病的治疗中，如慢性萎缩性胃炎，加入半枝莲、白花蛇舌草，截断甚至逆转癌变的进程等，这些都体现出中医"治未病"的学术思想。

第二节　斡旋中州，以平为期

《伤寒论》是我国第一部理法方药完备、理论联系实际的中医学经典著作，被誉为"方书之祖"。起初被认为是一部外感热病的专著，但经过后世医家临床实践证明《伤寒论》证治可用于多种内伤杂病。其中，关于脾胃病的证治非常有特色，其辨治重脾胃的思想贯穿于《伤寒论》始末，对后世医学有极其深远的影响。

一、以通为顺，除实邪

脾胃病的实证在《伤寒论》中常见证为阳明气分热证和胃肠腑实证。如阳明气分热证之证治，阳明气分热证为胃肠无形邪热炽盛所致，所产生的原因有：他经失治误治，入里化热内传阳明；素体阳盛或有宿食，或为燥热所感，病邪直从阳明化燥成实；易化燥化热，直接导致阳明脾胃热盛。因此，其症状表现为大汗、大热等一派热象，严重者出现腹满、神昏谵语等。正如《伤寒论》第219条所云："腹满身重，难以转侧，口不仁，面垢，谵语遗尿，发汗则谵语，下之则额上生汗，手足逆冷。若自汗出者，白虎汤主之。"治疗上以白虎汤为代表的方药，治以石膏、知母辛寒清气保津；甘草、粳米调胃和中，使胃热得清、胃气顺畅、邪祛正安。如另兼有津气两伤者，则用白虎加人参汤，在白虎汤清胃热的基础上加人参益气生津。阳明腑气不通证之证治，当胃热炽盛伤及肠道津液，以致肠燥津亏，则出现阳明腑实之证，表现为大便秘结、腹胀满疼痛等胃肠气滞不畅等症，同时还有因胃肠热盛导致的一派热象。针对胃肠热盛、腑气不通的病机，根据胃肠以通为顺的治疗原则，治以攻下。正如《素问·阴阳应象大论》所云："中满者泻之于内，因其重而减之。"仲景用3个承气汤为代表的方剂，进行通下里实，使实邪外排，气机得通，胃热得清。在《伤寒论》中还提到腑气不通的另一个特殊病症"脾约证"，脾约就是指脾输津液的功能被胃热所约束，使脾不能为胃行其津液，津液便渗于膀胱，致使肠道津液减少，故小便数、大便硬。因此临床上脾约证的症状表现主要是大便结硬或便秘，数日一行，小便量多或如常人，腹中微满。治疗上用麻子仁丸泻热润肠，使脾输布津液的功能恢复正常，则小便频数和大便结硬难排之症得解。阳虚寒实内结证之证治，腑气不通之便秘除了阳明热证外还有因阳虚寒实内结所致的便秘。该证是寒实积结于胃肠，使腑气不通，导致腹痛、便秘等症。因此治疗上也是根据胃肠以通为顺的治疗原则，用温通之法，祛除胃肠寒实之邪，以达温阳散寒、通便止痛之效。治疗上仲景方用大黄附子汤，方中附子、细辛大热，以散寒温里，大黄荡涤寒实，使积滞得除，胃肠通顺，腹痛自然得解。

二、温中补虚，理脾胃

脾胃虚寒是脾胃病症中常见的病症，因脾胃阳虚影响了脾胃温运的功能，也容易导致寒、湿、痰、饮等内生而形成腹痛、呕吐、下利等脾胃相关病症，如脾胃虚寒腹痛证之证治，脾胃虚寒呕吐证之证治，脾肾阳虚下利便脓血证之证治。

脾脏与胃腑分阴阳，脾脏为阴，胃腑为阳。但无论脾主统血、主运化、主升清生理功能，还是胃的通腑降浊功能，都是靠阳气在温运。《金匮要略》中虚劳病的病机为气血阴阳皆不足，其中脾阳虚会引起腹部拘急疼痛、喜温喜按等虚寒性表现，所用方剂为小建中汤，就是甘温的代表方。方中重用饴糖为君药，《名医别录》中对饴糖的记载："味甘，微温，主补虚乏，止渴，去血。"《素问·脏气法时论》："脾欲缓，急食甘以缓之，用苦泻之，甘补之。"甘者缓也，入于脾经，故而为君药，加入桂枝、生姜、大枣等甘温性药物为辅，可甘温建立中阳。类似的还有黄芪建中汤、甘草干姜汤、苓桂术甘汤、桂枝汤等方。

甘温建中配伍法是《金匮要略》中治脾法使用频率最高的一种配伍方法，甘温配伍法多适用于寒证，以脾胃虚寒病症多见。同样，胃阳虚失于通降所表现出来的胃反呕吐，用甘温的白蜜、人参，辛温的半夏，组成大半夏汤，建立中阳气，恢复胃的通降功能。甘温药物常与辛温药物配伍，辛甘可化阳，同时药物含有温性能更好地助阳。辛味走窜，故而辛甘温的药物不但能补阳，还可通阳，用于治疗阳气通行不畅、水饮中停的痰饮病，如《金匮要略》中苓桂术甘汤、大半夏汤等。甘温药物的配伍在补中焦脾胃阳时，还有利于补肺之阳，以治疗虚寒性的肺痿咳嗽。后世医家补脾阳、补胃阳的诸多理论皆源于此。

脾胃虚寒呕吐证之证治，脾胃虚寒，影响脾胃气机导致胃气不降，若挟有肝寒犯胃，则更易导致呕吐。《素问·举痛论》："寒气客于胃，厥逆上出，故痛而呕也。"因此该证的治疗为温胃散寒，降逆止呕。其治疗方药主要以吴茱萸汤为代表，既可温胃散寒，又兼温暖肝肾之效，三经并治，以达温中散寒降逆止呕之功效。

脾肾阳虚下利便脓血证的证治，脾胃虚寒也可见下利症状，若其日久泻利还可能进一步导致脾肾气虚，固摄无权，而形成滑脱不禁的便脓血证。因此治疗上急治其标以止利，用桃花汤涩肠止利，温中散寒之法。因下利滑脱太过，所以该方急治其标，以干姜温调脾胃，粳米和中，赤石脂涩肠止泻。为了达到更好的涩肠止泻功效，方中把赤石脂一半入汤药煎煮，另一半直接用汤药冲服，其用法与现代的用活性炭一类的止泻药物有异曲同工之妙。

三、寒温并用，调气机

中焦是指膈以下、脐以上的上腹部，是人体升降之枢纽，对脾气升清、胃气降浊，心火下达，肾水上承，肺气肃降、肝气升发有着重要的意义，对整个人体的气机升降及气血津液的输布都起着重要的调控作用。所谓中焦斡旋气机，即中焦气机的升降出入变化，中焦脾胃之气和顺，则五脏之气升降有序，出入有条。故中焦脾胃无论从生理上还是病理上都对人体的调节起着至关重要的作用，中焦通畅则气机得运，津液得输，五脏安和。《伤寒论》中以泻心汤调和脾胃、舒畅气机，对寒热错杂之痞证进行治疗，虽均为邪热内陷，但因胃虚程度不一，故兼证不同，而有三泻心之别。主要包括治疗痰气痞的半夏泻心汤证、水气痞的生姜泻心汤证和胃虚客热上扰痞的甘草泻心汤证。上方既可补益中焦之虚，又可平调中焦寒热，使五脏升降有常、气机调达、中焦通和。

半夏泻心汤，《伤寒论》第 149 条曰："伤寒五六日……但满而不痛者，此为痞，柴胡不中与之，宜半夏泻心汤。"其条应相参《金匮要略·呕吐哕下利病》中："呕而肠鸣，心下痞者，半夏泻心汤主之。"素体脾胃虚弱，误用下法后，少阳之邪气内陷，致中焦气机升降失调，阴阳之气不顺，阴不得阳而生脾寒，脾气不升而泻，阳不得阴则生胃热上逆而呕。半夏泻心汤主治寒热错杂痞证，为三泻心之基础方，具有和胃降逆、散结消痞的功效。若见心下痞满而呕，寒热之邪痞塞中焦，脾胃升降失和，脾胃虚弱而胃气上逆，临证即可选用半夏泻心汤。成无己在《伤寒明理论》中指出："辛走气，辛以散之，散痞者，必以辛为助。"同时又指出："苦入心而泄热，黄芩、黄连之苦以泄痞热。"方有执在《伤寒论条辨》中明确指出："半夏、干姜辛以散虚满之痞。"而尤在泾在《伤寒贯珠集》中指出："惟半夏、干姜之辛能散其结，黄连、黄芩之苦能泄其满……用参、草、枣者，以下后中虚。"方中半夏辛温散结除痞、降逆止呕，为君药；干姜辛热温中散寒，黄芩、黄连苦寒降泄清热，共为臣药；人参、大枣、甘草，甘温益气补虚共为佐药，甘草同时兼使药，补脾和中而调和诸药。全方体现辛开苦降、虚实兼顾、脾胃同治、寒热平调，以治"心下痞"。

生姜泻心汤，《伤寒论》第 157 条曰："伤寒汗出解之后，胃中不和，心下痞硬，干噫食臭，胁下有水气，腹中雷鸣下利者，生姜泻心汤主之。"生姜泻心汤主治寒热错杂痞证之水气痞，具有和胃降逆、散水消痞的功效。若见干噫食臭，水饮内停于胁下，腹中肠鸣下利，证属邪热内陷、胃阳虚弱的水气痞，临证即可选用生姜泻心汤。吴谦在《医宗金鉴》中指出："名生姜泻心汤者，其义重在散水气之痞也。"生姜泻心汤是半夏泻心汤中减去干姜二两，加入生姜四两，大法与半夏泻心汤同，为以苦治热，以甘补虚，以辛散痞，为对证之剂。本方以生姜作为主药，非生姜之辛不能消食和胃散饮而消水气，止逆气；干姜、甘草以温里寒；黄芩、黄连以泻痞热；半夏辛温散结除痞，降逆止呕，散胁下之水气；人参、大枣补脾胃之虚。但以和胃降逆，宣散水饮为主旨，备乎虚、水、寒、热之治，胃中不和下利之"心下痞"。

甘草泻心汤，《伤寒论》第 158 条曰："伤寒中风，医反下之，其人下利日数十行，谷不化，腹中雷鸣，心下痞硬而满，干呕心烦不得安。……甘草泻心汤主之。"甘草泻心汤主治脾胃虚弱，寒热错杂，水谷不化，干呕心烦不得安之"心下痞"，具有益气和胃，消痞止呕之功效。若见脾胃虚弱，中焦升降失司，气机痞塞而症见心下痞硬胀满，腹中雷鸣，下利至甚，完谷不化，干呕心烦不得安，临证时即可选用甘草泻心汤。甘草泻心汤即半夏泻心汤重用炙甘草为君，泻心而除烦，善补脾胃之虚，缓客气之上逆，而重在补中和胃，既能缓急止痛，又能缓其病势。诸药相配，和胃补中，消痞止利。

第三节 "保胃气"调中焦之要

一、"保胃气"析源

胃气是中医学所独有的一个基本概念。《中医大辞典》将胃气解释为：一指胃的生理功能；二泛指人体的精气；三指脾胃的功能在脉象上的反映，即和缓流利的脉象。一般而言，胃气的概念有广义和狭义之分，广义的胃气是指人之正气，狭义的胃气是指脾胃的生理功能。所谓保胃气，即是指要保护和维持人体原有的、正常的、生生不息的胃气。关于"保胃气"思想，从最早的中医理论奠基之作《黄帝内经》开始，一直到中医临床专著《伤寒论》，都是极为重要的防治疾病的干预要点。而在后世诸多医家的著作中，更是有大量丰富的详细理论阐述与方证佐证。中医数千年漫长发展，对于保胃气积累了大量的经验。

《素问·玉机真藏论》中说道："五藏者皆禀气于胃，胃者五藏之本也。"人体脏腑精微来源于胃，五谷进入胃产生的精微物质，供给肺脏及各个脏腑，所以"胃气"亦指水谷精微之气。在《黄帝内经》中对"保胃气"思想做出了具体的划分，《素问·玉机真藏论》"脉弱以滑，是有胃气"，就是说胃气的脉象是"弱以滑"，即是有胃气之脉。综而论之，胃气脉象的基本特征是从容、和缓、流利。脉诊中的胃气，是指血流对代谢活动的维持能力，在整个病程中胃气逐渐减退则预后不良，逐渐增长是向愈迹象。

《伤寒论》更是重视"胃气"，仲景所论之"胃气"，不出《黄帝内经》之范围。胃气思想的提出亦本于经典，《金匮要略》的 252 方和《伤寒论》的 113 方中，参、草、枣、姜的药物组合所占比例颇高，如旋覆代赭汤、半夏泻心汤、炙甘草汤、小柴胡汤等方剂中都有参、草、枣、姜的配伍。扶阳气、保胃气、存津液是《伤寒论》的三大治疗法则，在立法处方中常常以"无犯胃气"为原则的同时，更以有无胃气辨别证候、预察传变、推测预后，把胃气理论具体运用到辨证论治中，并融于八法之中。例如，桂枝汤内调脾胃、外和营卫，健脾胃以达营卫。主治少阳证的小柴胡汤，以大枣、人参、甘草益气调中、补土保元。仲景在白虎汤中以石膏和知母清热祛邪，做到清邪而不伤胃气；又以粳米、甘草和中益气，顾护脾胃。大承气汤主治阳明腑实证，在治疗中尤其重视胃津盈亏。少阴三急下证，以急下存阴为法。少阴病以四逆汤治疗虚寒证，慎保中州，急复中焦阳气，扶助心肾之阳。主治厥阴病的吴茱萸汤，用吴茱萸温肝胃之虚寒，合生姜、人参、大枣，以培土保元。

继承《伤寒论》《黄帝内经》等学术经典，李杲开创了脾胃学术体系的先河，"外感法仲景，内伤法东垣"。《脾胃论》是其脾胃学说的代表著作。并进一步论述其脾胃论的主要观点和方药，提出"内伤脾胃，百病由生"的主张。其内伤学说的确立，明确了恢复以脾胃为中心的脏腑功能，从而扶助正气的治疗体系。这种医学理论源于对《黄帝内经》有关胃气理论的理解，李东垣根据五脏六腑需要胃气的推动才能通利，以及胃气不足是因阳虚阴盛、脾胃升降失常的观点，认为脾胃不同于它脏可补可泻，胃气虚是由阳气不足、阴气有余所引起的，故在疾病的治疗中注重恢复脾胃及全身气机的升降出入，用方上创立"升降浮沉补泻用药法""药物归经""引经报使"等理论，代表性方剂有补中益气汤、升阳益胃汤、清胃散、补脾胃泻阴火升阳汤、调中益气汤、清暑益气汤等。李东垣在病因病机、辨证、立法处方等方面已形成了较为完整的"保胃气"思想的体系，为后世医家"保胃气"思想的形成奠定了坚实的基础。

后世医家不断发展与完善保胃气学说。叶天士《临证指南医案·不食》载："有胃气则生，无胃气则死，此百病之大纲也。"强调了人以胃气为本的学术思想。黄元御提出："胃主降浊，脾主升清，湿则中气不运，升降反作，清阳下陷，浊阴上逆，人之衰老病死，莫不由此。"更明确了脾胃的升降关系。张锡纯在《医学衷中参西录》中提到："人之脾胃属土，即一身之坤也，故亦能资生一身。脾胃健壮，多能消化饮食，则全身自然健壮。"也就是说胃可纳食，通过胃气的作用，消化食物，转化为人体必需的营养，从而强身健体。

姜树民教授认为仲景保胃气思想运用之具体方法丰富：有补益之，以养胃气，或助药力祛邪；也有祛邪气，使邪速去免伤胃气；更有病后饮食调护，防反伤胃气或食复。仲景创立承气汤类方剂，以苦寒泻下荡涤有形邪热，乃顺承胃气，使有形之邪热从大便而解，邪去正安。但亦应理解仲景是以此为示例，顺承胃气并非承气类所能概言。辛开苦降、寒温并用，使脾升胃降，又何尝不是顺承胃气？后世补益升降、潜降滋阴，也是对仲景理论的发挥。故治疗胃肠疾病，应强调从本脏本腑着手，以顺承胃气为先。

二、辨证论治"保胃气"

凡欲察病者，必须先察胃气诊察胃气之盛衰，是中医诊病之大纲，有助于判断疾病的轻重缓急及其预后。《黄帝内经》中有关诊察胃气之论在望、闻、问、切四诊上都有。如正常人面色为红白明润而透黄，黄为土色，明爽润泽者，是有胃气，若枯而不润，是少胃气。《景岳全书·杂证谟·脾胃》曰："五色有胃气者，无论青红黑白皆宜苍黄明润。"说明五色光明润泽，虽病而脏腑精气未衰，胃气尚荣于面；若五色晦暗枯槁者，则脏腑或有衰败，胃气已竭，不能荣润。又如望舌苔察胃气，舌苔乃胃气所熏蒸，最能反映胃气之盛衰。《辨舌指南》说："夫舌苔，胃气湿热之所熏蒸也，湿热者，生气也，无苔者，胃阳不能上蒸也。"《形色外诊简摩》亦说："苔乃胃气之所熏蒸，五脏皆禀气于胃，故可借以诊五脏之寒热虚实也。"舌苔薄白而润泽，说明胃气旺盛；若舌苔腐糜，苔白厚如碱，或苔黄而干，或舌光无苔，为胃气损伤或衰败之征。

再如问饮食察胃气，在疾病过程中，患者纳谷香否，纳谷量及纳后消化如何是胃气盛衰的直接反映。若知饥欲食，食量不减，提示病轻，尚未损及胃气，预后较好；若食欲减退，食量渐减，表示胃气衰退，病情日趋严重，预后多差；若患者水浆不入，表示胃气衰败，预后多较凶险。华岫云在《临证指南医案·不食》按语中说："有胃气则生，无胃气则死，此百病之大纲也。故诸病若能食者，势虽重而尚可挽救；不能食者，势虽轻而终致延剧。此理亦人所易晓也。"能食与不能食，全赖胃气。胃气存亡与否，对疾病的预后好坏有直接影响，以此可以推断病情之吉凶。

凡治病者，必须常顾胃气。胃气无损，诸可无虑疾病的过程，包括正与邪两个方面的消长，治疗的最终目的是祛除邪气、扶助正气，而正气的强弱在很大程度上取决于胃气之盛衰，因此，用药治疗疾病，还必须时时注意保护胃气。历代医家，凡善治内科杂病者，皆善养胃。被称为中医辨证论治之鼻祖的《伤寒论》，始终贯穿着保胃气的思想。仲景不但在组方用药上时时注意顾护胃气，在煎服方法上也体现了保胃气的思想，如桂枝汤服后啜热稀粥和泻心汤的取滓再煎用意都在此。

另外，胃气强壮与否直接影响治疗效果的好坏，凡治病必须服药，"诸药入口，必先入胃而后行及诸经"，以调理阴阳寒热之偏。故胃气强壮，治疗易愈，胃气一败，药亦难效。如《医宗必读·肾为先天之本脾为后天之本论》说："胃气一败，百药难施。"虽为治他脏之病，然察胃不真，用药不慎，必损胃气，胃气虚弱，则增加治病难度。人以胃气为本，不仅指人体的生命活动要靠脾胃所运化的水谷精微来推动，而且还指如先天禀赋不足，也可以通过调理脾胃来补充。也就是说调理脾胃可以治疗脾胃系统疾病，也可以治疗其他脏腑疾病。可见保胃气关乎先后天之本，这十分重要。正所谓"调理脾胃者，医家之王道也"。

三、"保胃气"临床应用

脾胃本脏有疾，及时调理治疗，因为脾胃为后天之本，脾胃健则五脏皆荣，脾胃弱则五脏俱损。因此不论何病，只要脾胃有病则当先调理脾胃。在治疗脾胃病时应以辨证论治为要，然治胃大法以和胃降逆行气为顺，制方遣药当柔润清灵。用药诸如砂仁、木香、陈皮、枳壳、郁金之属，皆可随证选用，使胃气恢复和降、承顺下行的正常功能。

治疗他脏之疾，时时顾护脾胃理气行气时需防香燥太过耗伤阴津；清热泻火谨防苦寒败胃，苦寒之味如胡黄连、龙胆草、苦参、莲子心等用时适量，中病即止，以防寒凉太过耗损脾阳；运用补益莫要滋腻滞胃，过用滋腻黏滞之品，则易腻滞胃气，而出现脘腹胀满、不思饮食、大便稀溏等症，如熟地黄、山药、黄芪等大量久服皆能碍胃，故应用补益须适当配伍理气药如陈皮、木香等以防滋腻呆滞胃气，影响疾病的总体治疗。大辛大热之品用之宜慎，以防变生他疾，胃喜润恶燥，如过用温散燥烈，最易耗气伤津，胃中津伤，则易生热燥化，甚者可下吸肾水，使病情恶化。故临床凡用温热燥烈药物，如麻桂羌防附姜之类，当辨证准确，防止太过而致燥化损伤胃津，使病情发生变化。

　　合理调节饮食，有助于保养胃气调理饮食，合理用膳，有助于胃气的调养与保护。若饮食不当，胃气受损，轻者初病复发，迁延难愈，重者旧病未除，新病又起。正所谓"所食之味，有与病相宜，有与身为害，若得宜则益体，害则成疾"。至于如何通过调理饮食，顾护胃气，恢复正气，促进康复，则要因人因病因时治宜，灵活掌握。

第三章
传承创新前师学术思想

姜树民教授遵中医之原旨，承岐黄之术，师承多位国医大师，多年来亲躬临床一线，在多年临床工作中体会总结前师学术思想，并广泛应用于临床。

继承两位国医大师李玉奇教授"以痈论治"，周学文教授"毒热致病"学术思想。以"肝脾同调，胆胃同治"法治疗胆汁反流性胃炎、食管炎、胆囊炎、胆石症等多种消化系统疾病。将"消、托、补"三法引入消化性溃疡及慢性胃炎的治疗中。在消化性溃疡、慢性萎缩性胃炎、食管炎、溃疡性结肠炎、便秘等消化系统疾病诊治方面有显著特点及疗效。提出以"清淡渗利"之法因势利导以祛邪。"护脾胃之气"以溯源固本。"脏腑并调，尤重脾胃，表里兼顾"以祛病。现将姜树民教授继承周学文教授学术思想及治法在临床中如何应用论述如下。

第一节 "毒、湿、热、瘀"致病说

一、毒热概念

所谓"毒"，是一切致病因素的统称，可将"毒"认为是一切疾病发生之所因，一切对人体产生不良作用的物质均称为"毒"，既可以是外感实邪入里成毒，亦可由脏腑气机不利运化不足，邪实内蕴，病理性产物堆积成毒，日久化热，甚则成痈成瘀，则成毒热之邪。毒热日久损伤脉络，破血溢于脉外则出血。气机郁结湿邪内蕴，遇热成痈，亦可阻碍气血运行，血行不畅则成瘀血之证。毒亦为"病之所由生"，不仅包含外感六淫、时气疫毒、虫兽外伤，亦包括饮食不当、情志郁结所致气机不畅，代谢产物堆积、药食不当、久病体虚脏腑运化无力等诸多因素所致。从病机层面来看，可将"毒"着重理解为"病之所由成"毒热病邪阻遏其他脏腑气机功能，以影响脾胃升降为主，亦可影响肝气之疏泄、肺气之宣肃、膀胱之气化、肾脏之藏精等五脏六腑生理功能的正常运行。

二、毒热的产生机制

毒热的产生既可以是外感亦可以是内伤原因。外感时病毒侵袭人体，邪毒入里则易化热，形成毒热内蕴之证。毒热蕴肺则表现为咳嗽、咳黄痰脓痰，甚则咯血；毒热蕴脾不升清，运化无力，痰饮内聚，聚久则成新毒，新旧邪毒交织致病更甚；毒热蕴胃则胃气不降，通降受阻，出现痞满胃胀，打嗝嗳气等症状；邪毒蕴肝则肝失疏泄，胆气不利，表现为黄疸、胆汁反流。而其中最以邪毒损伤脾胃、肝胆为甚。脾升胃降人体气机升降之枢纽，胃喜润恶燥。外感六邪、疫毒、饮食或药物所伤抑或肝胆火气侵脾犯胃，均可对脾胃气机升降运动产生影响；肝胆同与脾胃位于中焦，邪毒阻遏气机，肝胆疏泄不利则胆汁外溢反流，属邪毒蒸迫，迫血妄行，血脉受损所致。结合现代医学认为，肝胆、脾胃"毒热"的主要病因为胆汁反流和 Hp 感染。外感六邪、疫毒疠气、饮食或药物所伤均为其致病因素。所谓"六气皆从火化"，内伤诸病因更易化热化火，久热久火则成瘀，邪气蕴结不解或肝胆之火日久化瘀化热为内因，为邪由内而生。

三、毒热在胃

毒热作为病理性实邪阻遏气机，致人体气机不畅，临床表现为胃脘痞满不适，恶心甚者呕吐、嗳气、呃逆等临床表现，此为毒热之邪阻遏气机导致胃不通降、气机上逆所致。

毒热内蕴，损脾伤胃，脾不升清，胃不降浊，中焦枢纽升降受困，运化无力，无力输注水谷精微于上，亦无力通降浊气于下，气血化生无缘，此又复感外邪，则临床表现为胃脘疼痛、嗳腐吞酸、反胃呃逆、头昏脑沉、肢体无力痿软、易感外邪且病后反复不愈、体虚易汗出、食欲不振、大便溏稀或干燥、排便无力，此等临床表现均为毒热实邪困脾伤胃、胃肠道传导功能失司所致。

邪毒内蕴，耗血动血，蒸迫脉络以致脉络失和血络破损，导致血溢脉络之外，临床常表现为呕血、便血等出血性疾病。

毒热蕴结成痈：作为病理性实邪毒热蕴结，损伤气机，脉络受损，毒邪蕴久，化热成痈。临床上诸如溃疡病等均是毒热成痈之表现。

四、"毒、湿、热、瘀"致病说

姜树民教授继承周学文教授"毒热致病论"，提出"毒、湿、热、瘀"致病说：湿热之邪是现代多数脾胃病致病因素。现代人饮食结构偏于油腻辛辣，平素嗜食肥甘厚味之品，易生湿邪，重浊黏腻，损伤脾胃，不易运化，形成湿困脾土之象。湿邪蕴久则易生痰，成痰湿并存，郁久化热成湿热之象，热炼湿痰则易成瘀，久而久之则易成"毒、湿、热、瘀"并存，困厄脾胃。在治疗上更强调"顾护胃气"，在疾病发生前倡导大家平素养成健康饮食习惯，充分发挥"胃主通降"这一生理功能，祛湿化浊，清里和胃，调节阴阳平衡，预防疾病传变成为"毒、湿、热、瘀"并存之势，既治已病，也治未病，未病先防，既病防变。

第二节 承"以痈论治"启"斡旋中州、顾护胃气"

姜树民教授诊治脾胃病继承了前师"毒热致病"及"以痈论治"学术思想。在此基础上，经数十年临证提出"斡旋中州、顾护胃气"思想，并善用"消、托、补"外治三法清热祛湿、托毒生新、扶正祛邪治疗消化性溃疡。如善用黄芪、白及补气健脾、托毒生肌，修复已损胃肠道黏膜的屏障功能，发挥胃主通降的功能，扶正以祛邪。同时继承周学文教授以黄连、浙贝母、海螵蛸、野菊花、苦参、鱼腥草、连翘、黄芩等清热解毒之品清化毒热之意，善以苦参、蒲公英、连翘等清热解毒之药，联合白豆蔻、砂仁等清热化湿之品，借取黄芪、白及补气托毒，去腐生新之效，结合陈皮、厚朴、槟榔和胃降逆之功，共取清热祛湿化浊，和胃通里泻下之意。临床上适用于消化性溃疡、慢性胃炎、反流性食管炎等各种以毒热内蕴为主证的疾病。

姜树民教授认为清热解毒、清热祛湿之品大多苦寒，易伤阳气。临证需配伍黄芪、茯苓、熟薏苡仁等健脾和胃之品以升脾健胃。若胃痛腹痛明显者加白芍、生甘草以养血柔肝，缓急止痛；肝郁气滞，肝气不疏引起的胁痛、胃痛可配伍延胡索、川楝子活血行气止痛；肝胆湿热者可配茵陈、金钱草、龙胆草、鸡内金等清利肝胆湿热；毒热内蕴成瘀者可配夏枯草、白花蛇舌草等以活血化瘀，散结解毒；腹胀明显者配苍术、厚朴、陈皮行气宽中；饮食不佳者可配鸡内金、神曲、炒麦芽以消积化滞，消导和胃；呕吐明显者加紫苏、竹茹；反酸明显者配煅瓦楞子以制酸和胃。抓住毒热内蕴主证，清热解毒，同时不忘顾护胃气。

第三节 "肝脾同调、胆胃同治"畅一身之气机

肝脾同调指疏肝与健脾应兼顾，根据证候不同各有侧重，即疏肝之时不忘健脾，而健脾气，升脾阳之时亦应兼顾疏肝气。肝升太过，横逆犯脾犯胃之时亦当健脾和胃。而脾胃气机失调，脾不升清，胃不降浊，亦可引起肝气不疏，周身气机不畅。辨证上脾胃病则以肝脾不和、肝气犯脾犯胃、肝郁化热、脾胃湿热等证候多见。胆胃同治是指，清利肝胆的同时不忘顾护胃气，遣方用药上清热利胆的同时加用和胃护胃之品以防胃络受损。肝随脾升，胆随胃降，脾胃是人体气机升降的枢纽，在肝胆或脾胃功能出现异常时，都应"肝脾同调，胆胃同治"。

如肝气犯脾犯胃证，周学文教授常用柴胡、青皮、陈皮以疏肝行气，配黄芪、白术、茯苓、熟薏苡仁以健脾升阳。肝气郁久化热以肝胆郁热、胆胃不和为主证者，以柴胡、黄连、野菊花、茵陈、龙胆草等疏肝利胆，清肝利胆祛湿；浙贝母、乌贼骨、煅瓦楞子清

热祛湿，制酸止痛；同时配伍茯苓、熟薏苡仁、白术等健脾和胃之品健脾益气，祛邪而不伤正。若胃胀腹胀加苍术、厚朴取平胃散之意；胃痛腹痛明显者加白芍、生甘草养血柔肝，缓急止痛；疼痛明显者加延胡索、川楝子以行气疏肝；也可用蚕沙以活血通经，和胃止痛。

一、肝脾同调

在人体的生理、病理上，肝脾相互影响，如肝郁气滞之象明显时，亦当健脾升阳；肝升太过，横逆犯脾犯胃之时亦当健脾和胃。而脾胃气机失调，脾不升清，胃不降浊，亦可引起肝气不疏，周身气机不畅。辨证上脾胃病则以肝脾不和、肝气犯脾犯胃、肝郁化热、脾胃湿热等证候多见。而在遣方用药之时亦应肝脾并重。疏肝理气，清肝泻火之品多苦寒下气疏利，如黄连、野菊花、厚朴、槟榔、延胡索、川楝子等，最易伤及脾阳。临床需配伍健脾升阳之品如黄芪、炒白术、薏苡仁、茯苓等药以护脾阳，顾护胃气，防止清利太过。肝脾同调应从肝与脾的生理、病理、证候特点及组方用药等多个方面进行理解。

（一）中医对肝与脾的认识

肝属木，其生理功能为肝主疏泄、肝主藏血。肝喜条达，恶抑郁，主疏泄畅达全身气机，调节脾胃升降，促进气血精津液的输布与运行，全身气机的畅达与否与肝主疏泄关系密切。脾升胃降功能的正常运行也离不开肝主疏泄，如《血证论》云："木之性主于疏泄，食气入胃，全赖肝木之气疏泄而水谷乃化。"肝主藏血是指肝脏具有储藏血液的功能，以供濡养五脏六腑之用。

脾居中焦属土，脾主运化，脾主统血，脾气主升，为后天之本，气血生化之源。脾主运化水谷，如《素问·经脉别论》云："饮食入胃，游溢精气，上输于脾，脾气散精，上归于肺，通调水道，下输膀胱，水津四布，五经并行。"描述正常情况下饮食入胃如何运行输布的过程，这一过程与肝主疏泄关系密切，脾主统血，保持血液在脉道中运行而不溢脉外。脾主升清，脾气主升，将水谷精微上输心肺头面，另保持脏器稳定不至脱垂。

（二）肝与脾在病理上的相互影响

肝脾生理上相互为用，结合对临床证候的归纳总结，很多患者均存在肝脾同病之证。如肝郁气滞证患者，出现胃痛、胃胀、痞满、呕吐及腹泻等临床表现。此为肝气不疏，横逆犯脾犯胃所致。五行肝属木，脾属土，肝与脾关系为木克土，而临床上肝病及脾，肝脾同病较为常见。如《类证治裁》云："诸病多来自肝，以其犯中宫之土，刚性难驯。"《脾胃论》云："肝为起病之源，胃为传病之所。"即是对肝病及脾的描述。

脾胃同居中焦属土，脾为阴土，喜燥恶湿，胃为阳土，喜润恶燥，脾升胃降，脾胃同为全身气机升降之枢纽。若脾胃虚弱，脾失健运，胃失和降，则肝不随脾升，胆不随胃降，影响肝胆正常疏泄功能，出现胃痛、痞满、呕吐等症状。

二、胆胃同治

胆胃同治是指清利肝胆的同时不忘顾护胃气，遣方用药上清热利胆的同时加用和胃护胃之品以防胃络受损。胆气以通利为顺，胃气以降为顺，胆随胃降，若胆气不利，胆汁排泄不畅，胆汁上逆入胃，则出现胃痛、痞满、噎膈、腹胀、呕吐、泄泻等症状，即如《黄元御医学全书》云："胆胃逆行，木土壅迫，此痞闷膈噎所由来也。"治疗肝胆疾病时加用健脾和胃之品，肝胆属木，脾胃属土，无论是木旺乘土，或是木抑土壅，皆提示肝胆疾病影响脾胃功能，故周学文教授通过多年临床经验总结，提出"肝脾同调，胆胃同治"思想治疗脾胃病。

（一）胆与胃的生理特点

胆与胃同为六腑，共同具有"传化物，泻而不藏，实而不能满"的生理特点。胆为六腑之首，同时又是奇恒之腑。胆的生理功能为贮藏和排泄胆汁，胆主决断。胆汁来源于肝，为肝之余气凝聚而成，贮藏于胆腑中，借肝之疏泄功能，胆汁方能正常排泄于肠道中，助脾胃运化及腐熟水谷，若肝失疏泄，胆气不利，胆汁排泄受阻，胆汁外溢，则会出现腹胀、腹泻、反酸、呕吐、口干口苦等症状。胆主决断，指胆具有判断，做出决定作用。

胃为阳土，主受纳腐熟水谷，有"太仓，水谷之海"之称，即是形容这一功能。胃气主降，喜润恶燥，与脾气主升，喜燥恶湿相反相成。脾升胃降，共同形成人体气机升降之枢纽，肝气条达，疏泄得当则脾气得以升，胃气得以降，同时肝随脾气升，胆随胃气降，气血调和，水谷精微得以正常输布。《四圣心源》云："木生于水而长于土，土气冲和，则肝随脾升，胆随胃降。"

（二）胆与胃在病理上相互影响

胆与肝相表里，胃与脾相表里。胆气得肝之疏泄则利，助脾胃运化水谷精微，若胆气不利，肝失疏泄，则会出现胃胀、胃痛、呃逆、呕吐、腹泻等胃气不和，胃气上逆之表现，即胆胃不和、肝气犯脾、肝气犯胃证。胃失和降，通降不利，脾失健运，运化不利，水湿内停等脾胃功能失调，易引起痰饮水湿内停，郁久化热，形成湿热困阻之象。湿热困阻，则造成肝气不疏，胆气不利，胆汁排泄不畅，出现口苦、胃痛、呕吐、反酸等表现，即所谓胃病及胆病，胆胃同病。

三、临床应用

姜树民教授继承前师"肝脾同调、胆胃同治"的思想，强调抓住疾病主要矛盾即主证，兼顾他脏同调。同时在遣方用药上亦合理搭配，既防苦寒滑利之品伤阳，亦防辛散温热之品伤阴，脏腑同调，尤重脾胃，寒热并用，调和阴阳。姜树民教授通过多年临床实践，认为脾胃病病理因素无外气、湿、热、瘀、虚，气可有肝气不疏、胆气不利、脾气不升、胃气不降、肺气不宣、肾气不固等证，脾胃为一身气机升降之枢纽，调畅中焦气机以助肝升肺降，从而调节一身之气机；脾胃病中湿热常并见，表现为湿热困阻脾胃肝胆，阻遏气机，并擅以清热祛湿治法清理脾胃肝胆湿热。病程初起多为气之病，湿热并见，随着病情的发展变化，后期往往出现瘀血表现，如萎缩性胃炎伴非典型增生，形成瘀与虚并见的虚实夹杂证候。针对这些病理因素，结合临床实际证候特点，对证遣方用药。

如肝气犯脾犯胃证，因肝气不疏而致脾气不升，胃气不降，表现为胃痛、胁痛、痞满不适、口干口苦或有呕吐者，姜树民教授常用柴胡、陈皮以疏肝，同时配伍黄芪、茯苓、熟薏苡仁、山药等健脾升阳，疏肝不忘健脾，亦防行气、破气之品太过伤脾阳。肝气郁久化热，肝胆郁热、胆胃不和则出现胃脘灼痛、反酸、烧心、口干口苦、大便秘结、舌红苔黄、脉弦数之表现；湿阻中焦，脾胃肝胆气机不利，湿热内蕴证。姜树民教授常以柴胡、黄连、野菊花、茵陈、龙胆草等疏肝利胆、清肝利胆祛湿之品以清利肝胆，浙贝母、海螵蛸、煅瓦楞子清热祛湿消痞，配伍淡竹叶、白茅根等清淡渗利之品清热利尿，引邪外出，同时配伍茯苓、熟薏苡仁、炒白术等健脾和胃之品既健脾益气，又防苦寒之药太过伤及阳气，祛邪而不伤正。若胃胀腹胀加苍术、厚朴取平胃散之意；胃痛腹痛明显者加白芍、生甘草养血柔肝，缓急止痛；疼痛明显者加延胡索、川楝子以行气疏肝；也可用蚕沙以活血通经，和胃止痛；心肝火旺者加淡豆豉、淡竹叶，即所谓"淡淡以宁心"；配伍野菊花、黄连等苦寒之品清心肝热，加入白茅根清热利尿，引热同归小便中。又如胆石症病机主要为湿热困阻肝胆，肝气不疏，胆气不利，表现为上腹痛，恶心呕吐，口干口苦，严重者寒战高热，临床上清肝祛湿，利胆溶石基础之上亦应顾护胃气。姜树民教授常以柴胡、陈皮疏肝利胆，黄连、茵陈、野菊花清热祛湿，鸡内金、金钱草、白茅根利胆溶石，白芍、生甘草缓急止痛，同时配伍黄芪、白术、茯苓、熟薏苡仁等健脾升阳之品健脾益气，即取肝脾同调，胆胃同治之意。

第四节 "清淡渗利"治火旺

毒热内蕴、湿热中阻为脾胃病常见证候，肝火上炎，上扰心神，易形成心肝火旺之证，表现为胸胁胀痛，情绪不稳，烦躁易怒，口干口苦，目赤肿痛，便秘溲赤，舌尖红，苔黄厚腻，脉弦，此即心肝火旺之表现。当以清淡渗利治法，清心泻肝。川楝子、菊花、野菊花、栀子清心肝之火；淡豆豉、淡竹叶清热利尿，"淡淡以宁心"；配伍白茅根，清肺胃热，清热利尿，引邪外出，此即清淡渗利以清心泻肝；湿热火邪易阻遏气机，易伤阴，配伍柴胡、青皮、陈皮等疏肝理气；同时配伍黄芪、白术、茯苓、薏苡仁等健脾之品以防苦寒太过伤及脾阳。毒火内蕴，日久伤阴，若出现心悸、虚烦不得眠、手足心热等心阴不足表现时，配伍柏子仁、酸枣仁以养血安神；入睡困难，梦多易醒者配伍夜交藤、合欢皮；火热之邪日久易伤胃阴，若出现胃中嘈杂、饥不欲食等胃阴亏耗表现时可配伍石斛、知母、麦冬、玉竹等益胃生津；口干口苦明显者可配天花粉、葛根等生津止渴。

清淡渗利即强调清热祛湿、泻火解毒的同时，不忘顾护脾胃之气，祛邪而不伤正，同时运用渗利之法因势利导，引邪外出。

第五节　肺脾同调治便秘

便秘是一种持续性排便困难，排便次数减少或有排便不尽感等症状的功能性肠病。病位在肠属胃，与脾、胃、肺、肝、心、肾，尤其与脾、胃、肺的关系最为密切。如《脉经》云："胃气不传，谷气不通。"大肠者，传导之官，变化出焉，描述大肠的生理功能，主传化糟粕，大肠主津。便秘总体病机为大肠传导失司，腑气不通。大肠传化糟粕功能的正常运行有赖于脾升胃降、肝主疏泄、肺气宣肃、肾气的蒸腾气化作用共同协调完成，脾胃升降失常、肝气不疏、肺气不宣、肾气虚衰等气机失常，均会影响大肠传导功能异常。湿热蕴结大肠，气机不利、大肠津液不足等亦引起大肠传导失司，引发便秘。

姜树民教授通过多年的临床实践，提出"肺脾同治，多脏同调"法治疗便秘，尤重调畅脾胃气机与宣肺气以助大肠传导糟粕，应用莱菔子、鸡内金、神曲、炒麦芽、决明子等消食除胀，下气通便，促进胃肠蠕动，健脾消食，食滞气胀明显者亦可配厚朴、槟榔下气除满；肺与大肠相表里，肺气不宣则影响大肠传导失司，尤重应用紫苏子、白芥子，配伍莱菔子共取宣肺气以通腑气，如有肺热与便秘兼见者配伍黄芩清宣肺气以通便，脏腑同调，表里同治之意；脾胃气虚，升降失常者配伍黄芪、白术、茯苓、薏苡仁等健脾和胃之品，升脾降胃，亦取顾护胃气之意，以防下气太过伤正气；肝气不疏，肝气犯胃便秘者配伍疏肝理气之品，如柴胡、青皮、陈皮；肝郁化热化火，引起的口干口苦，便秘溲赤配伍黄连、野菊花、苦参等清肝泻火之品以清泻肝胆之火；便秘并发胸痹者配栝楼，涤痰宽胸，润肠通便；大肠阴液不足或火盛伤阴者配伍玄参、生地黄、麦冬取增液汤之意以增水行舟，润肠通便；老年肾阳不足便秘者配肉苁蓉、桑葚子以温肾润肠通便；气虚不足便秘者配当归、何首乌、柏子仁、郁李仁等养血润肠通便。尤重调理气机，升脾气、降胃气、疏肝气、宣肺气、助心气、藏肾气等多法并用，多脏同调治疗便秘。

第四章
脾胃病辨证——虚与实

脾胃，生命之基，如大地承载万物。其病变，虚实相间，如风云变幻莫测。脾胃虚寒，似冬之凛冽；脾胃虚热，若夏之炽热；胃阴虚，如旱季之焦灼；脾气虚与脾阳虚，若根基之松动；肝胃郁热，似火焰之升腾；气滞血瘀，如道路之阻塞。然，以温、清、滋、补、疏、化之法，可调理脾胃之病变，使其重归平和，为生命之舟扬起健康之帆。

脾胃为后天之本，其重要性在医学经典中多有论述。《黄帝内经·素问·灵兰秘典论》云："脾胃者，仓廪之官，五味出焉。"明确指出脾胃主运化水谷精微，为人体提供营养物质。

张仲景在《金匮要略·脏腑经络先后病脉证》中，多处体现对脾胃的重视。如"四季脾旺不受邪"，强调了脾胃功能正常在预防疾病中的关键作用。李东垣在《脾胃论》中言："内伤脾胃，百病由生。"突出了脾胃内伤对人体健康的巨大影响。他主张升发脾胃阳气，创制了诸多著名方剂。

叶天士在《临证指南医案》中提出"脾宜升则健，胃宜降则和""太阴湿土，得阳始运；阳明燥土，得阴自安"，对脾胃分治，为后世医家治疗脾胃病提供了新的思路。

姜树民教授在脾胃病的研究与治疗中成就斐然。他深入研习历代医家经典，汲取《黄帝内经》《伤寒杂病论》《脾胃论》等著作的精华，结合现代医学理论与临床实践，对脾胃病变证之虚实有着独到见解。在辨治过程中，姜教授精准辨别脾胃病的虚实属性。对于虚证，依据"虚则补之"的原则，常采用健脾益气、温补中焦之法，如以四君子汤、理中汤等方剂为基础进行化裁，以恢复脾胃的运化功能。面对实证，他则遵循"实则泻之"，运用清热化湿、消食导滞等手段，如采用连朴饮、保和丸等方剂，以祛除病邪。姜教授还注重培养医学人才，将自己的学术思想和丰富经验广泛传承，为推动中医药事业在脾胃病治疗领域的发展做出了卓越贡献。

第一节　脾胃虚寒与脾胃虚热

脾胃，人体气血化生之关键。脾胃虚寒，宛如大地被寒霜覆盖，生机渐弱。阳气不足，脾胃失于温煦，运化无力。此乃生命之舟遭遇的一场寒流，需以温阳之法，驱散虚寒，恢复脾胃之健运，让生命重归温暖与活力。脾胃虚热，恰似大地逢旱魃肆虐，燥热难耐。阴液亏虚，脾胃失于濡润，虚热内生。此乃生命之树面临的一场暑热，需以滋阴清热之法，平息虚热，重塑脾胃之平和，让生命重归宁静与润泽。

脾胃在人体中至关重要，其状态影响着整体健康。《黄帝内经》中"脾为阴中之至阴""胃为阳土"，初步奠定了对脾胃属性的认知基础。张仲景《伤寒杂病论》多处涉及脾胃病症，如"阳明病，若中寒者……不能食，小便不利，手足濈然汗出"，为脾胃虚寒的认识提供了重要依据。

李东垣《脾胃论》强调脾胃在人体元气生成中的核心作用，"脾胃之气既伤，而元气亦不能充，而诸病之所由生也。"对于脾胃虚寒，认为多因饮食不节、劳倦过度等损及脾胃阳气，致使中焦虚寒，常见症状有胃脘隐痛、喜温喜按、四肢不温等。而对于脾胃虚热，书中也有阐述，指出脾胃虚弱，阴火内生，可出现虚热之象，如口干口苦、胃脘嘈杂等。

《兰室秘藏》同样对脾胃病症有着深入探讨。其中对脾胃虚寒与虚热的表现及治法也有涉及。如对于脾胃虚寒，强调以温中散寒之法调理；对于脾胃虚热，则主张滋阴降火、清胃泻火等治法。

历代医家对脾胃虚寒和虚热的认识不断丰富和发展。姜树民教授深入研究历代经典，将《黄帝内经》《伤寒杂病论》《脾胃论》《兰室秘藏》等著作中的理论与现代临床实践相结合。对脾胃虚寒与虚热理论有着独特见解，为脾胃病的研究与治疗开辟了新的路径，推动了中医药在脾胃病领域的不断发展。

一、脾胃虚寒的病因病机

脾胃虚寒，困扰着众多人的健康。追根溯源，从古老的《黄帝内经》到历代医家，再到姜树民教授，对此病症的病因病机有着深刻的阐释。

《黄帝内经》虽未明确提出"脾胃虚寒"概念，却为后世奠定了基础。《素问·痹论》云："饮食自倍，肠胃乃伤。"告诫人们饮食不节制会损伤肠胃。过食生冷、肥甘厚味，易让脾胃受损。寒为阴邪，《素问·举痛论》又言："劳则气耗。"过度劳累会耗伤人体之气，包括脾胃之气。脾气虚则运化失职，阳气化生不足，为脾胃虚寒埋下隐患。

历代医家对脾胃虚寒的认识不断深化。李东垣在《脾胃论》中强调"内伤脾胃，百病由生"，凸显了脾胃在人体中的核心地位。饮食不节、劳倦过度、情志失调等皆可损伤脾胃。如过食辛辣、油腻食物后，易内生湿热，湿热困阻脾胃，久则损伤阳气，转为虚寒。再者，久病体虚，或长期服用寒凉药物，也会使脾胃阳气受损，导致脾胃虚寒。

姜树民教授对脾胃虚寒的病因有着独到见解。其一，先天禀赋不足，脾胃素虚。若先天脾胃虚弱，阳气不足，易受外邪侵袭，形成脾胃虚寒之证。正如《灵枢·天年》所云："以母为基，以父为楯。"先天之精决定了人体的体质。其二，饮食不规律。现代社会生活节奏快，过食生冷、饥饿无常等情况屡见不鲜。长期如此，损伤脾胃阳气，导致脾胃虚寒。其三，情志因素。长期的精神紧张、焦虑、抑郁等不良情绪，影响脾胃运化。肝气郁结，横逆犯脾，脾失健运，阳气不升，久而形成脾胃虚寒。其四，外感寒邪。气候寒冷或淋雨涉水，寒邪侵袭人体，直中脾胃，损伤阳气，引发脾胃虚寒。

在病机方面，脾胃虚寒主要表现为脾胃阳气虚衰，运化失职，升降失常。脾胃阳气虚衰，不能温煦脏腑经络，故可见畏寒怕冷、四肢不温、胃脘冷痛等症状。运化失职，则水谷精微不能正常化生和输布，出现食欲不振、腹胀、便溏等症状。升降失常，清气不升，浊气不降，可致头晕、乏力、恶心、呕吐等症状。此外，脾胃虚寒还可影响其他脏腑功能，如脾肾阳虚，可出现腰膝酸软、五更泄泻等症状；心脾两虚，可出现心悸、失眠、健忘等症状。

综上所述，脾胃虚寒的病因病机复杂，从《黄帝内经》到历代医家，再到姜树民教授，为我们提供了全面而深刻的认识。在临床实践中，应综合考虑患者的具体情况，采取针对性的治疗措施，以恢复脾胃的正常生理功能。

二、脾胃虚寒的证治

（一）脾胃虚寒的临床表现

脾胃虚寒者，常表现为胃脘冷痛，得温则减，遇寒加重。食欲不振，口淡不渴，四肢不温，大便稀溏，舌淡苔白，脉沉迟无力。脾胃虚寒之象，犹如冬日之寒，侵袭脾胃，使其运化功能减弱，阳气受损。

《黄帝内经》为脾胃虚寒的诊断与治疗奠定了理论基础。《素问·举痛论》中提到"寒气客于肠胃，厥逆上出，故痛而呕也"。寒邪侵犯肠胃，可致疼痛、呕吐等症状，这与脾胃虚寒的表现有相似之处。《灵枢·百病始生》曰："清湿袭虚，则病起于下。"寒湿之邪易侵犯人体，若伤及脾胃，可导致脾胃虚寒。

（二）历代医家对脾胃虚寒的治疗

1. 温中健脾法
张仲景强调温补中焦，在《伤寒论》中就有用理中丸治疗脾胃虚寒的记载。其理念是以干姜、人参等药物温中焦脾胃之阳气，健脾益气，通过温热之性驱散寒邪，增强脾胃的运化功能，为后世医家治疗脾胃虚寒提供了经典范例。

2. 甘温除热法
李东垣重视脾胃阳气的升发。他认为脾胃虚寒可能导致阴火上乘，在治疗时采用甘温之品，如补中益气汤。以黄芪、人参等甘温药物，升阳益气，健脾补中，使脾胃阳气得升，虚寒得除，达到治疗脾胃虚寒的目的。

3. 温肾暖脾法
有些医家认为，脾肾阳气相互滋养，脾胃虚寒可能与肾阳不足有关。所以采用温肾暖脾的方法，通过附子、肉桂等药物温补肾阳，进而温暖脾阳。如在一些方剂中，用附子理中丸，在理中丸温脾的基础上，加入附子以增强温阳之力，从根本上改善脾胃虚寒的状况。

（三）姜树民教授对脾胃虚寒的理论与治疗

姜树民教授结合临床实践，对脾胃虚寒的诊断与治疗有独到的见解。他认为，脾胃虚寒的诊断应综合考虑患者的症状、舌象、脉象等因素。除了上述常见症状外，还应关注患者的饮食习惯、生活方式、情志状态等。在治疗上，姜树民教授强调个体化治疗，根据患者的具体情况，制定合理的治疗方案。一方面，采用温中健脾的方法，选用适当的中药方剂，如理中汤、黄芪建中汤等。同时，可根据患者的具体症状进行加减，如胃痛甚者可加延胡索、香附等理气止痛；腹泻者可加山药、芡实等健脾止泻。另一方面，姜树民教授注重调理患者的生活方式和饮食习惯，建议患者避免食用生冷、油腻、辛辣等刺激性食物，注意保暖，避免过度劳累和情志失调。

总之，在临床实践中，应综合运用中医的四诊合参方法，准确判断病情，制定个体化的治疗方案，以提高临床疗效，保障患者的健康。

三、脾胃虚热的病因病机

从古老的《黄帝内经》来看，虽未明确提及"脾胃虚热"，但其中关于饮食与疾病的论述可作为重要参考。如《素问·生气通天论》中"高粱之变，足生大丁"，提示过食肥甘厚味易生热邪。过食辛辣、温热、煎炸之物，正如《素问·奇病论》所云："肥者令人内热，甘者令人中满。"长期如此，易致脾胃积热，进而发展为脾胃虚热。

历代医家也对脾胃虚热有着深入的认识。朱丹溪提出"阳常有余，阴常不足"，强调阴虚易生内热。若脾胃阴液不足，虚热内生。同时，饮食不节、情志失调等因素也会影响脾胃功能，导致热邪内生。例如，长期情绪急躁、恼怒，可使肝气郁结，气郁化火。肝火横逆犯胃，致使胃热炽盛。肝郁日久，暗耗阴血，阴虚内热，影响脾胃，形成脾胃虚热。

姜树民教授认为，脾胃虚热的病因主要有以下方面。一是不良饮食习惯。现代社会中，人们对辛辣、温热、煎炸食物的偏好，以及过度饮酒等，都易损伤脾胃阴液，产生虚热。二是情志因素。长期的精神压力、焦虑、愤怒等不良情绪，可导致肝气不舒，郁而化火，进而影响脾胃功能。三是体质因素。素体阴虚之人，脾胃更易受到热邪侵袭，形成脾胃虚热。

脾胃虚热的病机主要表现为热邪耗伤脾胃阴液，脾胃功能失调。热邪内盛，出现胃脘灼热疼痛、口干口苦、口臭等症状；阴液亏损则有食欲不振、大便干结、舌红少苔等表现。虚热上扰，可出现心烦失眠、口舌生疮等症状。同时，脾胃虚热还会影响其他脏腑功能，如肺胃阴虚，可出现干咳少痰、咽干口渴等症状；心脾积热，可出现心悸、烦躁不安等症状。

总之，脾胃虚热的病因病机复杂，结合《黄帝内经》、历代医家及姜树民教授的理论，我们可以更好地理解和治疗这一病症。在临床实践中，应综合考虑患者的具体情况，采取清热滋阴、健脾和胃等方法，以恢复脾胃的正常功能。

四、脾胃虚热的证治

（一）脾胃虚热的临床表现

《黄帝内经》中虽未明确提及"脾胃虚热"，但为其诊断与治疗提供了理论基础。《素问·至真要大论》云："诸胀腹大，皆属于热……诸呕吐酸，暴注下迫，皆属于热。"虽未直接指向脾胃虚热，但提示了热邪可致脾胃功能失常，为脾胃虚热的诊断提供了思路。《灵枢·师传》曰："胃中热则消谷，令人悬心善饥。"描述了胃中有热的症状，与脾胃虚热部分表现相似。

（二）历代医家对脾胃虚热的治疗

1. 滋阴清热

朱丹溪秉持"阳常有余，阴常不足"的理念，主张滋阴降火来治疗脾胃虚热。他认为脾胃虚热多因阴液亏虚而生虚火，故采用滋养阴液、清除虚热的方法，常用药物如生地黄、知母等，通过补阴以制阳，使虚热得退。

2. 清养胃阴

叶天士提出"胃为阳土，宜凉宜润"。在治疗脾胃虚热时，着重于清养胃阴。他强调用沙参、麦冬、石斛等甘凉濡润之品，滋养胃中津液，以缓解虚热之象，避免过度使用苦寒清热之药损伤脾胃正气。

3. 健脾清热兼顾

有些医家认为脾胃虚热不能只清热，还应兼顾脾胃功能。在清热的同时，加入山药、扁豆等健脾药物，以防止清热药物损伤脾胃，达到扶正祛邪兼顾的目的，从而恢复脾胃正常的运化和受纳功能。

（三）姜树民教授的独到见解

姜树民教授结合临床实践，对脾胃虚热的诊断与治疗有独到见解。在诊断方面，除了常见的胃脘灼痛、嘈杂不适、口干口苦、食欲亢进但食后易饥、大便干结、小便短黄、舌红少苔、脉细数等症状外，还需考虑患者的饮食习惯、生活方式、情志状态等因素。如长期食用辛辣刺激性食物、精神压力大、焦虑抑郁等，都可能是脾胃虚热的诱发因素。

在治疗上，姜树民教授主张综合治疗。一方面，采用清热滋阴、健脾和胃的方法。选用具有清热滋阴作用的中药，如石斛、玉竹、麦冬等滋养脾胃阴液，清虚热；配合健脾和胃的药物，如白术、茯苓、山药等恢复脾胃运化功能。另一方面，注重调理患者的生活方式和饮食习惯。建议患者避免食用辛辣、油腻、刺激性食物，多吃清淡、易消化、具有滋阴作用的食物，如银耳、百合、梨等。同时，保持心情舒畅，避免过度劳累和熬夜。

总之，从《黄帝内经》出发，结合后世医家及姜树民教授的理论，我们可以更准确地诊断脾胃虚热，并采取有效的治疗措施。通过综合治疗，恢复脾胃的正常功能，缓解虚热症状，提高患者的生活质量。

五、脾胃虚寒与脾胃虚热理论的整合

姜树民教授在继承后世医家理论的基础上，结合自己的临床经验，对脾胃虚寒与脾胃虚热的理论进行了深入的研究和应用。认为脾胃虚寒与脾胃虚热在临床中常常同时存在，只是表现程度不同而已。因此，在治疗过程中，要综合考虑脾胃虚寒与脾胃虚热的因素，采取温清并用的方法。对于脾胃虚寒为主的患者，在温中健脾的基础上，适当加入清热之品，以防止温热之品过于燥烈，损伤阴液。对于脾胃虚热为主的患者，在滋阴清热的基础上，适当加入温阳之品，以防止寒凉之品过于凝滞，损伤阳气。

同时，姜树民教授还注重调理患者的生活方式和饮食习惯。他认为，饮食不节、劳倦过度等都可以导致脾胃虚寒和脾胃虚热。他建议人们要养成良好的生活习惯，合理饮食，避免过食生冷、辛辣、油腻等刺激性食物；保持心情舒畅，避免过度劳累和精神紧张；适当进行体育锻炼，增强体质。通过这些措施，可以有效地预防脾胃虚寒与脾胃虚热的发生。

姜树民教授一直强调"师古而不泥古"，强调现代的气候、生活节奏、人的饮食、生活居住条件与古人存在较大差别，这些应该因地制宜、因时制宜，在临证处方用药时，都应该作为重要的参考条件，辨证论治，因证施治，值得我们在临证处方时深思。

总之，后世医家在《黄帝内经》的基础上，对脾胃虚寒与脾胃虚热理论进行了深入的整合和发展。姜树民教授在继承前人理论的同时，结合自己的临床经验，为脾胃疾病的治疗提供了更加全面、系统的方法。他的理论和实践不仅为中医临床治疗脾胃疾病提供了宝贵的经验，也为中医理论的发展做出了重要贡献。

第二节　胃阴虚

脾胃，生命之基石。胃阴虚，仿若大地久旱无雨，干涸皲裂。津液匮乏，胃失濡养，阴虚之象渐显。这是生命画卷中的一抹暗淡，亟待以滋阴养胃之策，润泽胃腑，为生命重新绘上绚烂色彩，让生命之花在健康的沃土里再度绽放光芒。

在中医理论的浩瀚长河中，胃阴虚理论有着深厚的渊源和重要的临床意义。《黄帝内经》作为中医理论的奠基之作，其中诸多论述为胃阴虚理论的形成奠定了基础。如《素问·至真要大论》中"诸呕吐酸，暴注下迫，皆属于热"，提示热邪可致脾胃功能失常，热邪久羁可耗伤胃之阴液。

历代医家在《黄帝内经》的基础上不断探索和发展胃阴虚理论。金元时期，李东垣重视脾胃阳气，然亦提及阴火可伤胃阴。至明清时期，胃阴虚理论得到了进一步的丰富和完善。叶天士提出"胃喜润恶燥"，强调了胃的生理特性，为胃阴虚的治疗提供了重要思路。

著名中医专家姜树民教授对胃阴虚理论也有深刻的见解。姜树民教授认为，胃阴虚的形成除了传统因素外，现代社会人们的生活方式和饮食习惯也起着重要作用。长期的精神压力、焦虑情绪可影响脾胃的正常运化功能，导致胃阴耗伤。同时，过度食用辛辣、油腻、刺激性食物以及饮酒过量等，也容易损伤胃阴。在诊断胃阴虚时，姜树民教授强调综合分析患者的症状、舌象、脉象等，除了胃脘隐痛、饥不欲食、口干咽燥、大便干结、舌红少津、脉细数等常见表现外，还会关注患者的生活习惯和情志状态。在治疗上，姜树民教授主张滋阴养胃为主，同时注重调理患者的生活方式和饮食习惯，避免不良因素对胃阴的进一步损伤。

总之，胃阴虚理论是中医脾胃学说的重要组成部分，从《黄帝内经》到历代医家再到姜树民教授的理论，对于指导临床治疗胃阴虚相关疾病具有重要价值。

一、胃阴虚的病因病机

从《黄帝内经》开始，中医就对脾胃的生理病理有了深刻的认识，为胃阴虚的病因病机探讨奠定了基础。

《黄帝内经》中有多处论述可作为其理论源头。如《素问·五常政大论》云："阴精所奉其人寿，阳精所降其人夭。"强调了阴精对人体的重要性，胃为阳土，喜润恶燥，阴精不足则易致胃失濡养。《素问·逆调论》中"胃不和则卧不安"，胃阴虚时，胃失和降，也可能影响睡眠，进而加重阴虚症状。

历代医家对胃阴虚的病因病机有诸多阐述。金元时期，李东垣重视脾胃阳气，但也提到阴火可伤胃阴。如饮食不节、劳倦过度等可致脾胃气虚，进而产生阴火，耗伤胃阴。李东垣认为"内伤脾胃，百病由生"，脾胃受损后，阳气虚弱，阴火内生，其中胃阴也易被灼伤。明清时期，叶天士明确提出"胃喜润恶燥"，认为燥热之邪、久病、情志不遂等可致胃阴受损。热病后期，热邪灼伤胃阴；过食辛辣、肥甘厚味，易化生燥热，损伤胃阴；长期情志抑郁，肝郁化火，横逆犯胃，也可耗伤胃阴。此外，温病学家在治疗温热病过程中，也对胃阴的损伤及养护有深刻认识。温热病邪易伤津液，病后常出现胃阴不足之证。

姜树民教授结合临床实践，对胃阴虚的病因病机有独到见解。他认为，现代社会生活节奏快、压力大，人们的饮食习惯和生活方式发生了很大变化，这是导致胃阴虚的重要因素。长期熬夜、过度劳累使人体正气耗伤，阴液暗耗；精神紧张、焦虑等不良情绪可影响脾胃的运化功能，导致胃阴不足。此外，某些慢性疾病长期不愈，耗伤人体阴液，也可累及胃阴。胃阴虚的病机主要表现为胃阴不足，胃失濡润，和降失常。胃阴亏虚，不能滋养胃腑，胃黏膜失于濡养，可出现胃脘隐痛、灼热感；胃阴不足，不能正常腐熟水谷，受纳功能失常，故饥不欲食；阴液亏少，不能上承，则口干咽燥；肠道失润，传导不利，故大便干结。舌红少津、脉细数均为阴虚内热之象。

总之，从《黄帝内经》出发，结合历代医家和姜树民教授的理论，胃阴虚的病因病机复杂多样，涉及饮食、情志、劳倦、疾病等多个方面。在临床治疗中，应综合考虑这些因素，准确辨证，采取滋阴养胃等针对性的治疗措施。

二、胃阴虚的证治

胃阴虚作为一种常见的中医证候，对人体健康有着重要影响。从历代医家的理论出发，结合姜树民教授的观点，我们可以更深入地理解胃阴虚的诊断与治疗。

（一）关于胃阴虚的临床表现

胃阴虚的主要症状包括胃脘隐痛、饥不欲食、口干咽燥、大便干结、舌红少津、脉细数等。《临证指南医案》中记载："知饥少纳，胃阴伤也。"明确指出了胃阴虚时食欲减退但有饥饿感的特点。此外，胃阴虚还可能伴有心烦、失眠、手足心热等阴虚内热的表现。胃阴虚患者通常表现为舌红少津，苔少或无苔。脉象多为细数，即脉搏跳动细而快。

胃阴虚的形成原因较为复杂，历代医家多有论述。饮食不节，过食辛辣、燥热之品，可损伤胃阴；情志不遂，肝郁化火，横逆犯胃，如《丹溪心法》曰："气有余便是火，火盛则伤阴。"久病体虚，或热病后期，津液耗伤，也可导致胃阴不足。

（二）历代医家对胃阴虚的治疗

1. 滋阴养胃法

历代医家治疗胃阴虚多采用滋阴养胃之法。常用药物有沙参、麦冬、玉竹、石斛等。《温病条辨》中提出"燥伤胃阴，五汁饮主之"，以梨汁、荸荠汁、鲜苇根汁、麦冬汁、藕汁等生津润燥，滋养胃阴。

2. 兼顾他脏

胃阴虚常与其他脏腑的阴虚相互影响，因此在治疗时需兼顾他脏。如胃阴虚兼肺阴虚者，可加用百合、北沙参等润肺养阴之品；胃阴虚兼肾阴虚者，可加用熟地黄、山茱萸等补肾滋阴之药。《医宗己任编》云："治胃必兼顾肾，治肾必兼顾胃。"

3. 调理脾胃气机

胃阴虚患者常伴有脾胃气机不畅的情况，因此在滋阴的同时，还需适当调理脾胃气机。可选用陈皮、枳壳等理气之品，以防止滋阴药物过于滋腻，阻碍脾胃运化。《景岳全书》曰："善补阴者，必于阳中求阴，则阴得阳升而泉源不竭。"强调了在滋阴的同时，要注意阳气的生发，以促进脾胃的运化功能。

（三）姜树民教授对胃阴虚的理论与治疗

1. 滋阴养胃为主

姜树民教授将滋阴养胃作为治疗胃阴虚的核心原则。选用沙参、麦冬、玉竹、石斛等具有滋阴润燥功效的药物，这些药物性质较为温和，能够有效地滋养胃阴，为胃黏膜提供充足的阴液濡养。针对不同患者的具体病情，可适当调整药物的配伍和用量。若胃热之象稍显，则可佐以少量清热之品，如黄连、黄芩等，但要注意清热而不伤阴。

2. 调理脾胃气机

胃阴虚患者常伴有脾胃气机不畅的情况。在滋阴养胃的同时，注重调理脾胃气机。选用陈皮、枳壳、木香等理气之品，一方面可促进脾胃的运化功能，使滋阴药物更好地被吸收利用；另一方面可防止滋阴药物过于滋腻而阻碍气机。通过调理脾胃气机，恢复脾胃的正常升降功能，有助于改善胃阴虚患者的消化功能和整体状态。

3. 兼顾心理因素

姜树民教授强调心理因素对胃阴虚患者的重要影响。给予心理疏导和支持，采用疏肝解郁、养心安神等方法，缓解患者的焦虑、抑郁等情绪。不良情绪得以缓解，可促进脾胃功能的恢复，有利于胃阴虚的治疗。因为长期的精神紧张、焦虑等不良情绪会影响脾胃的运化功能，加重胃阴虚的症状。

4. 个体化治疗

根据患者的年龄、性别、体质、病情等因素制定个性化治疗方案。对于老年人和体质虚弱者，选用温和的药物，避免过于寒凉或滋腻。可适当选用太子参、山药、黄精等较为平和且具滋阴养胃作用的药物，同时搭配炒白术、茯苓、陈皮等健脾助运之品，促进脾胃正常运化。对于病情较重者，可综合考虑加大药物剂量或采用中西医结合的方式进行治疗。结合现代医学检查手段，全面评估病情，提高治疗效果。对于不同性别的患者，鉴于生理特点差异，在用药上有所侧重。例如女性患者在特殊时期，如经期、孕期、哺乳期等，需更加谨慎选择药物，避免对身体产生不良影响。

展望未来，随着医学的不断发展和进步，我们应继续深入研究胃阴虚的病理机制，不断探索更加有效的诊断和治疗方法。同时，要加强对中医经典理论的传承与创新，将传统智慧与现代科技相结合，为胃阴虚患者带来更多的福祉，为中医事业的发展贡献更大的力量。

第三节 脾气虚与脾阳虚

脾胃，生命之舵手。脾气虚、脾阳虚，犹如航船失去动力与温暖。气之不足，阳之虚弱，让脾胃无力运化，如同失去了风与暖阳的帆船，在生命之海漂泊不定。此乃生命旅程中的艰难困境，需以补气健脾、温阳散寒之法，重燃脾胃之火，引领生命之舟驶向健康彼岸。

在中医理论的浩瀚长河中，对脾气虚与脾阳虚的认识源远流长。《黄帝内经》作为中医理论的奠基之作，为我们理解脾气虚与脾阳虚奠定了重要基础。《素问·太阴阳明论》中提到："脾病而四肢不用，何也？岐伯曰：四肢皆禀气于胃，而不得至经，必因于脾，乃得禀也。今脾病不能为胃行其津液，四肢不得禀水谷气，气日以衰，脉道不利，筋骨肌肉，皆无气以生，故不用焉。"此论述虽未明确提及脾气虚与脾阳虚，但强调了脾在运化水谷精微、滋养四肢等方面的重要作用，为后世认识脾气虚所致的肢体乏力等症状提供了理论依据。

《黄帝内经》中还多处涉及脾胃的生理功能和病理变化。如《素问·灵兰秘典论》曰："脾胃者，仓廪之官，五味出焉。"指出脾胃为人体消化吸收的重要器官。而当脾胃功能失常时，就可能出现脾气虚或脾阳虚的症状。

后世医家在《黄帝内经》的基础上，对脾气虚与脾阳虚进行了更为深入的探讨和阐述。李东垣在《脾胃论》中强调脾胃为元气之本，"内伤脾胃，百病由生"。他指出饮食不节、劳倦过度等因素可损伤脾胃之气，从而导致脾气虚。脾气虚则运化失常，表现为食欲不振、腹胀、便溏等症状。而脾阳虚则是在脾气虚的基础上，进一步发展而来的。脾阳虚多由脾气虚日久，阳气受损，或过食生冷、寒湿之邪内侵，损伤脾阳所致。脾阳虚除了具有脾气虚的症状外，还表现为畏寒怕冷、四肢不温、浮肿等阳虚之象。

著名中医专家姜树民教授在临床实践中，对脾气虚与脾阳虚有着深刻的认识和独到的见解。他认为，现代社会人们的生活方式和饮食习惯的改变，是导致脾气虚与脾阳虚的重要因素之一。长期的精神压力、过度劳累、饮食不规律等，容易损伤脾胃之气，进而发展为脾气虚或脾阳虚。姜树民教授强调，在诊断脾气虚与脾阳虚时，不仅要依据传统的症状、舌象、脉象等，还要结合患者的生活习惯、心理状态等综合判断。在治疗上，他主张根据脾气虚与脾阳虚的不同特点，采用健脾益气、温阳健脾等方法，同时注重调理患者的生活方式和饮食习惯，以提高治疗效果。

一、脾气虚与脾阳虚的病因病机

《黄帝内经》作为中医理论的源头活水，为脾气虚与脾阳虚的认识奠定了坚实基础。在《黄帝内经》中，对脾胃的生理功能有着深刻的阐述。如《素问·灵兰秘典论》中言："脾胃者，仓廪之官，五味出焉。"强调了脾胃在消化吸收水谷精微方面的重要作用。而当脾胃功能失常时，就可能出现脾气虚与脾阳虚的病理状态。

从病因方面来看，《黄帝内经》中提到饮食不节、劳倦过度等可损伤脾胃。如《素问·痹论》云："饮食自倍，肠胃乃伤。"过度饮食或饮食不规律会对脾胃造成负担，久而久之可导致脾气虚弱。同时，过度劳累也会耗伤人体正气，影响脾胃的运化功能，从而引发脾气虚。

后世医家在《黄帝内经》的基础上，对脾气虚与脾阳虚的病因进行了更为深入的探讨。金元时期的李东垣在《脾胃论》中强调"内伤脾胃，百病由生"，他指出饮食不节、劳倦过度、情志失调等因素均可损伤脾胃之气，进而导致脾气虚。脾气虚日久，阳气受损，或因过食生冷、寒湿之邪内侵，可发展为脾阳虚。

明清时期的医家进一步丰富了对脾气虚与脾阳虚的认识。叶天士提出"脾喜刚燥，胃喜柔润"，强调了脾胃不同的生理特性。在治疗上，对于脾气虚与脾阳虚也有了更为具体的方法。

著名中医专家姜树民教授对脾气虚与脾阳虚有着独到的理论见解。姜树民教授认为，在现代社会背景下，长期的精神压力是导致脾气虚与脾阳虚的重要因素之一。精神处于紧张状态时，人体的气机容易紊乱，尤其是肝郁气滞常常会影响脾胃的正常运化功能。肝气横逆犯脾，使得脾气受损，久而久之则可能发展为脾气虚。若病情进一步进展，脾气虚损日久，阳气化生不足，就容易演变为脾阳虚。

不良的饮食习惯也是引发脾气虚与脾阳虚的关键原因。过度食用生冷食物，如冷饮、生鱼片等，会直接损伤脾胃阳气。脾胃阳气受损，初期可能表现为脾气虚，消化功能减弱，出现食欲不振、腹胀等症状。随着阳气损伤的加重，就会发展为脾阳虚，出现畏寒怕冷、四肢不温、大便溏泄甚至完谷不化等症状。

此外，长期熬夜、过度劳累同样会影响脾气虚与脾阳虚的发生发展。夜晚本应是人体休养生息、阳气内敛的时候，长期熬夜则打乱了这种自然节律，使得人体阳气不能得到充分的恢复和蓄积，进而影响脾胃的阳气化生，导致脾气虚与脾阳虚。过度劳累则会耗损人体正气，脾胃为后天之本，正气耗损首先会影响脾胃的功能，使脾气虚弱，若不及时调整，也容易发展为脾阳虚。

姜树民教授还强调，环境因素对脾气虚与脾阳虚也有一定影响。现代社会中，人们长期处于空调环境中，寒湿之邪容易侵袭人体。寒湿困阻脾胃，阻碍脾胃的运化功能，初期可能表现为脾气虚，若寒湿之邪长期不得解除，就会损伤脾阳，导致脾阳虚。

总之，姜树民教授从现代社会的多个方面深入分析了脾气虚与脾阳虚的病因病机，为临床诊断和治疗提供了重要的理论依据。

二、脾气虚与脾阳虚的证治

在中医理论中，脾气虚与脾阳虚是常见的脾脏功能失常状态。从历代医家的智慧传承到姜树民教授的现代临床实践，对脾气虚与脾阳虚的诊断和治疗不断丰富和完善。

（一）脾气虚和脾阳虚的症状表现

脾气虚：主要表现为面色萎黄、少气懒言、肢体倦怠、食少便溏、舌淡苔白、脉缓弱等。患者常感乏力，食欲不佳，消化功能减弱，大便不成形。《素问·藏气法时论》中提到："脾病者，身重，善肌肉痿，足不收，行善瘈，脚下痛；虚则腹满肠鸣，飧泄食不化。"形象地描述了脾气虚的一些症状。

脾阳虚：在脾气虚的基础上，出现畏寒肢冷、脘腹冷痛、喜温喜按、浮肿、小便不利、白带清稀量多等症状。患者怕冷明显，腹部常有冷痛感，得温则缓。

舌象与脉象：
脾气虚：舌淡苔白，脉缓弱。
脾阳虚：舌淡胖，苔白滑，脉沉迟无力。

（二）历代医家的治疗

1.健脾益气法
历代医家对于脾气虚多采用健脾益气的方法。如四君子汤，由人参、白术、茯苓、甘草组成，具有益气健脾的功效。《太平惠民和剂局方》记载："四君子汤，治荣卫气虚，脏腑怯弱，心腹胀满，全不思食，肠鸣泄泻，呕哕吐逆。"

2. 温中健脾法

对于脾阳虚，医家常用温中健脾的方法。理中丸是治疗脾阳虚的经典方剂，由人参、干姜、白术、甘草组成。具有温中祛寒、补气健脾的作用。

（三）姜树民教授的诊断与治疗

1. 辨证精准

姜树民教授强调对脾气虚与脾阳虚进行精准辨证。他认为，除了观察症状、舌象、脉象外，还需结合患者的生活习惯、体质特点等因素进行综合判断。对于病情复杂的患者，仔细辨别是单纯的脾气虚或脾阳虚，还是两者兼而有之。

2. 个体化治疗

根据患者的具体情况制定个体化的治疗方案。对于脾气虚患者，在健脾益气的基础上，注重调理脾胃功能，促进消化吸收。对于脾阳虚患者，加大温中健脾的力度，同时兼顾其他脏腑的协调。如脾阳虚伴有肾阳虚时，适当加入温补肾阳的药物。

3. 综合调治

姜树民教授主张综合治疗，不仅依靠中药调理，还注重饮食调养和生活方式的改变。建议患者饮食有节，避免过食生冷、油腻食物。同时，适当进行体育锻炼，增强体质，促进气血运行。

总之，脾气虚、脾阳虚的诊断和治疗需要结合历代医家的智慧经验与姜树民教授的现代临床实践，通过精准辨证、个体化治疗和综合调治，助力患者恢复脾脏功能，维护身体健康。

第四节　肝胃郁热

脾胃与肝，生命乐章中的重要音符。肝胃郁热，恰似火焰在脏腑间升腾。肝郁化火，横逆犯胃，热象丛生。这是生命旋律中的激昂变奏，却也带来不适与困扰。需以疏肝泄热、和胃降逆之法，平息这股炽热，让生命之曲恢复和谐悠扬。

《黄帝内经》中对肝与胃的生理关系及病理影响已有诸多阐述。如"肝在志为怒""怒则气上"，而胃以通降为顺，肝失疏泄则易影响胃的通降功能。同时，《黄帝内经》中也提到"诸逆冲上，皆属于火"，为肝胃郁热的病理表现埋下伏笔。

历代医家在实践中不断丰富和发展了肝胃郁热理论。金元时期，朱丹溪提出"气有余便是火"，强调了肝郁气滞可化火，进而影响胃腑。明清时期，医家们对肝胃关系的认识更加深入。叶天士指出"肝为起病之源，胃为传病之所"，明确了肝病易传胃，且肝郁化火可致胃热。

姜树民教授在继承历代医家理论的基础上，结合现代临床实践，对肝胃郁热理论有独到的见解。他认为，在现代社会中，人们生活节奏快、压力大，情志不遂成为引发肝胃郁热的重要因素。长期的精神紧张、焦虑、抑郁等不良情绪，导致肝气郁结，郁而化热，横逆犯胃，形成肝胃郁热之证。此外，饮食不节，过食辛辣、肥甘厚味，也易助热生火，加重肝胃郁热的症状。肝胃郁热表现为胃脘灼痛、胁肋胀痛、口苦口干、烦躁易怒等，严重影响患者的生活质量。

总之，肝胃郁热理论是中医理论的重要组成部分，历代医家和姜树民教授的理论为我们深入理解和治疗肝胃郁热相关疾病提供了宝贵的指导。

一、肝胃郁热的病因病机

历代医家对肝胃郁热的病因病机多有论述。《素问·至真要大论》中提到："诸逆冲上，皆属于火。"肝主疏泄，调畅气机，若肝气郁结，气郁化火，横逆犯胃，则可致肝胃郁热。金元时期，朱丹溪提出"气有余便是火"，强调了肝郁气滞可化火为患。《丹溪心法》云："气血冲和，万病不生，一有怫郁，诸病生焉。"指出情志不遂可致气机郁滞，进而化火，影响肝胃功能。

明清时期，医家对肝胃关系的认识更为深入。叶天士在《临证指南医案》中指出："肝为起病之源，胃为传病之所。"明确了肝病易传胃，肝郁化火可致胃热。同时，叶天士还强调了胃阴不足与肝胃郁热的关系，认为胃阴亏虚，易受肝火所扰。

姜树民教授在继承历代医家理论的基础上，结合现代临床实际，对肝胃郁热的病因病机有独特的认识。姜树民教授认为，现代社会生活节奏快、压力大，人们的情志因素成为引发肝胃郁热的重要原因。长期的精神紧张、焦虑、抑郁等不良情绪，导致肝气郁结。正如《素问·举痛论》所言："怒则气上，喜则气缓，悲则气消，恐则气下……思则气结。"不良情志使肝气不舒，郁而化热，横逆犯胃，形成肝胃郁热之证。

此外，饮食不节也是导致肝胃郁热的重要因素。过食辛辣、肥甘厚味，易助热生火。正如《素问·生气通天论》所说："高梁之变，足生大丁，受如持虚。"辛辣、肥甘之品易生内热，加重肝胃郁热的症状。同时，饮酒过量也会损伤脾胃，助湿生热，影响肝的疏泄功能，进而导致肝胃郁热。

姜树民教授还指出，体质因素在疾病发生发展及转归过程中，起着重要作用。素体阳盛之人，易从热化，若再加上情志不遂或饮食不节等因素，更容易形成肝胃郁热之证。

在病机方面，姜树民教授在《中医消化病诊疗指南》中提出，肝胃郁热的主要病机特点是肝失疏泄、胃失和降、湿热内蕴。肝气郁结是肝胃郁热发病的关键病机，这与《黄帝内经》中所述的"厥阴之胜""肝气横逆犯胃"等理论密切相关。肝胃郁热的病机主要表现为肝气郁结，郁而化火，横逆犯胃，胃失和降。肝火犯胃，热灼胃腑，导致胃脘灼痛、嘈杂吞酸。肝郁气滞，气机不畅，则见胁肋胀痛。肝火上炎，可出现口苦口干、烦躁易怒等症状。同时，肝胃郁热还可影响脾胃的运化功能，导致纳呆、腹胀、便秘等消化系统症状。从舌象脉象来看，肝胃郁热患者多表现为舌红苔黄，脉弦数。舌红苔黄为热象之征，弦脉主肝病，数脉则反映热邪内盛。这也进一步印证了肝胃郁热的病机特点。

此外，肝胃郁热若不及时治疗，病情可进一步发展。热邪久羁，可耗伤胃阴，导致胃阴不足。胃阴亏虚，又会加重胃热之象，形成恶性循环。同时，肝郁化火，火热之邪可炼液为痰，或与湿邪相结，形成痰热或湿热之证，使病情更加复杂。

总之，肝胃郁热的病机复杂多变，需要我们深入理解和准确把握。在临床实践中，结合历代医家的理论和姜树民教授的见解，综合运用多种治疗方法，才能更好地治疗肝胃郁热相关疾病，为患者的健康保驾护航。

二、肝胃郁热的证治

（一）肝胃郁热的症状表现

肝胃郁热的主要症状包括胃脘灼痛、胁肋胀痛、口苦口干、烦躁易怒、反酸烧心、大便干结等。《丹溪心法》中提到："气有余便是火。"肝郁气滞化火，横逆犯胃，热灼胃腑，故出现胃脘灼痛；肝经布胁肋，肝气郁结则胁肋胀痛；肝火上炎则口苦口干、烦躁易怒；热邪犯胃，胃气上逆则反酸烧心；热盛伤津则大便干结。舌象多表现为舌红苔黄，脉象多为弦数。舌红苔黄为热象，弦脉主肝病，数脉反映热邪内盛。《濒湖脉学》云："弦脉端直以长，如张弓弦，按之不移，绰绰如按琴瑟弦。""数脉息间常六至。"

（二）历代医家对肝胃郁热的治疗

1. 疏肝清热法

历代医家多采用疏肝清热之法治疗肝胃郁热。如《伤寒论》中的小柴胡汤，具有和解少阳、疏肝清热的作用。柴胡疏肝解郁，黄芩清热泻火，二者配伍，可疏解肝郁，清泻肝火。

2. 调理气机法

肝胃郁热常伴有气机不畅，故调理气机也是治疗的重要方面。《普济方》中提到："气行则血行，气止则血止，气温则血滑，气寒则血凝。"通过调理气机，可促进气血运行，缓解郁热症状。常用药物有枳壳、厚朴、陈皮等，以行气导滞。

（三）姜树民教授的治疗方法

姜树民教授在治疗肝胃郁热时，有其独特的见解和方法。

1. 辨证论治

姜树民教授强调辨证论治的重要性。他认为，肝胃郁热的病情复杂多变，需要根据患者的具体症状、舌象、脉象等进行综合分析，确定个体化的治疗方案。例如，对于热象较重的患者，可加大清热泻火药物的用量；对于肝郁明显的患者，可增加疏肝解郁药物的使用。

2. 注重调理脾胃

姜树民教授认为，肝胃郁热不仅要疏肝清热，还要注重调理脾胃。脾胃为后天之本，脾胃功能正常，才能更好地运化水谷精微，为人体提供营养。在治疗中，可适当加入一些健脾和胃的药物，如白术、茯苓、山药等，以增强脾胃功能，促进病情的恢复。

3. 心理疏导

姜树民教授强调心理因素对肝胃郁热的影响。长期的精神紧张、焦虑、抑郁等不良情绪，可加重肝郁化火的症状。因此，在治疗过程中，要注重对患者的心理疏导，帮助患者缓解压力，保持心情舒畅。可以通过与患者沟通交流、倾听患者的心声，了解其心理负担的来源，给予针对性的安慰和建议。也可以指导患者进行放松训练，如深呼吸、冥想、瑜伽等，帮助患者放松身心，调节情绪。还可以引导患者培养兴趣爱好，如阅读、绘画、音乐等，转移注意力，缓解压力。同时，鼓励患者积极参加社交活动，与亲朋好友交流互动，获得情感支持，从而改善患者的心理状态。

总之，肝胃郁热的诊断与治疗需要综合考虑症状、舌象、脉象等因素，结合历代医家的经验和姜树民教授的方法，采取个体化的治疗方案。同时，要注重心理疏导和饮食调理，以提高治疗效果，促进患者的康复。

第五节　气滞血瘀理论

脾胃，生命之枢纽。气滞血瘀，如同河道阻塞，水流不畅。气机阻滞，血行瘀滞，脾胃受累。这是生命脉络中的梗阻之象，亟待以理气行滞、活血化瘀之策，疏通经络，恢复生命之流的顺畅奔腾，让生命重焕活力光彩。

在中医理论的璀璨星空中，气滞血瘀理论占据着重要地位。《黄帝内经》作为中医理论的奠基之作，为气滞血瘀理论的发展埋下了种子。《素问·调经论》中记载："血气不和，百病乃变化而生。"强调了气血的调和对于人体健康的至关重要性。

《黄帝内经》对气血的运行以及气血失常所导致的病理变化有着深刻的认识。如"气为血之帅，血为气之母"，阐述了气与血之间相互依存、相互促进的关系。气的运行失常，可导致血行不畅，从而形成瘀血；而瘀血阻滞，又会影响气的运行，进一步加重气滞。

后世医家在《黄帝内经》的基础上，不断丰富和完善气滞血瘀理论。汉代张仲景在《伤寒杂病论》中创立了许多活血化瘀的方剂，如桃仁承气汤、抵当汤等，为气滞血瘀的治疗提供了具体的方法。唐代孙思邈在《备急千金要方》中也强调了气血不畅与疾病的关系，并提出了一些调理气血的方剂和养生方法。

明清时期，医家对气滞血瘀理论的认识更加深入。王清任在《医林改错》中提出了"治病之要诀，在明白气血"的观点，并创制了一系列活血化瘀的名方，如血府逐瘀汤、通窍活血汤等。他强调瘀血是许多疾病的关键病因，通过活血化瘀可以治疗多种疑难病症。

姜树民教授在继承历代医家理论的基础上，结合现代临床实践，对气滞血瘀理论有了新的发展和认识。姜树民教授认为，在现代社会中，人们的生活方式和环境发生了很大变化，情志不遂、饮食不节、过度劳累等因素容易导致气滞血瘀的发生。长期的精神压力、焦虑、抑郁等不良情绪，会使肝气郁结，气机不畅，进而影响血行，形成瘀血。不良的饮食习惯，如过食肥甘厚味、辛辣刺激食物，以及缺乏运动等，也会导致气血运行不畅，瘀血内生。

姜树民教授强调，气滞血瘀不仅会引起疼痛、肿块、出血等局部症状，还会影响全身的脏腑功能，导致各种疾病的发生。在治疗上，姜树民教授主张采用理气活血、化瘀通络的方法，根据患者的具体病情，灵活运用中药方剂进行个体化治疗。同时，他还注重患者的生活方式调整和心理疏导，帮助患者保持良好的心态和健康的生活习惯，以促进气血的调和，预防气滞血瘀的发生。

总之，从《黄帝内经》到后世医家，再到姜树民教授，气滞血瘀理论不断传承与发展，为中医临床治疗提供了坚实的理论支撑和丰富的实践经验。

一、气滞血瘀的病因病机

在中医理论体系中，气滞血瘀是一种重要的病理状态，对人体健康有着深远的影响。从古老的《黄帝内经》到历代医家的不断探索，再到姜树民教授的现代临床实践，气滞血瘀理论的病因病机逐渐清晰。

《黄帝内经》作为中医理论的奠基之作，为气滞血瘀理论的发展奠定了基础。《素问·调经论》中记载："血气不和，百病乃变化而生。"强调了气血的调和对于人体健康的至关重要性。《黄帝内经》虽未明确提出"气滞血瘀"之名，但对气血的运行以及气血失常所导致的病理变化有着深刻的认识。例如，"气为血之帅，血为气之母"，阐述了气与血之间相互依存、相互促进的关系。气的运行失常，可导致血行不畅，从而形成瘀血；而瘀血阻滞，又会影响气的运行，进一步加重气滞。

历代医家在《黄帝内经》的基础上，对气滞血瘀的病因病机进行了深入的探讨。汉代张仲景在《伤寒杂病论》中提出了"瘀血"的概念，并创立了许多活血化瘀的方剂。他认为，外感寒邪、情志不畅、饮食不节等因素都可能导致气血凝滞，形成瘀血。唐代孙思邈在《备急千金要方》中强调了气血不畅与疾病的关系，并提出了一些调理气血的方剂和养生方法。明清时期，医家对气滞血瘀理论的认识更加深入。王清任在《医林改错》中提出了"治病之要诀，在明白气血"的观点，并创制了一系列活血化瘀的名方。他强调瘀血是许多疾病的关键病因，通过活血化瘀可以治疗多种疑难病症。

姜树民教授在继承历代医家理论的基础上，结合现代临床实践，对气滞血瘀的病因病机有了新的认识。姜树民教授认为，在现代社会中，气滞血瘀的发生与多种因素有关。首先，情志不遂是导致气滞血瘀的重要因素之一。长期的精神压力、焦虑、抑郁等不良情绪，会使肝气郁结，气机不畅，进而影响血行，形成瘀血。其次，饮食不节也是导致气滞血瘀的常见原因。过食肥甘厚味、辛辣刺激食物，以及饮酒过量等，会损伤脾胃，导致脾胃运化功能失常，气血生化不足，同时也会使体内痰湿内生，阻碍气血运行，形成瘀血。此外，过度劳累、缺乏运动、长期熬夜等不良生活习惯，也会影响气血的运行，导致气滞血瘀的发生。

在病机方面，气滞血瘀主要表现为气机阻滞和瘀血内停。气的运行失常，可导致血行不畅，形成瘀血；而瘀血阻滞，又会影响气的运行，进一步加重气滞。这种恶性循环使得病情不断加重，对人体的危害也日益凸显。

《素问·调经论》云："血气不和，百病乃变化而生。"气滞血瘀可影响人体的各个脏腑组织，导致多种疾病的发生。在心血管系统，气血不畅可使心脉痹阻，正如《素问·痹论》所言，"心痹者，脉不通"，出现胸闷、胸痛、心悸、气短等症状。若瘀血长期停滞，还可能引发冠心病、心肌梗死等严重疾病。在消化系统，气滞血瘀会影响脾胃的运化功能，《素问·至真要大论》曰："诸气膹郁，皆属于肺；诸湿肿满，皆属于脾。"气滞则脾胃升降失常，出现胃脘胀痛、食欲不振、腹胀、便秘等症状。长期下去，可引起消化系统的慢性疾病，如慢性胃炎、胃溃疡等。在妇科方面，气滞血瘀可导致月经不调、痛经、闭经、经行不畅有血块等症状。《傅青主女科》有云："夫经水出诸肾，而肝为肾之子，肝郁则肾亦郁矣。肾郁而气必不宣，前后之或断或续，正肾之或通或闭耳。"严重时，还可能影响生育功能，引发不孕不育等问题。

此外，气滞血瘀还会影响人体的气血津液代谢。气行不畅会导致津液输布失常，聚而生痰，形成痰瘀互结的复杂局面。《丹溪心法》云："善治痰者，不治痰而治气，气顺则一身之津液亦随气而顺矣。"同时，瘀血内阻也会影响气血的生成和运行，使人体气血不足，出现面色苍白、头晕乏力、四肢不温等症状。

姜树民教授认为，在现代社会，人们生活节奏加快、精神压力增大、饮食结构不合理等因素易致气滞血瘀。长期情志不遂使肝气郁结、气机不畅进而影响血行；不良饮食习惯，如过食肥甘厚味、辛辣刺激食物，会损伤脾胃，导致脾胃运化失常，气血生化不足，且易生痰湿，阻碍气血运行；同时，缺乏运动、长期熬夜等不良生活方式也会影响气血的正常运行，加重气滞血瘀状态。

总之，深入理解气滞血瘀的病因病机，对于准确诊断和有效治疗相关疾病具有重要意义。通过综合分析患者的具体情况，从整体观念出发，把握气滞血瘀的本质，为临床治疗提供有力的理论依据。

二、气滞血瘀的证治

（一）气滞血瘀的症状表现

从历代医家的智慧传承到姜树民教授的现代临床实践，气滞血瘀的诊断与治疗不断发展和完善。

气滞血瘀症状表现常常呈现出多样性。在身体局部，可出现疼痛、肿块、瘀斑等。疼痛多为刺痛，痛处固定不移，拒按。肿块质地较硬，位置固定。瘀斑则是瘀血在体表的表现。此外，患者还可能出现面色晦暗、口唇紫绀、皮肤粗糙等症状。在情志方面，患者往往容易烦躁、易怒、抑郁等。消化系统可能出现胃脘胀满、食欲不振、便秘等症状。女性患者还可能出现月经不调、痛经、经色紫暗有血块等。《医林改错》中提到："凡肚腹疼痛，总不移动是瘀血。"形象地描述了气滞血瘀所致疼痛的特点。舌象多表现为舌质紫暗或有瘀斑、瘀点，舌苔多为薄白或微黄。脉象多为弦涩或沉涩。弦脉主肝病，涩脉则反映气血不畅。

（二）历代医家对气滞血瘀的治疗

1. 活血化瘀法

历代医家多采用活血化瘀的方法治疗气滞血瘀。张仲景在《伤寒杂病论》中创立了桃核承气汤、抵当汤等方剂，以活血化瘀为主，治疗瘀血内停之证。

2. 理气活血法

在活血化瘀的同时，注重调理气机。《丹溪心法》中提出："气血冲和，万病不生，一有怫郁，诸病生焉。"强调了气机不畅对疾病的影响，治疗时常将理气药物与活血药物配伍使用。

（三）姜树民教授的诊断与治疗

1. 辨证论治

姜树民教授强调辨证论治的重要性。他认为，气滞血瘀的病情复杂多变，需要根据患者的具体症状、舌象、脉象等进行综合分析，确定个体化的治疗方案。例如，对于肝郁气滞明显的患者，加强疏肝理气的药物；对于瘀血较重的患者，加大活血化瘀的力度。

2. 注重调理脏腑功能

姜树民教授认为，气滞血瘀往往与脏腑功能失调密切相关。在治疗时，不仅要活血化瘀、调理气机，还要注重调理脏腑功能。如对于肝郁脾虚的患者，在疏肝理气的同时，加入健脾益气的药物，以恢复脾胃的运化功能。

3. 综合治疗

姜树民教授主张采用综合治疗的方法。除了中药治疗外，还注重心理疏导、饮食调理和生活方式的调整。

气滞血瘀理论作为中医重要的病理学说之一，历经岁月沉淀与发展，在维护人类健康方面发挥着不可替代的作用。从古老的《黄帝内经》到历代医家的智慧传承，再到姜树民教授的创新与实践，这一理论不断绽放新的光彩。

姜树民教授以其深厚的医学造诣和丰富的临床经验，为气滞血瘀理论的发展注入了强大动力。他在继承传统的基础上，紧密结合现代社会的特点和临床实际需求，对气滞血瘀的病因病机进行了深入剖析，提出了极具针对性的诊断方法和治疗策略。

姜树民教授强调辨证论治的精准性，注重个体差异，为每一位患者制定个性化的治疗方案。他不仅善于运用传统中药方剂，发挥理气活血、化瘀通络之功效，还注重综合治疗，将心理疏导、饮食调理和生活方式干预融入治疗过程中，全方位地促进患者康复。

在姜树民教授的引领下，气滞血瘀理论在现代临床实践中焕发出新的活力。他的杰出成就为中医事业的发展树立了典范，激励着更多的医学工作者深入研究和传承中医经典理论，不断创新和发展中医诊疗技术。

在中医的浩瀚星空中，气滞血瘀理论如一颗独特而璀璨的星辰。它承载着千年的智慧传承，从《黄帝内经》的古老智慧萌芽，历经历代医家的精心雕琢与拓展，一路走到现在，在姜树民教授等当代中医大家的努力下，这一理论不断焕发出新的活力与价值。它犹如一把解开众多疾病密码的钥匙，为无数患者带来了希望与福祉。

第五章
舌为脾胃之镜

第一节　舌诊的由来

　　舌诊作为望诊中重要的一部分，是中医诊断中不可或缺的环节。最早在《黄帝内经》中已有记载，可以用肉眼可视的舌象来判断人体内脏腑、功能的变化。而后，明代的王景韩在《神验医宗舌镜》中也指出，"内有是症，外有是舌"，再次强调了舌象与身体内部疾病之间的密切关系。

　　本文将从历史发展、舌诊原理，以及姜树民教授临床舌诊经3个方面分析舌象在脾胃疾病之间的应用。通过深入研究舌诊的历史、原理，以及名医经验，我们可以更好地理解舌象与脾胃疾病的关联，解读姜树民教授舌诊的临证经验，传承与发展中医舌诊，为后学提供更加全面的临床思路和指导。

　　舌与脾胃的历史论述可以追溯到古代中医学的起源。在古代的医学理论中，舌被认为是人体的一个重要器官，能够反映人体的健康状况，而脾胃则被视为人体消化吸收和运化营养的重要器官。舌诊的起源可以追溯到约3000年前的殷商时期。在殷墟出土的甲骨文中就发现了关于舌的记载，例如"贞疾舌"。随后，在春秋战国时期的《黄帝内经》中，舌的形态、颜色、湿润程度等被用来判断人体的脏腑功能和疾病情况。《灵枢·肠胃》中对舌进行了生理描述，指出："舌重十两，长七寸，广二寸半。"《素问·刺热》"肺热病者……舌上黄"，说明通过观察舌苔来指导疾病的诊治，这可以算作舌诊在临床上的首次指导。这些观察与分析方法被广泛应用于中医诊断和治疗实践中。在汉代，张仲景的《伤寒论》使用舌诊进行辨证，并丰富了临床诊疗手段。然而，他的研究仅限于黄苔舌、白胎舌、滑苔舌等部分舌象。到了晋代，皇甫谧在《针灸甲乙经》中记载了舌与经络腧穴的关系，并开始使用针灸治疗舌疾。隋代巢元方的《诸病源候论》中首次记载了舌下络脉。虽然在元代以前的各种医书中都提及舌诊的理论，但相关研究的深度和广度都相对有限，只能算作舌诊形成的雏形阶段。直到元至正元年（1341年），《敖氏伤寒金镜录》才将舌诊理论正式系统化。书中共记载了36张舌象，阐释了相关病因病机，并提出了相应的方药治疗方法及疾病转归。明代万历年间，申斗垣在1604年完成了《伤寒观舌心法》，又称《伤寒舌辨》。在《敖氏伤寒金镜录》的基础上，他增加了137张舌图，进一步细化了涉及政治的内容。同样在明代，王肯堂在著作《医镜·论口舌证》（1641 年）首次提出了舌诊分候的观点，即舌尖主心，舌中主脾胃，舌边为肝胆，舌根主肾，这也是当今常看舌中裂纹反应胃黏膜病变的根据。清代是舌诊发展的鼎盛时期。在 1669 年，张登撰写的《伤寒舌鉴》在《敖氏伤寒金镜录》和《伤寒观舌心法》的基础上进行了修正和删减，他结合自身的临床经验，共计收录了 120 张舌图。此外，《舌镜》（又名《神验医宗舌镜》）由明代王景韩著，经其侄孙岳生参校，在康熙 40 年（1701 年）刊行。这本书结合临床经验，舌象图形最多达到 190 张。清代徐大椿的《舌鉴总论》（1764 年）收录于《徐灵胎医学全书》中。光绪 20 年（1894 年）的《舌鉴辨正》由梁玉瑜传，陶保廉录，纠正了前人对舌诊的错误。在近代，民国时期的曹炳章综合了古代医家对于舌象的论述，著成了《辨舌指南》，成为现代中医舌诊的标准。这本书集诸多医书之大成，受到现代医学的影响，备受现代医家的重视。总之，舌诊在中医诊断学中占据着重要的地位。通过观察舌的变化，可以了解人体的脏腑功能及其健康状况，为中医诊断和治疗提供重要依据。而舌与脾胃的联系从古至今都是各位大家研究的重要内容，如今随着中医学的发展，舌与脾胃的关系的研究也在不断深化和完善，为中医学的理论和实践提供了重要的支持。

第二节　舌为脾胃之镜的原理

中医诊断学的基本原理即是司外揣内、见微知著、以常达变。其中，望诊最直观、方便、快捷，被列为四诊之首。望诊包括全身望诊、局部望诊、望舌、望排出物、望小儿食指络脉。其中又以望舌最为重要。舌诊简便易行，舌象的变化能客观地反映病情，可作为辨证诊断的重要依据：可判断正气盛衰、辨别病邪性质、判断病位深浅、推断病势进退。对临床指导临床治疗、判断病情预后转归具有重要意义。

由于脏腑、经络、气血、津液与舌象的形成关系密切，其中脾、胃尤甚，故而有"舌为脾胃之镜"一言。从经络来看：足太阴脾经连舌本、散舌下；于脏腑、气血而言：舌为脾（胃）之外侯，舌苔禀胃气而生，舌质赖气血充养等。这些都揭示了舌象与脾胃之间的密切联系。

具体而言，其因有三：

一、经络多汇聚于舌

经络为经脉、络脉之总，具有运行气血、联络脏腑、沟通内外之作用。《灵枢·经脉》中有记载："脾足太阴之脉……入腹属脾，络胃，上膈，夹咽，连舌本，散舌下；肾足少阴之脉……贯脊属肾，络膀胱。其直者，从肾上贯肝、膈，入肺中，循喉咙，夹舌本。其支者，从肺中，络心，注胸中。"《灵枢·经筋》曰："足太阳之筋……其支者，别入结于舌本。"又曰："手少阳之筋……其支者，当曲颊入系舌本。"膀胱经、三焦经通过经筋连于舌，隋代巢元方《诸病源候论·唇口病诸候·口舌干焦候》中言："手少阴心之经也，其气通于舌。足太阴脾之经也，其气通于口。"均提示了脾胃经络与舌的联系。

二、舌为内脏之外候

根据经络走向，舌与脾、胃、肾、膀胱、肝、肺、三焦、心均有络属关系，而经络遍布全身，表里相合，难说在经络之上与其他脏腑绝无联系。《灵枢·脉度》中言，"心气通于舌""脾气通于口，脾和则口能知五谷矣"揭示心与舌的重要联系。《诸病源候论·小儿杂病诸侯·舌肿候》中言，"心候舌，脾之络脉出舌下。心脾俱热，气发于口，故舌肿也"，认为舌为心之苗，为脾之外候，进一步表明了舌象之变，体现心脾之疾的理念。中医学认为人为一个有机整体，正如《形色外诊简摩》所言，"若推其专义，必当以舌苔主六腑，以舌质主五脏"。舌整体反映了人脏腑之变化：脏腑病变反映于舌面，舌尖属心肺，舌中属脾胃，舌边属肝胆，舌根属肾。结合舌苔变化，可明确脏腑的疾病改变。

三、气血津液反映于舌上

气血改变多表现于舌质上，气血调和则舌质淡红鲜明润泽，气血虚弱则见舌质淡白晦暗，气血瘀滞则舌质紫暗，以及舌上瘀斑瘀点、舌下络脉、舌形胖瘦改变。故而提出：舌为心之苗，为多气多血之官，气血改变会反映于舌；不仅如此，津液改变也反映于舌上，涎为脾之液、唾为肾之液，其中金津、玉液为胃津、肾液上朝的孔道。津液亏耗，舌失于濡养，可见舌干苔裂，津液停滞，内生痰饮可见舌苔水滑、厚腻之象。

综上所述，舌与脾胃之间存在着密切的关系。舌上的变化能够反映出脾胃功能的变化，进而指导中医的诊断与治疗。

第三节　诊舌医病

姜树民教授对古代舌诊著作覃思研精，深知舌诊产生原理及诊疗精髓。他通过观察舌象来了解脏腑的病变情况，并根据舌象的变化来了解疾病的进展情况，从而指导用药思路。

姜树民教授望舌辨疾病虚实，寒热及病变部位。《舌镜》中强调了"内有是症，外有是舌""诊舌必审夫天之四时，量其人之老少，察其病之新久"。根据舌象来诊断疾病时，需要考虑天气变化和患者的年龄和病程等因素。舌象在脾胃疾病中的作用尤为突出，其在论白胎色中写：有年老胃弱之人，虽有风寒，不能变热，舌色淡白通明，似胎非胎；又或有风寒热病过服凉剂，伤其胃气，舌亦淡白通明外感表证见白胎即为胃虚无力化热。在《敖氏伤寒金镜录》第二十八舌中写："舌见黄而涩，有隔瓣者，热已入胃，邪毒深矣。……痞，用大黄泻心汤。"如果舌苔呈黄色且带有隔瓣的现象，说明热已经进入胃中，病情已经很严重。对于这些情况，可以使用大黄泻心汤进行治疗。

《敖氏伤寒金镜录》和《舌镜》虽然都是关于伤寒辨证的医书，但它们都指出了舌象对于寒热的反映。另外，在舌诊中，也需要重视第一印象，即舌象与整体有所不同的地方应引起注意。例如，如果舌中某一处的舌苔比周围的舌苔黄，可能提示中焦有火。如果舌中出现凹陷，说明脾胃不适，可能伴有胃脘不适、腹胀、消化不良等症状（《辨舌指南·凸凹》）。舌苔具有缺陷时，中医讲气阴两伤，"舌苔由胃中生气所现"，胃气受损，脾胃功能虚弱，提示胃黏膜可能有损伤；此外，舌上出现裂纹除了可能是热入阳明或干裂引起外，还需要注意胃溃疡，裂纹愈深，疾病愈重。如果舌上有点刺，多是胃肠有火的表现，如果点刺出现在舌的两侧，可能是肝胆有火。除了这些，舌的大小也能提示患者整体的情况，瘦小的舌常常提示气血两虚，而胖大的舌则可能意味着体内有湿浊的存在。以上这些现象在临床中都是常见的。

一、观舌要义

（一）总观舌形

姜树民教授在多年的临床之中，肯定了舌诊在诊断疾病中的重要性，十分注重舌象的第一感觉，其中舌形最为主要。在不同的病症中，舌形可很好地反映患者的整体状态。齿痕舌尤为多见，系脾胃虚弱之象，临床可见于所有脾胃疾病初期。还有裂纹舌值得注意，《辨舌指南》中所说："平人之舌无纹也，有纹者，血衰也。纹少、纹浅者，衰之微；纹多、纹深者，衰之甚。舌生横裂者，素体阴亏也；舌生裂纹如冰片纹者，老年阴虚常见之象也。淡白色有发纹满布者，乃脾虚湿侵也……全舌绛色无苔，或有横直鳞纹而短小者，阴虚液涸也。"姜树民教授认为，疾病程度可从裂纹反映出来，特别是在萎缩性胃炎在舌中部有竖行裂纹时，随病情进展，裂纹逐渐增加，最后整个舌面纵横沟壑时，这时患者极易出现胃黏膜的异型增生，需要重视。

（二）重观舌色

《形色外诊简摩》中言，"舌质即变，即当察其色之死活"。舌色反映机体的气血运行情况，现代医学也认为舌色的变化可能与内脏功能、血液循环、代谢状态等因素有关。姜树民教授临床发现，病久入络，气血运行不利，故舌色紫暗或有瘀斑、瘀点，特别是萎缩性胃炎病情绵长，在中后期舌暗之中要注意活血化瘀药物的应用，老师善用延胡索，以及丹参、桃仁等药；舌色还常见淡红甚淡白色，气血亏虚至极，此类患者多身形瘦小，姜树民教授认为目前生活水平较高，很少有食不果腹之情况，因此用药上多主张消食导滞，以通为补，但患者如若见此舌头，也可依旧以补脾为主，善用黄芪、太子参等药，但同时要注意虚不受补的情况。

（三）细观舌苔

现代医学对舌苔的生理情况进行了深入研究，认为舌苔是由舌面上的细菌、食物残渣和其他物质组成的一层薄膜。舌苔的形成与口腔内的微生物群落、唾液的成分、口腔 pH

以及饮食习惯等因素密切相关。中医中认为舌苔反映身体功能情况，正如《伤寒明理论》有言，"伤寒三四日已后，舌上有膜，白滑如胎，甚者或燥、或涩、或黄、或黑，是数者，热气浅深之谓也。邪气在表者，舌上则无胎，及邪气传里，津液结抟，则舌上生胎也"。舌苔的变化即是疾病的变化。姜树民教授看舌苔首看厚薄，厚则说明胃肠内有秽浊湿邪，薄则为"胃阳不能上蒸"（《辨舌指南》），并发现在萎缩性胃炎初期，与脾胃虚弱相当的即是脾胃湿热。舌面一层黄厚腻苔，这常常伴有胆汁反流，治疗应及时清热利湿，芳香化浊，疾病后期多发展为舌面光滑无苔，胃气亏耗。

二、临证经验

（一）胃病中应注意黄苔的意义

姜树民教授认为，虽然脾胃虚寒病机在治疗胃病中具有重要的临床指导价值，但随着生活水平的提高，现今胃病患者多因过度饮酒、恣意食用肥甘厚味食物，舌苔黄腻，胃黏膜红、肿、热、痛，甚至出现糜烂和出血等症状，与虚寒证型明显不同。由此认为，胃病多郁而化热，若仍用温补和辛燥药物，必加重疾病，久治不愈。

胃乃多气多血之腑，易郁而化热。因此姜树民教授提出无论胃脘痛症状持续多久，要注意胃热证。胃热的辨证要点是胃内灼热感，大便干结，舌红苔黄，胃镜检查通常显示典型的红黄相间甚至出血糜烂情况。在这种情况下，如果使用温补药物，郁火会更加旺盛，单纯使用寒凉药物也难以产生疗效。胃热是因胃内有阻滞而形成，应因势利导，通畅肠道并排出毒素。姜树民教授继承了李玉奇教授的"以痈论治"思想，进而提出了清法治疗胃病的观点，并在治疗胃溃疡和糜烂性胃炎时取得了显著的疗效。

姜树民教授常常使用蒲公英和连翘等药物治疗这种情况，以通畅肠道、清热解毒为主，疗效显著。蒲公英可清热解毒、利湿；连翘可清热解毒、消痈散结，通常与地丁、浙贝母等药物一起使用，可以清热而不伤胃阴。如果患者没有大便干结，但胃内有灼热感，姜树民教授常用白虎汤中之君药生石膏清泄胃热。白虎汤乃清气分热证之代表方，在内伤脾胃病中很少使用。姜树民教授发现在治疗糜烂性胃炎中，如果患者舌红、胃内灼热，使用白虎汤可以取得良好的效果。

姜树民教授常言，脾胃病以寒热错杂最为常见。在这种情况下，如果纯粹使用清热药物，胃热未除，反而使寒邪加重；如果单纯使用温补药物，寒邪未散，胃火会更加旺盛。因此，在临床治疗中需要注意寒热的相互转化。属于热证的患者，可以通畅肠道并排出热毒，效果显著；对于寒热错杂的患者，可以同时使用温补和清热药物；对于上热下寒的情况，可以使用辛开苦降的方法；对于湿热蕴结证，可化湿清热；痰热互结，即可以使用化痰清热之品。寒热同用以调和阴阳，苦辛联合调节气机升降。姜树民教授认为黄苔是判断胃热证型的最客观指标之一。

（二）舌可反映胃黏膜情况

姜树民教授发现在萎缩性胃炎的中后期，常可观察到薄苔或剥脱苔，而很少见到厚苔。萎缩性胃炎的胃镜检查也表现为黏膜变薄、皱襞变浅、分泌物减少，与薄苔和剥脱苔多见的情况相一致。相反，糜烂性胃炎、胃溃疡和胃癌等疾病则常表现为厚苔。这些病变的胃镜图像通常显示胃黏膜肿胀，分泌物黏稠，说明厚苔与胃黏膜肿胀、分泌物黏稠可能有关。

中医认为厚苔主要表示"里有积滞"，而腻苔则属于湿盛的表现。因此，胃部疾病常伴有腻苔。治疗时应注意和胃消导、理脾化湿，不宜过度滋补以助湿。而舌苔薄或剥脱的情况可能是湿浊不盛或气阴已受损的表现，不宜过度使用具有香燥作用的药物，应以养胃滋阴为主。

姜树民教授认为舌苔的厚薄在胃炎的诊断和治疗中具有重要的参考价值。如果患者出现舌质紫暗、苔厚、舌下络脉紫暗、食欲锐减甚或体重骤减等症状，应警惕胃癌的发生，并及时进行胃镜检查。萎缩性胃炎胃镜下常见黏膜局部苍白，血管透见，与淡舌相合，淡舌者为气血不足。并结合舌苔观察，淡舌与薄苔或剥苔，为萎缩性胃炎的舌象特征，若萎缩性胃炎患者有红舌或黄腻苔，则可能伴胃糜烂或活动性炎症。胃癌患者亦多有淡舌，或与贫血有关。然而，在胃癌中，淡舌常伴厚苔，并异于萎缩性胃炎之淡舌与薄苔。在舌色方面，暗红舌为热毒蕴积、血液瘀滞之常见舌象。疾病分布上，慢性活动性胃炎和胃溃疡最常见暗红舌，此类疾患多呈慢性过程，胃黏膜充血、红斑为其特点，内镜检查与舌质暗红相合。

（三）疾病诊治

1. 胃痛

即胃脘痛，是指以上腹胃脘部，近心窝处疼痛为主症的一类病症，西医常为各种急慢性胃炎，如糜烂性胃炎、萎缩性胃炎、胆汁反流性胃炎等，以胃痛为主要症状的一类病症；"舌为脾胃之镜"，胃黏膜病变症状表现为脾胃病系，舌象会随之变化，病程较短时，病邪尚未入里伤脏，舌象改变较少，如胃脘胀痛，善太息，病情与情志相关，舌象表现为舌质淡苔薄白，提示病位轻浅，初为肝脾不和或脾胃虚弱之证，综合四诊辨为肝胃不和，用药搭配焦槟榔、厚朴、炒川楝子；胃痛绵绵，痛无定时，喜温喜按，日久舌质易淡白有齿痕，《辨舌指南》中言："淡白舌有发纹满布者，乃脾虚湿浸也。"提示病邪损伤脾胃，辨为脾胃虚弱，用药搭配黄芪、白及、茯苓、炒薏苡仁；苔为胃中食物腐化之浊气，堆于乳头之上，此明舌苔之所以生也，日久虚者由胃阴中竭，无力腐熟水谷，舌象表现为舌红苔少，甚或剥脱，满口裂纹，同时如见胃痛隐隐，食少纳呆，应辨为胃阴不足证，用药搭配石斛、知母、沙参、麦冬以滋养胃阴。

2. 反酸

即吐酸，是指胃失和降，胃气上逆，胃酸上出于食管、咽喉甚或吐出，西医常为反流性食管炎、胆汁反流性胃炎、贲门失弛缓症等病，以反酸为主要症状的一类病症。李东垣言："呕吐酸水者，甚则酸水浸其心……"胃气上逆吐酸，多属实证，而"苔为胃气之所蒸。"胃中有热，则苔黄，正如《辨舌指南·第三十章舌病之原三》："郁于胃则苔黄……火衰而土湿则舌苔黄滑；火盛而土燥则舌苔黄涩。"如若舌象表现为舌红、苔薄腻，此为胃中稍热，症见偶有吐酸，善太息，胸胁胀闷不适，脉弦，四诊合参或为肝气不疏，胃气上逆，用药搭配姜半夏、厚朴、香附、郁金以疏肝解郁；脾胃腐熟水谷能力不足，饮食积滞，嗳腐吞酸，舌苔转为厚腻，提示饮食积于胃肠，浊气上逆，四诊合参多为饮食积滞证，用药搭配焦神曲、焦麦芽、鸡内金；病程进一步发展，则会郁而化热，舌见黄厚腻苔，重则不能平卧，卧之则食与胃酸自口而出，治疗应以清热为主，用药搭配栀子、淡豆豉、茵陈、蒲公英、连翘、紫苏、竹茹等药。

3. 呕吐

指胃中受纳失常，胃气上逆，迫使胃中之物从口而出，有声无物谓之呕，有物无声谓之吐，临床常以呕吐共称。西医常为各种急慢性胃炎、消化不良等病，肠梗阻、脑部疾病不在此讨论。呕吐与反酸常按同一辨证思路，实证舌象治法见反酸，虚证中常见舌淡苔白滑、舌红少津或有裂纹。舌淡苔白滑时，常提示脾胃虚弱，甚或脾胃阳虚，湿邪无以蒸腾消散，食入胃即吐，无以受纳腐熟水谷，伴见神疲肢倦，大便溏泄等，正如《辨证指南·辨舌法六》中言，"脾胃虚寒者则舌白无苔而润，……速宜党参、焦术、木香、茯苓、炙甘草、干姜、大枣以振之"；其余呕吐等症见干呕，饥不欲食，脉细数，舌红少津裂纹，辨为胃阴不足证，用药搭配石斛、知母、麦冬，有裂纹搭配白及粉，缘其姜树民教授认为胃黏膜损伤与舌面同源，舌上裂纹提示胃黏膜的损伤，而白及粉可有护膜愈溃之功。

4. 痞满

指胃胸膈满闷，心下痞塞之状，难以描述又扰人无助。西医可为各种慢性胃炎，如浅表性胃炎，萎缩性胃炎等病症困扰患者，但又可无任何实质性病变，现代医学常束手无策，这时姜树民教授常言："中焦如衡，非平不安。"应从寒热气血阴阳整体调整，舌象如舌红少苔，证见阴虚，则加黄精、山药滋养胃阴；舌淡苔白即为阳虚，则加黄芪、党参助脾阳；痞满日久，影响气血运行，若症见疼痛，可见上文胃痛论治，注意畅通气血；痞满影响食欲，如有黄苔积于舌中，似有食滞于中焦，鸡内金、神曲为上品；如有食后胀满，脾气推动无力，则用木香、大腹皮等理气消痞。

5. 便秘

指大便次数减少和（或）排便困难的一类病症。西医分为功能性便秘或器质性便秘，器质性便秘在此不作详谈。针对功能性便秘，常见于老年人，女性较多。《脾胃论》中言："大肠小肠五脏皆属于胃，胃虚则俱病。"姜树民教授在治疗便秘时，善于观其舌苔，薄厚可辨积滞深浅，苔色可辨积滞寒热，同时姜树民教授在治疗上往往不用峻泻之品，认为其虽可得一时之效，但停药后却常常再发，峻泻之品均会伤津耗液，久用则会造成患者气阴两伤，日久效果更差。除郁李仁、火麻仁等润下药外姜树民教授善用玄参、胡黄连等寒凉药，虽然其在药典中未提及有通便作用，但姜树民教授在临床之中发现二药对舌苔黄厚腻者有很好的治疗作用，疗效与剂量成正比，具有促进胃肠蠕动的功效。

第四节　舌诊的局限性和注意事项

舌诊作为中医辨证施治的重要方法之一，在诊断和治疗脾胃疾病中发挥着重要的作用。然而，舌诊也存在一定的局限性和需要注意的事项。以下将详细展开讨论舌诊的局限性和注意事项。

一、外界因素的影响

舌象易受到外界因素的影响而发生变化。例如食物、药物或口腔护理品的使用，都可能导致舌质舌苔的变化。某些食物或草药的味道和成分可能会对舌面产生刺激，导致舌苔出现不正常的颜色或厚度。此外，吸烟、饮酒、咖啡因等也可能对舌象产生影响。因此，在进行舌诊时，需要考虑这些外界因素对舌象的影响，避免误判。

二、个体差异

每个人的舌象可能存在差异，因为人的体质和生理状况不同，例如有些人的舌苔较厚，有些人的舌色较淡。因此，对于某些人来说，一些舌象特征可能是正常的，而对于其他人来说，则可能是异常的。因此，在进行舌诊时，需要结合患者的整体情况来评估舌象的变化，避免过度解读。

三、患者合作度

舌诊需要患者配合，包括如何伸舌、伸舌时间长短、舌肌过度用力、舌暴露不足等。如果患者无法配合，舌诊的准确性可能会受到影响。有些患者可能因为紧张或不适而无法将舌伸出，或者因紧张舌面干燥导致舌象变化。因此，在进行舌诊时，医生需要与患者建立良好的沟通和信任关系，帮助患者放松并配合进行舌诊。

四、结合其他体征和病史综合分析

舌诊不能作为唯一的诊断依据，需要结合其他体征和病史进行综合分析。中医辨证施治是一个整体的过程，不能仅仅依靠舌诊结果来做出诊断和治疗决策。舌诊只能提供关于脾胃状况的一部分信息，还需要结合脉诊、问诊等其他方法进行综合判断。此外，患者的病史和临床表现也是诊断和治疗的重要信息来源。因此，在进行舌诊时，需要将舌象与其他体征和病史进行综合分析，确保准确诊断和有效治疗。

五、专业知识和经验的要求

舌诊需要医生具备一定的专业知识和经验，才能正确地判断舌象变化与疾病的关联。舌象的变化可能是多种因素综合作用的结果，需要医生凭借丰富的经验和知识进行判断。对于非专业人士来说，自行进行舌诊可能会产生误诊和误治。因此，在进行舌诊时，需要寻求专业医生的帮助，依靠他们的判断和经验。

第五节　舌诊展望

舌诊作为中医辨证施治的重要方法之一，以舌象的变化反映人体脏腑功能，在中医诊断和治疗中发挥着重要的作用。随着现代医学技术的进步和临床实践的深入，舌诊也有了新的发展。本文将从舌诊技术的改进、舌象与疾病的关联、舌诊与现代医学的结合等方面进行论述。

一、舌诊技术的改进

随着医学技术的不断进步，舌诊的技术也在不断改进。传统的舌诊主要依靠医生的经验和观察，存在一定的主观性和局限性。而现代医学技术的发展，如舌诊图像分析、舌诊仪器等，可以提高舌诊的客观性和准确性。通过舌诊图像的分析，医生可以更清晰地观察舌面的细节变化，进一步了解舌象与疾病之间的关系。舌诊仪器可以测量舌面的颜色、温度等指标，提供更精确的舌诊结果。这些技术的应用，将进一步提高舌诊的可靠性和临床应用价值。

二、舌象与疾病的关联

舌象作为疾病诊断的重要依据，其变化与疾病之间具有密切的关联。传统的舌诊观点认为，舌色、舌形、舌苔等变化反映了脏腑功能和疾病变化。例如，舌苔厚腻可能与脾胃湿滞有关，舌红少苔可能与胃阴虚有关。然而，这些观点还需要进一步的研究和验证。随着中西医结合的发展，可以通过现代医学技术的手段，如舌诊图像分析、基因检测等，探索舌象变化与疾病之间的具体关联。AI大数据的舌象采集，可能为舌诊研究提供更多的科技支持。这将有助于进一步理解舌象的意义，提高舌诊在疾病诊断中的应用价值。

三、舌诊与现代医学的结合

舌诊作为中医辨证施治的重要方法，与现代医学的结合将是未来的发展方向。中医经验和理论与现代医学技术的结合，可以提高舌诊的准确性和可靠性。例如，结合舌诊图像分析技术，可以通过对大样本的临床观察和研究，探索舌象特征与疾病之间的关系，建立更科学、准确的舌诊指标和判别标准。此外，现代医学技术的手段，如基因检测、代谢指标检测等，可以与舌诊相结合，进一步了解舌象与人体疾病的关系。通过这种结合，可以提高舌诊在疾病的诊断和治疗中的准确性和针对性。

第六章
"顾护胃气"保驾危重症

第一节 "顾护胃气"思想来源

　　胃气一词最早见于《黄帝内经》云："五脏者，皆禀气于胃，胃者五脏之本也。"系指五脏六腑之气皆需脾胃运化之水谷精微濡养滋润方能各司其职，发挥各自功用。可见在生理上胃气化生之水谷精微对于各脏腑起着重要作用。在疾病发生发展过程中"有胃气则生，无胃气则死""得一分胃气则多一分生机"均指出胃气是人体正气的重要组成部分，疾病的发生发展与正气的盛衰密切相关，而正气的盛衰与后天脾胃功能直接相关，多一分胃气则多一分正气，在正邪抗争过程中自然多一分生机。《脾胃论》云："脾胃乃后天之本，气血生化之源。"指出气血化生之源为脾胃运化之水谷精微，失去水谷精微则气血化生无源，脏器功能无以运转，顾脾胃乃后天之本。

　　张仲景在《伤寒论》中多首方剂均应用"姜、枣、草"等和胃护胃之品，通篇均贯穿着"存津液，保胃气"这一法则。有胃气则生，无胃气则死，留得一分津液，便有一分生机，在急危重症的抢救上具有重要指导意义。姜树民教授在抢救急危重症患者中亦强调保胃气以保津液这一重要原则，擅以益气养阴，回阳固脱之法保胃气以存津液，在明辨证型的基础上，运用益胃固脱、益气回阳等治法，以顾护脾胃之气以达四脏，即顾护肺肾心一身之气血。这一救治思想在危急关头，每每救重患于生死顷刻之间。现代重症医学逐渐认识到，危重症患者的营养状态与患者自身免疫功能调节及脏器功能的恢复具有至关重要的作用。

第二节 急危重症救治关键——胃气

　　姜树民教授在多年的临床实践中认识到胃气盛衰是人体疾病发生发展的关键因素，胃气与人体正气强弱密切相关，具有维持气血化生与运行，濡养全身脏腑四肢百骸，生成宗气补充元气，以及祛除邪气的作用。

一、现代医学对危重症的认识

重症的发生发展一定是在诱因或病因的作用下，在自身原有疾病基础上，重要的是在趋同性病因联合作用下，机体发生异常失调反应，发展成为危重症，更加强调趋同性病因是重症发生发展中的重要因素。其关键且核心环节是：病因与趋同性病因致使血流与氧流异常，引起组织灌注不足，造成机体缺血与乏氧，细胞器官因缺血缺氧而损伤，继而出现危重症相关临床表现。其根本是器官因缺血缺氧造成的细胞损伤，所以"危重症的核心与关键是血流与氧流异常"。没有血流氧流异常即非真正的危重症。这也就决定了危重症治疗的核心环节：纠正机体异常的反应，纠正缺血与缺氧，维持组织器官的灌注，打破机体失代偿状态，维持稳态，建立符合目前病理生理状态及临床治疗需求的新的稳态。除了解剖学责任脏器的定位外，更强调器官或系统功能学的评估与维持。

二、危重症治疗关键

趋同性病因的调节与把控是维持稳态、建立新的稳态的关键切入点，也是治疗危重症的关键所在。危重症的趋同性因素指宿主在病因/损伤因素作用下机体的异常（过度或不足的）反应，如全身炎症反应、过度的免疫应答、高代谢高氧耗状态、凝血异常高凝/低凝状态、能量利用差相反以消耗自身蛋白的负氮平衡状态等各种机体异常反应。在原发病因及趋同性病因的共同作用下，危重症临床往往表现为高呼吸驱动、高循环驱动、脏器功能失代偿的自我损伤状态。而这种过高的呼吸驱动/循环驱动最终加剧了组织器官缺血缺氧，造成了继发于原始病因基础上的损伤。

无论是原发病因或损伤的治疗，抑或是趋同性病因的调节控制，都是为了纠正异常的血流与氧流，维持稳定脏器或系统功能，定位于维持全身脏器或系统功能而不局限于单一病因，单一脏腑的病因治疗，强调整体上稳态的建立与维持。这与姜树民教授提出的"顾护胃气"以顾护一身之正气，维持一身气血之运行相契合。护胃气以运化水谷精微濡养四肢百骸，通降脏腑浊气以祛邪扶正，顾护后天之本，益气血生化之源，从而能濡养脏腑，益卫以固表御外，调节气机升降以调畅一身气机，平衡身体之阴阳。在危重症患者的疾病发生发展过程中起着重要意义。总体来讲，姜树民教授强调在危重症患者治疗中，以顾护胃气之法扶助人体正气以抗邪，可为急危重症患者保存一分生机。

三、护胃气，启生机

在中医学整体观念的指导下，胃气与一身之气，各脏腑之气，宗气、营卫之气的生成与运行密切相关，在危重症的诊疗过程中胃气的强弱更是起到至关重要的作用。顾护胃气不仅仅局限于保护脾胃之气，而是指人体气机气的升降出入。《素问·六微旨大论》云："出入废，则神机化灭；升降息，则气立孤危。故非出入，则无以生长壮老已；非升降，则无以生长化收藏。"气机升降出入则血随气行，调护胃气可调周身阴阳气血的平衡。

姜树民教授以脾胃为急危重症脏腑观的核心，胃气在人体后天生理及病理中发挥重要的作用。姜树民教授立足于脾胃为气血生化之源人体后天之本观点，水谷精微的输布，水湿津液代谢，全身气机的调节均依赖于脾胃中枢升降，肺气宣肃，肝气疏泄，肾与三焦蒸腾气化，兼顾五脏六腑，运化气血，通达于肝藏于血，上输于肺朝百脉，下注于肾平阴阳，贯通于心养神明，三焦气化水道通利。观舌看苔识胃气，查色按脉辨阴阳，维持人体气血阴阳之平衡，救急重患者于危难之间。以脾胃为核心的脏腑观，强调脾胃为一身气血生化之源，后天之本，脏腑功能之用必须依赖于脾胃化生之水谷精微濡养滋润，方能各司其职，发挥作用。心主神明，肺宣发肃降，肝主藏血，肾主骨生髓为一身元阴元阳之根本。强调脾胃后天之本气血生化之源，更强调脾胃功能对全身各脏器系统功能的维持与调节作用，功能定位于气血，巡行范围为全身，继而通于外界自然而非局限于个体，天人合一，一气同源。

很多急危重症患者均存在诸如高血压、糖尿病、冠心病等基础疾病，又因风、寒、暑、湿、燥、火六气等气候变化，抑或时行病邪戾气等复感外邪，诱发心脑血管、呼吸系统等重症。《黄帝内经》云，"正气内存，邪不可干，邪之所凑，其气必虚"指出了急危重症患者发病的内在基础：正气内虚；发病条件：感受外邪。姜树民教授上承于经典，落实于临床，在急危重症患者抢救中始终贯穿"护胃气以护一身之气"思想，重视后天之本脾胃功能对疾病的发生发展，以及预后转归一系列过程的重要作用。

第三节 急危重症救治学术思想解析

急危重症抢救的核心思想在于快速平衡阴阳，维持生命稳态。《黄帝内经》云："阴平阳秘，精神乃治。"姜树民教授结合《黄帝内经》阴阳学说在数十年临床经验中总结提炼出中医急救核心思想——"平衡阴阳，重建稳态"，而从现代医学角度强调急诊急救思想。"在解剖学基础上的功能学的评估与稳定，以病理生理学改变为切入点的病因学诊断/鉴别诊断与治疗"。同时也是对现代医学稳定生命体征，以及病因治疗的再次解读。姜树民教授认为，中医能治急危重症，且中医善治急危重症。中医治疗急危重症方法不仅局限于口服汤剂，而是针药并举，口服/鼻饲与静脉并行，特别是针对危重患者，静脉中成药注射液剂型以其吸收快能扶助人体正气的特点，特别适合在抢救患者中用。

姜树民教授对急危重症的辨证观：保脾胃之气后天之本而保一身之气，急则治其标，但更重固其本，理法方药四方面诠释中医药治疗急危重症；核心思想：顾护胃气以扶正祛邪，将常用方剂联合西医常规治疗延缓疾病进程，促进预后康复。

一、急症救治

病因不明，病情发生迅速，发展变化快，可能危及生命。对于急症，姜树民教授强调在第一时间有限的时间窗内迅速明确病因病机并且对症处理，扶阳固阴，更适用于急症的辨证思维，将急症分为实证、虚证、虚实夹杂证，分别治以祛邪为主、扶正为主、祛邪扶正并重治则。实证祛邪同时不忘扶正，"消托、通里、攻下"之法祛邪外出，同时秉承张仲景《伤寒论》善用"姜、枣、草"护胃气之意，临证善以"黄芪、白及、甘草"等护胃益胃之品在消托攻伐的同时不忘护胃气以扶正，同时注重以"石斛、知母、麦冬"等滋阴益胃之品养胃阴，急下通里同时不忘护胃阴。虚证为主证，顾护胃气是补虚扶正的重中之重，抓住脾胃为气血生化之源后天之本，护胃气以生气血。如在脱证的治疗中，善用"芪、参、术、归"配合"参附、参麦"之品以益气固脱，回阳救逆。对于虚实夹杂证祛邪扶正并举，尤重脾胃调节。

二、危重症救治

在诱因及趋同性原因的共同作用下，病情已经发生发展至重症阶段，往往病因明确，辨证清晰。在危重症患者的救治过程中，姜树民教授善用"舌诊、脉诊"识胃气，辨虚实，平阴阳，调气血。认为危重症的发生发展往往涉及多脏腑同病，多经同病，而且变化发展迅速传变，除了在时间轴上强调明辨当下时间窗的核心病机外，更强调对不同危重症患者明辨责任脏腑/经络，充分结合脏腑辨证、六经辨证、卫气营血辨证等多种辨证方法，尤其重视舌诊及脉诊，将不同危重症患者归为"心胃同病，肺胃同病，脾胃同病，肝脾同病，胆胃同病"等不同证型，认为脾胃功能失调在危重症患者中十分常见，多为多脏腑夹杂致病，胃气衰败更是疾病发展成重症的核心病机桥梁。遵循"未病先防，既病防变"思想，提倡在疾病初期即应顾护胃气，防止疾病入里传变发展成危重症；而对于已经发展为危重症患者更要顾护胃气以保生机。这与现代医学认为重症发生发展与趋同性因素作用密不可分一致，现代医学对趋同性因素的控制，既是临床治疗的关键，同时也是切入点。姜树民教授将顾护胃气思想渗透到急危重症抢救、评估、诊断、治疗、动态监测、再评估等各个环节，特别强调"时间窗"概念在急危重症患者诊疗过程中的重要地位。

三、尤重舌诊

舌诊是获取人体信息及认识疾病的路径。随着社会进步和科学发展，舌诊正逐步成为一项独特的诊病方法。中医舌诊在"司外揣内"推断思维的基础上，构建了别阴阳、辨脏腑、论虚实、定治则的独特理论体系，在问之无声、闻之无息、脉无可依、症无可参的疑难杂症中唯有舌诊凭验。特别是针对危重患者难以自我表达痛处时，舌诊更是发挥着不可替代的作用。望舌质、观舌苔等检查手段，仍是中医工作者诊断疾病行之有效的方法，不可轻视。姜树民教授在危重症患者诊疗中善用舌诊，观舌以知脏腑虚实寒热，望舌以辨邪正盛衰，据舌象推测病情及预后，依舌象指导临床用药。诸如喘促气短难以平卧症状患者，查舌质红，舌苔厚腻有剥脱，辨胃心同病，邪实困脾胃，脾气不升，胃气不降，上逆冲心，胃心同病，临床表现为喘促气短、呼吸急促，可伴有血压升高等表现，对于此类患者当平冲降逆，祛邪健脾和胃。针对急危重症患者特点，中医外治法更加适合急症的处理，如针对胃心同病喘促者针刺膻中、中脘、足三里、丰隆、合谷、肺俞、天突、定喘等穴位起到调理气机、降逆和胃平喘之功效。

第四节 "顾护胃气"治危重症举隅

针对急危重症发病急，传变快，来势猛等特点，强调明辨"当下核心病机"即目前主要矛盾，对症处理，并且要以变化发展的眼光看待急危重症。中医可采用内外治法结合的中医治疗方法，并结合现代急诊急救技术与理念，以中西医结合的方式抢救患者。

一、"顾护胃气"治脓毒症

在脓毒症诊疗中，姜树民教授将"顾护胃气思想"融入临床诊疗中，祛邪的同时注重扶助正气。在整体观念指导下，顾护胃气以护正气，明辨当下核心病机对症处理，针药结合，内外并举，联合现代医学抗感染等治疗方式共同治疗感染性急重症，消补兼施，祛邪与扶正并举。

现代研究认为，脓毒症的根本是由感染引发的全身器官受损功能障碍，而缺血、缺氧是所有危重症必不可少的关键环节。胃肠道作为血流氧流极为丰富的器官，是感染最先受累的器官，同时胃肠道黏膜功能受损会进一步加重感染，出现过度的炎症反应、高代谢、高氧耗、过高的呼吸循环驱动，这些机体异常的失调的反应均会加重病情，在趋同性因素的作用下，机体处于持续自我损伤的恶性循环状态。

中医认为胃者受盛之官，传化物而不藏，大肠者，传导之官，变化出焉，两者均以降为和，若功能失司，糟粕滞于内，就会干扰胃的和降功能，出现恶心、呕吐等症状；若传导功能长期失司，则牵连中焦脾胃，脾胃虚弱，气血化生不足，正气亏虚，病势进展。姜树民教授在危重症诊疗中善以"化瘀扶正、通腑和胃"之法，创"养胃解毒合剂"调理保护胃肠道黏膜屏障功能以辅助脓毒症的治疗取得显著疗效。这与现代医学提出的胃肠功能保护概念契合，在重症感染、脓毒症、消化道出血、创伤、急性脑损伤等患者中，均强调肠内营养，维持胃肠道 pH 稳定，以及胃肠道黏膜屏障功能的保护，扶正祛邪。

二、"顾护胃气"辅助机械通气

危重症患者中有一部分需要机械通气来维持通气或换气功能，在长期接受机械通气的患者中，胃肠功能障碍发生率高达 40% 以上，甚至有些患者伴有严重的胃肠疾病，如胃出血，肠梗阻等。这些均是胃气不降，胃肠络脉受损，大肠传导失司所致。姜树民教授将顾护胃气，胃以通降为用思想运用到机械通气患者的治疗中，采用降逆和胃、攻下通里、健脾升清、祛湿化浊、化瘀扶正、清热祛湿等方法，内服汤剂同时外用针刺，对机械通气患者呼吸功能恢复发挥了积极作用。

三、"顾护胃气"利排痰、畅气道

中医讲"脾为生痰之源，肺为储痰之器"认为人体内痰饮等病理产物的生成与脾胃运化通降失司关系密切，同时痰饮水湿的生成与五脏六腑均有关系。肺与脾胃的关系主要体现在水液代谢和气的生成。危重症患者几乎均会发生直接或间接的肺损伤。临床分为肺脾同病、肺胃同病之证型。针对肺部感染、气道痉挛、痰液分泌物较多又不易咳出的患者，抑或是有创机械通气，气管插管患者的痰液引流问题，姜树民教授善以针刺肺腧、合谷、内关、丰隆、脾俞、足三里等腧穴辅助患者排痰。配合现代医学气道廓清技术如震荡排痰等方式，中西医结合处理危重症患者的痰液引流问题。

四、"顾护胃气"促康复

"脾胃为后天之本，气血生化之源"。后天一切脏腑功能的运转、气机运行均有赖于脾胃化生之水谷精微濡养充实。脾胃为中州，其升降出入之气化功能对人体全身气化功能有着重要影响。《素问·六微旨大论》云："出入废则神机化灭，升降息则气立孤危。"危重症患者往往处于炎症风暴、高代谢、高氧耗、负氮平衡状态。中医讲耗损正气，久病必虚，气血不足，脏腑功能减弱。姜树民教授善用顾护胃气思想顾护脾胃后天之本，化生气血，以扶助正气，以免正气耗损太过，邪气趁机入里变生他病。护胃气以保正气，补充气血，更注重整体观念指导下，全身脏腑气机的调节以维护周身脏腑功能。"斡旋中州，以达四脏"也是促进急危重症患者康复的重要指导思想。

姜树民教授在急诊急救方面的思想，以中医脾胃理论为基础，畅达中州以调补失司之四脏。在中西医结合治疗中，重中医治疗手段，重中医救治思想。在脏腑及六经层面，不局限于病种，不局限于证型，不局限于剂型，同病异治、异病同治。为中医治疗急危重症提供了理论支持及临证经验。

中 篇

第一章
用药精粹

第一节　中药疗效及安全性

　　泱泱中华，历史悠久，中华民族在这漫漫历史长河中，留下了浩如烟海的文化遗产，而中医药学正是打开中华文明宝库的钥匙，也是中国古代科学的瑰宝。过去几千年来，中医药为中华民族防病治病及繁衍生息做出了卓越贡献。改革开放以来，我国医药卫生事业取得了巨大的发展和进步，我国也已经迈过了缺医少药的年代，人民群众期待更加安全、高效的医疗产品，以及更加优质便捷的健康服务。进入 21 世纪，人类"回归自然"热潮持续升温，人类疾病谱的悄然改变，以中医药为代表的传统医药在国际上受到越来越广泛的重视和青睐，以抗疟药物——青蒿素、白血病治疗药物——亚砷酸注射液等为代表的源自中医药的研究成果也获得了国际范围内的广泛认可。但与此同时，现阶段对中药疗效与安全性的关注甚嚣尘上，而国内外关于中药应用的安全性事件此起彼伏，2017 年 10 月美国《科学·转化医学》杂志刊发了马兜铃酸及其衍生物与肝癌相关性的研究论文，被国内外媒体争相转载甚至大肆炒作，使得人们对中药临床应用的疗效与安全性产生了诸多质疑。时至今日，中医药在抗击非典型性肺炎、新型冠状病毒感染等重大传染病的斗争中发挥了十分重要的作用，其有效性及安全性也同样经受住了考验，笔者在此简单论述，以飨诸君。

一、中药药性及影响因素

（一）中药品种来源

　　我国幅员广阔，物种繁多，中药材来源繁杂，其同名异物、同物异名的现象较普遍，如益母草，在东北称坤草，青海叫千层塔，四川叫血母草；一味中药品种的来源有很多，很少一物一名一基源。一味中药，可能出现几个或十多个品种，例如，木通有马兜铃科的关木通、木通科的木通、毛茛科的川木通 3 个品种，其除皆有利水渗湿功效外，关木通长于清心火，木通长于利尿，川木通长于祛风湿。这一现象表明不同的品种在功效和适应证方面有差异，并影响到中药疗效的正常发挥；此外，部分经营者为了谋利，有意掺伪，以菊三七、莪术、淀粉、树脂等伪制品充三七销售，直接影响中药疗效及用药安全。

（二）中药产地

品种稳定对中药疗效有着至关重要的影响，但适时采收也同样重要。中医历来重视中药的采收时节，《千金翼方》谓"夫药采取，不知时节，不以阴干曝干，虽有药名，终无药实，故不依时采取，与朽木不殊，虚废人工，卒无裨益"。强调了中药适时采收是保证药材质量、提高中药疗效的重要保障。近代药物化学研究也证实，人参皂苷以 8 月份含量最高，槐花在花蕾时芦丁含量最高。随着中医药的不断发展，中药材需求的不断增加等原因迫使药农不按时节采收药材，造成一些药材有效成分含量下降，从而影响中药疗效。

（三）中药炮制

炮制是我国的一项传统制药技术，由于中药材都是生药，其中不少药物必须经过一定的炮制处理，才能符合临床用药的需要，故《本草蒙筌》谓"凡药制造，贵在适中，不及则功效难求，太过则气味反失去"，可见正确规范的炮制是中药疗效的保障，但在实际炮制加工过程中，虽有炮制标准规范，但操作人员不严格按炮制规范执行，不守炮制要领。不纯净、分拣药材，譬如石膏未挑拣出砂石，茯苓未去净泥土，当归不区分归头、归身、归尾；不执行"逢子必炒，逢石必煅淬"的炮制工艺，如牛蒡子、莱菔子等未炒制；辅料不按规定的比例投放，如麸炒药材时，麦麸用量一般为每 100kg 药物，用量为 10～15kg，但操作人员会随意增减。以上种种不符合规定的炮制均达不到质量标准，这样不仅影响中药的临床疗效，甚至会引起各种不良反应，难以保障用药安全。

（四）中药贮藏保管

中药质量的好坏，不仅与采收加工有关，还与药材的贮藏保管是否得当有关，贮藏保管不当，则会出现虫蛀、霉变、泛油、变色等现象，使其有效成分大幅度下降。少数药材，如肉桂、半夏、橘皮、吴茱萸、艾叶等则宜陈用，生半夏不具有祛痰功效，但放置 1 年后却有明显的祛痰作用；橘皮的有效成分是高沸点的挥发油和陈皮苷，久存后非有效成分的低沸点挥发油散失后，等量的药材中，其有效成分的含量会相对增加，疗效也相应增强，人参总皂苷含量随贮藏时间延长而下降，这就是古人所谓的"肉桂陈是宝，人参陈变草"的道理。储藏的温度、湿度等对中药疗效也有一定的影响。富含脂肪、蛋白质、淀粉、糖类等成分的中药如刺猬皮、蜈蚣、蛤蚧、白花蛇等，当温度在 16～35℃，相对湿度在 60% 以上时，尤其在 6—8 月间更易发生霉变虫蛀，又如黄芩长时间保管不当，黄芩中的黄芩素易被氧化变绿而失效。这些因素都将会影响药品的质量，所以做好药品贮藏保管养护工作，才能确保中药临床疗效的发挥。

（五）中药的开具

中药主要由中医医师应用，因此中医医师能否准确辨证也是决定中药是否有效的根本因素之一，辨证施治，就能取得预期疗效；反之，辨证不准，用药欠精，就无从谈及疗效。有些中医医师使用贝母，处方只写贝母，其所用的是浙贝母还是川贝母，并未注明，但两种贝母功效有所差异，川贝母以甘味为主，性偏于润，肺热燥咳，虚劳咳嗽者为宜；浙贝母以苦味为主，性偏于泻，风热犯肺或痰热郁肺用之为宜，至于清热散结，以浙贝母为胜。所以处方若开具含糊不清，就起不到用药的目的，或达不到药物所预期的临床疗效。

二、中药道地药材的选用

道地药材是指经过中医临床长期应用优选出来的，在特定地域通过特定生产过程所产的药材。道地药材较其他地区所产的同种药材品质更佳，疗效更好。遗传变异、环境演变、炮制加工、人文作用等对其形成均具有一定的影响性。随着野生药材资源的减少，栽培品种成为市场主力军，种植方式成为影响道地药材品质的主要因素。临床工作中药材的选用则与治疗的有效性及用药的安全性息息相关。中药材是基础性资源，也是中医药的基础性产业，更是中医疗效的保障。只有守住中药材的质量，才能让患者用上放心药，医师用上高效药，中医药发展的根本才能得到保障。影响道地药材疗效的因素有以下 3 项。

（一）气候、地域因素

道地药材大多数是草药，其性质很大程度上与其生长的自然环境息息相关。产地不同的地理、气候、自然条件，以及土壤理化性质、微量元素含量的不同，是道地药材品质的重要因素。具体说，道地药材出产地的光照、温度、昼夜温差、年平均温度、年降水量、土壤含水量、pH 等都是影响其品质的因子。另外，道地药材的生长年限、采收季节、不同的栽培技术也可以影响其品质。

（二）有效成分含量、组分结构的因素

现代研究人员通过对比研究发现，道地药材在有效成分含量上明显高于非道地药材。大多数不同产地的同一种药材，所含化学成分的种类大致相同，但含量却相差甚远。产于河南焦作的道地药材怀地黄，其有效成分梓醇含量为 0.435%～0.811%，而广东、山东、陕西等地所产怀地黄的梓醇含量仅为 0.01%～0.06%。又如，河南封丘的道地药材金银花花蕾中有效成分总绿原酸含量多数在 4%～7.59%，而几个非道地产地的样品总绿原酸含量都在 3% 以下。

（三）炮制因素

中药的药性虽然是由它的性味归经所决定的，但不同的炮制方法会影响药物的性味归经，进而影响药物的功效。所以中药很讲究炮制，对于很多中药常有"去其性存其用"的炮制方法，而道地药材的炮制方法更是有其独到之处。道地药材在原产地有多年生产、加工制作的历史传统，有相对比较固定的标准化制作工艺流程，而且有相应的比较完善的技术传承，这样就可以保证道地药材的品质比较稳定，代代相传，逐渐形成比较好的口碑。以山东东阿阿胶为例，并非采用驴皮熬制的胶就是东阿阿胶，其产地与工艺至关重

要。采用纯驴皮、东阿水作为原料，加之国家级保密工艺，才使东阿阿胶具备了优秀的道地功效。

三、中药安全性

近年来中医药科技领域取得一系列成果受到世人瞩目，显示了中医药的巨大临床价值。安全是疗效的前提，有关中药安全性的问题更是不容忽视。然而随着中草药在世界范围内的广泛应用及药品不良反应监测体系的不断完善，中药不良反应的曝光率呈增高趋势，诸如日本柴胡事件、新加坡黄连素事件、中国国内何首乌事件、延胡索事件等，对中医药的临床应用造成了一定的负面影响。所以更应客观、与时俱进地看待我国中药安全形势及问题，既不夸大，也不轻视。

目前，随着中医药国际化，不同国家、不同地区对中医药应用方式与监管方式也存在差异，尤其是中草药产品作为膳食补充剂得到广泛使用，甚至作为保健品长期不规范使用，因缺少中医医师的专业指导，往往容易引起不良反应。其次，随着中医药产业化进程的发展，中成药已经成为中药临床应用的主要形式之一，因缺少专业中医理论指导，药不对证、超适应证、超疗程、超剂量等不合理用药现象十分突出，不可避免地增加了中药临床用药的风险。并且现实中，中西药合用的现象十分普遍，而在现行评价体系下，还缺乏对合并用药安全性的科学、客观的认识与评价方式，无疑会造成评估结果的偏倚。再者，我国政府对药物安全性十分重视，药品安全性监测体系日趋完善，在发生不良反应或不良事件时，相关信息可以及时上报，为食药监管部门提供可靠的临床证据。从目前的数据来看，中药不良反应的上报频数确实呈逐年递增的态势，分析其原因可能与监管体系不断完善、中药产业化规模不断扩大、临床应用日益广泛有关。但不良反应上报频数的增加并不一定代表现实中药物不良反应率的增加。

现行评价体系中将药物毒性分为固有毒性和特异质毒性。固有毒性在现代药物临床前安全性评价阶段通过常规毒理学实验大多可以被发现，并具有较为明显的量—时—毒关系，临床上一般可预测、可防控，如附子、雷公藤等，所得结果为临床应用过程中避免或减少不良事件的发生提供可靠依据。而传统"无毒"中药的特异质毒性因其隐匿性、偶发性的特点，与剂量、疗程缺少关联，往往难以预测、难以防控，导致常规安全性评价难以得到全面、精准的评估结果。这也成为药物上市后出现严重不良反应，以及导致药物退市的主要原因。所以，在关注"有毒"中药的同时，也应重视"无毒"中药的临床与实验室研究。其次，有毒中药有其自身特点，不能脱离中医药理论孤立研究有毒中药，更不能简单套用普通的评价方法。在有毒中药的研究中，除了应用常规的毒理研究方法之外，在研究过程中应结合有毒中药的毒性特点，将中药毒性放在"毒性–功效–证候"中进行权衡与评价，尤其是要重视毒性与中医证候的相关性研究。

在临床工作中，需清楚地了解和掌握药物的毒性特点和表现形式，在用药过程中，监测这些毒性的早期表现，做到防患于未然；同时，采取减毒方法将其毒性控制在可接受范围之内，我国古代的先贤早就认识到中药的"毒性"，对于有毒中药的应用积累了丰富的经验。如何炮制减毒和配伍减毒是中医药控制中药毒性的两个主要途径和方法。其中配伍减毒，中医的古代经典著作就有专门的理论和方法，例如七情配伍的相杀相畏就是用一个药和另一个有毒中药配伍，以达到减毒的目的；此外，还可根据中医"寒热并用""润燥相济""升降相随"等药性理论进行配伍减毒，例如热性的有毒中药，可以用寒凉药性的中药进行配伍减毒。在组方配伍时，不仅要考虑如何增加疗效，还要注意配伍用药达到减毒和控毒的目的。除了上述方法之外，更应秉承中医辨证施治的特点，确保药证相符，对证用药，"有故无殒，亦无殒也"的论述就是说明"有病病受之，无病体受之"的观点，强调了对症治疗的重要性。同时对于有毒中药，还可在药物制备（煎煮）和药物服用时采取一定的措施，控制中药的毒性。

第二节　中药煎服法

一、传统与现代煎药方法的比较

汤剂是中医临床用药最基本的剂型，也是最易被患者所接受的服药方式，其制备方法对疗效的发挥有着重要影响。使用煎法对中药进行加工从而制成汤剂用以治疗疾病在我国已有数千年的历史，最早可追溯至商代伊尹，"伊尹以亚圣之才，撰用《神农本草》以为汤液"。千年以来汤剂均为中医治疗的主要手段之一，如《备急千金要方》中云"凡古方治疾，全用汤法，百十之中未有一用散者"。《圣济经》云"汤液主治，本乎腠理，凡涤除邪气者，用汤最宜"。由此可见汤剂在中医学历史中占据着十分重要的地位。历代医家对中药的煎制方法也十分重视，李时珍认为"凡服汤药，虽品物专精，修治如法，而煎药者鲁莽造次，火候失度，则药亦无功"。徐灵胎在《医学源流论·煎药法论》中曾云"煎药之法，最宜深讲，药之效不效，全在乎此"。说明古人对煎药已有较多认识，并认为煎煮质量将在极大程度上影响药物的疗效。自古制备汤剂以传统的人工砂锅煎煮居多，实践证明该法所得药液疗效明确。随着技术的进步与现代人快节奏、高效率的生活需求，自动煎药机自韩国引入我国，并逐步在各级医院、药房广泛应用，相对于传统方法，煎药机有着效率较高，且中药煎煮液在封装后便于携带、服用和保存等优点。对于现代煎药机煎药与传统煎药方法孰优孰劣始终存在争议，为此笔者就两种方法的差异进行探讨。

中国古代汤剂制法考究，工艺严谨，对煎药器具、加水量、煎煮时间、煎煮顺序等均有详细的规定，用具以砂锅、陶器为主，忌铁器，而煎药时间常以水量控制，并根据药材部位、方剂功效不同，灵活调整制法，体现了古代医家对煎药的重视，也明确了方剂—功效—制法三者之间的内在关系。

（一）传统煎药方法

1.优点

（1）传统煎药讲究先煎（如龙骨）、后下（如钩藤）、另煎兑服（如西洋参）、烊化

（如鹿角胶）等特殊煎煮方法，能使有效成分最大限度溶出，达到更好的治疗效果，更符合中医的用药习惯，传统方式煎煮药物可能更符合中国人的传统，对患者心理等影响较小。

（2）传统煎药对火候要求相当严格，煎煮过程中需做到文火和武火的切换，如一些滋补类的中药需文火慢慢煎煮，保持微沸状态，从而减慢水分蒸发，有利于有效成分的极大溶出。

（3）对药物煎煮时间可根据中医辨证，以及治疗需要来操作，毒性药要求久煎1小时以上，以达到去其毒性的效果；解表药用武火快速煎煮10～15分钟即可。

（4）传统煎药能根据火候大小和时间，随时开盖对药材进行搅拌，使有效成分混合均匀以增加疗效。

2. 缺点

（1）传统煎药费时，因其受到煎药锅体积小，以及药液包装等因素影响，需要每天至少花2小时的时间进行煎煮，耗时较长，并且很难做到数剂合煎。

（2）传统煎药煎煮和包装是在开放的条件下进行的，煎出的药液容易受到污染、发酵和发霉，药液在冷藏条件下也只能保存2～3日，保存时间短，携带不便。

（3）传统煎药开放式煎煮，水蒸气多，室内温度也就随之升高，高湿、高温使煎药环境变差。

（二）现代煎药方法是一种改进的、主要采用现代科学技术辅助中药煎煮的方法

现代煎药方法在保持传统煎药方法特点的同时，充分利用现代技术，将传统煎药方法发挥到极致，以达到更好的煎煮效果。

1. 优点

（1）煎药机通过高温和高压煎煮能充分杀死药材中可能存在的细菌和芽孢，从而达到高效灭菌效果。

（2）煎药机和包装机通过管道连为一体，煎煮和包装过程是在封闭状态下进行的，减少了对药液的污染，真空包装药袋采用符合卫生标准的复合膜材料，外出携带方便，保存时间久，冷藏情况下可保存15～30日。

（3）数据可控，无须全程看管，煎药机密闭空间减少了水蒸气的挥发，大大改善了煎药高温、高湿的环境。

2. 缺点

（1）煎药机对火候不能准确控制，做不到文火武火的切换。

（2）煎药机的高压密闭结构在煎煮过程中不能中途打开搅拌，药材各成分无法均匀混合。

（3）目前煎药机采用常压模式也只有先煎和后下，无法完成另煎兑服、烊化等其他特殊煎法。

（4）煎药机因其较长的管道结构设计，导致残留在管道中的少量药液较难排出，既减少了本份药的出液量，从而影响治疗效果，还会与下一份煎煮药物所得药液混合，发生反

应，影响疗效，甚或出现不良反应。

（5）煎药机的价格较高，需要定期进行维护，且专业性较强，经过专业培训的技术人员方能操作。

在真实世界中，存在患者对自煎中药色泽较院煎中药更深、质地更浓稠的疑问，主观地认为自煎中药疗效更好。就这一问题，一方面是因为传统煎药暴露在空气中，药材中的蒽醌类、黄芩苷等成分容易与空气发生氧化反应而使药液颜色加深，而煎药机是在密闭状态下煎煮，空气接触少，减少氧化反应的发生，因而药液色泽较浅。另一方面煎药机煎煮时使用一次性纱布袋，以及包装机自带的两处过滤，纱布袋的使用能过滤掉药液里的大部分淀粉和不溶性物质也使得药液看上去比较清淡些。基于以上两种原因部分患者会认为自己煎药获取的药液颜色更深、质地更为浓稠。

传统煎药法和现代煎药法均得到广泛的应用和认可。传统煎药法是在中医药理论指导下制定的，遵循辨证论治及整体观念原则，并历经千年的临床实践应用已十分成熟，其疗效是毋庸置疑的，但在当下快节奏的生活方式中也存在比较明显的劣势，煎煮之时依靠个人经验掌握，缺乏统一的操作规范，随意性大。加之耗时费力、携带不便、无防腐措施等在实际应用时存在诸多不便。随着研究的不断深入，现代煎药技术也在逐步规范与完善，如国家为加强医疗机构中药煎药室规范化、制度化建设，保证中药煎药质量，卫生部和国家中医药管理局在2009年印发了《医疗机构中药煎药室管理规范》，适用于开展中药煎药服务的各级各类医疗机构，并要求全国需遵照执行。部分学者为规范现代煎药技术的工艺参数和质量标准，建立标准汤剂的药效物质基准与生物学基准，以中医理论为指导、临床应用为基础，参考现代煎煮与提取方法，提出了中药饮片标准汤剂制备及质量标准流程。相信随着实践应用的不断探索与技术的革新，现代煎药技术可在逐步保证汤剂疗效的前提下，满足中药煎煮的要求，实现煎煮过程的智能化与高效化，适应临床用药需求。在实际工作中，中医医师与中药师在了解患者疾病情况后，重点选择药物，并且根据开具中药的特点，以不同的煎煮方式给予患者正确的指导，从而达到更好的治疗目的。

二、不同服药时间带来的差异

《素问·宝命全形论》中提出"人以天地之气生，四时之法成"，自然界影响人体的因素多，最重要的当属四时，四时变化可影响脏腑阴阳。而《素问·生气通天论》中也强调了一日之朝夕变化对人体阴阳的影响。表明在疾病治疗上应顺应季节气候、时辰变化，因时施治常事半功倍。《针灸甲乙经》曰："谨候气之所在而刺之，是谓逢时……百病不除。"这就是强调临床医务工作者必须"候时而治"。东汉医家张仲景在继承前人学术思想的基础上，通过长期的观察和临床经验，总结疾病发展变化的时间节律，将其运用于疾病治疗中。方剂的服药时间是临床辨证施治的重要环节，清代徐灵胎曾提到"方虽中病，而服之不得其法，非特无功，反而有害"，可见服药方法及用药时间是否合理关系着方剂临床疗效的好坏。对此古代医书中早有记载，《素问·至真要大论》云，"病所远，而中道气味之者，食而过之，无越其制度也"，强调了服药时间的重要性。宋金元时期医家对于服药时间也有提及，《圣济总录》言："病在胸膈以上者，先食后服药，病在心腹以下者，先服药后食，病在四肢血脉者，服药宜空腹而在旦，病在骨髓者，服药宜饱满而在夜，此用药之常法也，若卒病受邪，则攻治宜速，岂可拘以常法。"《太平惠民和剂局方》中也有类似描述，可以说是延续了《黄帝内经》的理论，同时也强调了服药时间，对于临床疗效有着至关重要的影响。在宋金元方书中记载有食前服、食后服、临卧服、发病前服等服药方法。本节将《金匮要略》中的方剂根据服药时间的不同划分为一般服法、特殊定时服法及不定时服法，结合临床实际进行讨论，有助于指导临床应用。

（一）一般服法

《金匮要略》与临床中最常见、应用最广泛的服法是日服。根据每日服药次数的不同，日服又可分为日一服、日二服和日三服。《素问·生气通天论》中有"故阳气者，一日而主外"的叙述，表明人体的阳气，白天主司体表。采取日服方式，可使药力借助日间阳气的变化，调动人体阳气，使在表之卫阳辅助药效祛邪外出。

日一服即一日仅服药一次，代表方为乌头煎。因其为治疗寒邪凝滞的攻邪峻剂，故"不可一日再服"，且此方需在白天服用，以人体活跃、强盛的阳气，辅助药物祛除人体寒邪。日间阳气较为旺盛，人体机能也较为活跃，此时服药可增强人体对乌头等峻剂的承受能力。此类服药方式在起到驱除病邪作用的同时，还可以减少药性对人体的刺激，促进服药后正气恢复。日二服即一日服药两次，代表方为小承气汤、栀子大黄汤，书中有"日再服"等表述，此类方为集中药力，故分两次服用。日三服的代表方为大柴胡汤、栝蒌薤白半夏汤等，现代医学认为此种给药方式便于保持相对稳定的血药浓度，以维持药效的持续性，从而发挥更好的治疗作用。

餐前服药指未进食时先行服药，《神农本草经》言"病在心腹以下者，先服药而后食"，指出中下焦的病症，可以餐前服药，以防止药力被食物阻滞，使药力直达下焦。现代医学也提示餐前服能使药液较快地被胃肠吸收而作用于全身，更及时地发挥药效。如大多数肾系疾病、脾胃系统疾病，多为餐前服药。

餐后服药为进食后服药之法，《神农本草经》提出"病在胸膈以上者，先食后服药"，指出上焦病症，需延长药力在病所作用时间者，主张餐后服药，使药液随水谷之气上行，祛除病位在上之疾病，如眼科疾病、心脏系统疾病等。另外，消食药亦宜餐后服，以便更好地发挥消食功效。

（二）特殊定时服法

顿服指一次较快地将一剂药服完。"顿"既指速度快，又指次数为一次。代表方有葶苈大枣泻肺汤等。《备急千金要方》载"凡作汤药不可避晨夜时日吉……不等早晚，则易愈矣"，表明顿服一般适用于病情较急的患者，煎好后立即服下，以快速缓解病情，扭转病势。此法多用于体质壮实者，在邪气壅盛，病势危重急迫之时使用，以遏制病情的蔓延与发展。如葶苈大枣泻肺汤方，用于邪犯于肺、肺气壅滞的病症，病患喘不能平卧，病势重，故也采用顿服法，以求快速缓解症状，减轻病患的痛苦。顿服法不仅包括一次性大剂量急下，还包括多药物但小剂量的给药方式。由于部分经方毒性较大，过量易引起中毒反应，故采用小剂量但多种功效相近的经方一起组方，既能发挥急下攻邪的作用，又能减少峻猛的药力对人体造成的损伤。此类方服用应注意中病即止，以免损伤人体正气。此外还有临卧前服的方剂，主要用于出现烦、闷、不寐等神志方面症状的疾病，重镇安神药多质重碍胃，故可以在食后的基础上临卧服用。

（三）不定时服法

疾病发作前服，是指在对疾病的发生规律有了一定把握之后，采取的"未病先防"的措施。"未发前服"的方剂均用于治疗疟疾相关疾病，疟疾发病具有周期性与规律性，于未发病前服药可减少或阻断疾病发生的机会，或者缓解病情。薛生白医案中提及判断服药的适宜时间"疟转间日，虚邪渐入阴分""午前进镇阳提邪方法"。因为平旦阳气始生，由弱变强，逐渐压制病邪；日中人体阳气正盛，此时可完全压制阴邪；然日西时分阳气渐收，由盛转衰，故阴邪可与阳气相搏。此方服法遵循并利用了自然界阴阳的盛衰变化，并灵活运用于人体，是中医时间观运用的典范。

随证变化服药，即服药次数依据病情的变化而决定。根据疾病发病的情况及服药后的反应，及时调整治疗方案，决定止服或再服。泻下剂多峻猛应掌握以得下为度，不得拘泥于服药次数。泻利过度一则伤津耗气，二则损伤脾胃。又如清热剂多损伤人体阳气，一般在病情稳定后即可停药。此类服法在尽可能发挥药效的基础上，起到了保护人体正气的作用。临床用药要权衡正气和邪气的关系，以助于判断疾病预后。

此外，还有服用中药汤剂同时还兼服中成药的情况，这种情况下会增加部分中药用量，且注意汤剂与中成药之间是否有配伍禁忌药，为用药安全起见，应尽量避免多种剂型同时服用，若病情确实需要，也应该在排除用药禁忌的情况下间隔一定的时间服用。

三、不同煎煮法的比较

中药汤剂是我国传统医学中应用最早、目前应用最广泛的一种剂型。由于中药汤剂制备简便，加减灵活，奏效迅速，特别适应中医辨证施治的需要，正确掌握中药的煎煮法是提高疗效的重要环节，如不当则往往达不到预期的效果。历代医家对汤剂的煎煮方法都十分重视。汉代张仲景曾将煎煮中药的用水分为雨水、千扬水等，同时对药物的各种煎煮方法进行了详细的记载。明代李时珍说"凡服汤药，虽品物专精，修治如法，而煎药者，鲁莽造次，水火不良，火候失度，则药亦无功。如剂多水少，则药不出，剂少水多，又煎耗药力也"。随着时间的推移，现代生活节奏加快，传统煎药方法逐渐被现代煎药机所取代。相对于传统方法，自动煎药机具有其不可忽视的优势。现代煎药机煎煮的时间较短、使用参数客观，煎煮的过程保持密闭，安全卫生，同时有效地减少煎煮人员的工作量。

（一）容器的选择

药液质量与煎煮容器密切相关，一般宜用砂锅、陶瓷器皿、银器等，忌用铜、铁制品，如条件不允许也可考虑用搪瓷或不锈钢制品煎药。其中砂锅受热均匀，性质稳定，导热和缓，不宜与中药内所含化学成分发生反应，且煎汁浓，质量高，故为首选。而铜、铁的化学性质活跃，极易与中药内所含的鞣质、苷类等成分发生化学反应，轻者使药物中的某些有效成分产生沉淀，药液中有效成分含量降低，重则生成对人体有害的物质，产生毒性。现在一般通用的是有盖的陶瓷砂锅。此外，煎具的容量宜稍大，以利煮沸时药液不断翻滚，锅盖应稍高一些，可使水分和挥发性成分产生"回流"。

（二）煎药之前应先浸泡

为使药材有效成分最大限度地溶解出来，发挥医疗效用，需要有一个湿润、渗透、溶解、扩散的过程。因此，在煎药前必须先用水将药剂浸泡 20～30 分钟，让药材充分吸水膨胀，使各种易溶成分溶解后再缓缓加热。如不经浸泡直接加热，易使动植物组织细胞内的蛋白质遇热变性、淀粉类糊化，阻碍细胞内各种成分的溶出，且易被变性的蛋白质和糊化的淀粉凝结，降低其溶出量从而影响医疗效果。浸泡时间应根据药材的性质而定，一般花、茎、全草为主的药材浸泡 30 分钟，根、茎、种子、果实等为主的药材可浸泡 1 小时。但浸泡时间不宜过长，以免引起药物有效成分酶解或药品的霉败。

（三）煎药用水量的控制

加水量应根据药量的多少、吸水程度及需要煎煮的时间长短而定。一般头煎加水量多一些，以浸没药材 2～3cm 为度，第二煎加水量可酌减。重量相同，质轻疏松的饮片如花、叶、全草类容积大，加水量就需大于一般的用水量；质地坚实的容积小，如矿物类、贝壳类、果实种子类及其他质地坚实的根茎类饮片，加水量就需小于一般的用水量。

（四）煎药的火候、时间及次数

煎煮中药有"武火""文火"之分，急火煎之为"武火"，慢火煎之为"文火"。一般先武后文，即开始用大火，煎沸后改用文火。解表剂宜武火急煎，使"气足力猛"；滋补药宜武火煮沸后文火慢煎，使药汁浓厚，药力持久。另外，煎药不宜频频搅动，一方面会使锅中的温度丧失过多，不利于中药有效成分的溶出，另一方面会使某些药物中的易挥发成分大量挥发，影响药物的疗效。一般 10 分钟左右翻动一次即可。

一般矿物类、甲壳类药物，如磁石、鳖甲等，为使有效成分尽量煎出，应打碎先煎，以 30～45 分钟为宜。一些有毒药物如附片、川乌等应先煎，破坏其毒性，而保存其有效成分，以 45～60 分钟为宜。有些芳香类药物如苏叶、藿香等应后下，即其他药快煎好时，再放入同煎约 15 分钟，目的是减少挥发油的损失及有效成分的分解破坏；大黄、钩藤等也应后下，因久煎易破坏有效成分，减低疗效。胖大海、番泻叶宜泡水服，以免影响药效。煎药的次数以 2～3 次为宜，一般将药物煎煮 3 次，然后将 3 次煎液混匀后分 2 次或 3 次服完。

（五）特殊处理

有些药物需要特殊处理，如花粉类、细小种子类、中药粉散剂不易与水完全接触且易漂浮于水面，要用布袋包煎；含淀粉、黏液质较多的种子类药物，易粘锅、糊化、粘底的亦要包煎；附生绒毛的药剂，为避免绒毛脱落混入药液刺激咽喉引起咳嗽也要包煎，对贵重药如人参、西洋参等应另煎；阿胶、龟版胶、鹿角胶等应烊化；对液体中药如竹沥、黄酒、姜汁等宜兑服；茯苓研细后煎，发挥药效更好。

第三节　经典与现代的对话

一、中药剂型的选择

中医的治疗方法众多，其中最具代表性之一的便是中药。从古代神农尝百草到现在的中药剂型越来越多样化，中医药发展传承了数千年，保障了中华民族数千年来的健康和生命延续。为了更好地发挥疗效，中药的剂型主要分为汤剂、丸剂、散剂、膏剂等，然而现代社会中药炮制工艺不断发展，人们生活节奏不断加快，为了出行、服用及储存的便捷，越来越多的中药剂型应运而生。而新的剂型的出现，还需要在不损失疗效的前提下，更好地优化中药的用药体验。

中药煎剂历史悠久，是临床上最常用的一种剂型。汤药治病是我国药物史上的一大发明，其悠久的历史文化内涵，广为人民群众所接受，学者们也认为中药汤剂能够体现中医辨证论治的思想。但其煎煮程序相对烦琐，且液体状态不易储存及运输，储存日久易影响疗效。有些药物制成煎剂剂量过大，不方便携带。随着制药工业的不断发展，工艺剂辅料的不断进步，进入临床的中药剂型种类越来越多，如颗粒剂、胶囊等。中药颗粒剂克服了煎剂煎煮的麻烦，不易储存等缺点，且有起效快，分剂量准确，运输、携带、服用方便等优点。如小柴胡汤制成无糖颗粒后，不仅服用总量明显降低，而且增加了适用人群，更能体现中药颗粒剂的优势。在制备泡腾片、胶囊剂时，均要制成颗粒后才能压片与灌胶囊，因此与颗粒剂的工艺、优点相同。这也使煎剂以不同的方式进入临床中，更好地适配不同需求的患者。然而煎剂剂型改变既要保持煎剂的特色，还要克服其缺点。

丸剂制法相对简单、载药量大，服用、携带方便，适用范围广，减少或避免中药提取、浓缩、干燥等环节与能源消耗，作用缓和持久，具有"丸者缓也""药性有宜丸者"，以及"大毒者须用丸"的优点，使得中药丸剂十分有利于治疗慢性疾病和病后调理，减低毒性及不良反应。中药合剂能综合浸出药材中的多种有效成分，保证制剂的综合疗效；与煎剂一样，吸收快，奏效迅速；可大量生产，免去临用煎药的麻烦，应用方便；经浓缩工艺，服用量减小，且多加入矫味剂，易为患者接受；成品中多加入适宜的防腐剂，并经灭菌处理，密封包装，质量稳定；若单剂量包装，则携带、保存和服用更方便、准确。

散剂的特点在于其易吸收，起效快，外用可起到保护与收敛的作用，剂量容易控制，制作工艺简单，价格低廉，携带及使用方便。散剂除了可以直接作为剂型使用外，也是其他剂型如颗粒剂、胶囊剂、片剂、丸剂、喷雾剂、气雾剂、混悬剂等剂型制备的中间体，可见散剂的发展在中药学的进展过程中十分必要。

《黄帝内经》指出慢性疾病宜养宜和，需长期治疗。而中药内服膏剂往往以补益为主、攻补兼施，调补人体五脏之气血阴阳，且膏方具有发挥作用缓和而持久、口感好、服用方便的优势，有利于长期稳定患者的病情、预防疾病的反复，提高患者的服药依从性。

二、现代药理研究对经方配伍的意义

经方是中医经典的核心组成部分，具有极高的历史地位和应用价值。经方配伍规律研究是诠释经方现代临床应用科学内涵的关键环节之一。《伤寒论》方中组方严谨，用药精湛，配伍合理，疗效显著，被尊为经方。其常见配伍用药规律有相辅相成、相反相成、阴阳对立、寒热并用、舍性取用、反佐、药对、相畏相杀等，对现代临床具有重要指导意义。

相辅相成即药对功效、性味大致合一，相须为用，协同增效，以助药力。如麻黄、桂枝都有发散风寒的作用，大黄、芒硝皆有清热通便之功。相使为用者，其药物的功用、性味虽有差异，但两者相使，从不同角度达到共同目的，使其各发挥所长，相互促进，以助药力药效。如人参配干姜益气温阳共用，使阳气益彰，互相为用。一为甘温，一为大辛大热，性味虽有差异，但共属温热类。

相反相成配伍是将性味、功能及趋向完全相反的药物相伍应用，利用相互制约，求得协同发挥作用，从而达到调整脏腑功能和治疗疾病的目的。如麻黄汤中麻黄与杏仁的配伍：麻黄辛温发散而开宣肺气，杏仁苦泻降气而止咳平喘，一宣一降，在求得肺脏气机运转的动态中达到宣肃有常的平衡。

阴阳对立是阴阳双方的互相排斥，互相斗争，相互制约。任清良对张仲景组方用药中的阴阳配伍进行了归纳，认为寒热并投、攻补兼施、动静结合、升降并用为药物的阴阳配伍。通过配伍互用，既可达到对寒热虚实等各证的并治，又可互相监制，减少副作用。

《伤寒论》方中的寒热并用法是治疗寒热错杂证的基本方法，具有调整阴阳平衡、解化寒热夹杂病势的治疗作用。寒热并用又是方剂药物配伍方法之一，通过寒热药性的互相中和制约，从而使药物既保存治疗功效，又减除其原有寒热属性以适应病情需要。或以与病之寒热属性相同的药物为佐药，防止主治药物与病之寒热属性互相格拒。

所谓舍性取用，"性"指药物的性质，如性寒、性热、性涩、性燥等；"用"指药物的功用。舍性取用即一种药物只取它的功用，用另一种药物相配，改变它的药性配伍的方法。如治寒实内结证，当用热性又能攻下的药物，而热性攻下的药物主要以巴豆为代表，但巴豆有毒，泻下通腑导滞的作用也不如大黄；若用大黄，大黄性寒，证本寒结，非病性所宜。此时仲景用大黄，则舍其性而仅取其用，与大辛大热之附子相配，以制其大黄的寒性，大黄附子汤中大黄与附子的配伍就体现了这一点。

反佐配伍是指使用与主药作用或性味相反的药物来辅助主药，从而达到增强功效的目的。反佐配伍是仲景组方遣药的独特方法之一。如寒热反佐，是在大寒方中稍加温热药反佐，或于大热之剂中酌加寒凉药反佐。常用的还有升降反佐、润燥反佐、行止反佐、散敛反佐、补泻反佐等。

曹华等分析了经方药对的配伍规律，认为药对配伍是《伤寒论》重要的用药理论，也是经方组成的基本单位。经方除了两个单味药之间可以组成药对外，还可两个单味药先组成药对，这个药对再与另两个单味药组成新的复合药对。例如半夏泻心汤，该方半夏与干姜性温先组成药对，再与黄连、黄芩寒性药对重新组合，形成一个新的复合药对，即半夏、干姜配黄连、黄芩，而达到寒温合治的目的。

刘金元等认为，某些具有毒副作用的药物，可通过相畏相杀的配伍用药，达到减少毒副作用的目的。《伤寒论》中常用半夏与生姜相配伍，如小青龙汤、诸泻心汤等，姜可杀半夏毒，故半夏属相畏而生姜属相杀。

通过这些合理的配伍，可充分发挥药物的协同作用而增强疗效，又可减轻或消除某些药物的毒性或副作用。深入开展方剂中药物配伍的研究，不断探索配伍背后的内在本质，对于指导方剂的临床应用、扩大疗效具有重要意义。

中药药理学的研究内容包括中药药物效应动力学（pharmacodynamics of Chinese medicines，PD，简称中药药效学）和中药药物代谢动力学（pharmacokinetics of Chinese medicines，PK，简称中药药动学）。中药药效学是研究中药对机体的作用、作用机制和物质基础的科学。中药药效学需要结合中医药学基础知识和理论，包括中药的基源、药性、配伍、临床应用等。中药药动学是研究机体对中药及其化学成分作用与规律的科学，包括吸收、分布、转化、排泄。这些需要紧密结合现代药理学中的药代动力学知识。

用现代科学技术与方法对中药的药效、活性成分及作用机制进行研究始于20世纪20年代，从最初采用经典的植物化学模式对单味药进行研究，逐渐拓展到对药性理论、中药复方、配伍规律、治法治则及中医药理论的探讨，希望揭示中医药防治疾病的科学内涵，实现指导临床合理安全用药、发现新药、丰富和发展中医药理论的作用。

中药药理的学科任务是：建立适合中医药特点的、为国际学术界认可的研究方法和技术手段，用现代科学理论阐释中药防治疾病的作用及机制；为临床合理、安全用药提供依据；参与中药新药的研发；促进中医药标准化、现代化和科学化。

三、中西药合用增毒减效现况及相关因素分析

中西药合用始见于清末民初张锡纯的《医学衷中参西录》，目前已成为中西医结合防治疾病的重要手段，其认识贯通了人们发现组分药物、发现中西药合用功效、发现药物毒性及解毒的全过程，可认为是"试错法"的结果。清代凌奂著《本草害利》中翔实论述了药物本身性能之害、使用不当之害、炮制不当之害和采收不当之害，明确提出了中药应用可能存在的不良反应。1898年我国成立了国家药品不良反应监控中心。2018年9月国务院办公厅发文"坚持中西药并重，支持中医药事业发展"，随着中西药合用的不断普及，人们愈加关注在联用过程中产生的安全问题。2008年以来，已通报不良反应信息60余期，其中包括中药和中西药合用的不良反应报道，引起学界与临床的高度重视，出版了《中药及其制剂不良反应大典》《中药不良反应概论》《中药不良反应与临床》《中药不良反应

与合理用药》《常用中药不良反应及救治》《常见中成药不良反应与合理应用》《中药注射剂不良反应与应对》《中药注射剂临床安全性评价技术指南》等 10 余部专著，对中药不良反应进行较为翔实的归纳、规范、论述与评价，对于预防不良反应事件的发生起到积极作用；在中西药合用对中药临床疗效和不良反应影响方面，已有一定的文献报道和部分专著提及，但系统归纳与梳理中西药合用过程中药物的疗效及不良反应专著尚少。本文系统整理有关书籍、文献数据库及不良反应信息通报等相关内容，并结合姜树民教授急诊及脾胃病多年临床实践进行认真整理，对其发生因素进行系统归纳与分析，以期为中西药临床合理应用、避免不良反应事件发生提供参考。

（一）中西药合用常见临床不良反应

中西药合用基于中药成分及理化性质的复杂性和中药多组分、多途径、多靶点发挥作用特点，联合应用过程中经常伴随药物吸附、pH 改变、发生络合、沉淀、酶的灭活，影响体内酶促反应或导致药物吸收、分布、代谢和排泄等异常的发生。目前看，就影响药物临床疗效的作用机制，可能是多元的、不可预知的。但对可能存在的影响因素进行研究分析，加深对中西药合理联用的认识，还是具有一定的临床参考意义。截至目前，中西药合用的不良反应机制尚不完全明确，临床多从物理性质、物化反应、药代动力学、药效学等角度进行研究，从不良反应、毒靶器官进行分类也十分符合临床思维。

2022 年，国家药品不良反应监测报告发布，其中化药应用占比超八成，报告的药品不良反应事件中，所累及的器官系统疾病排名依次为胃肠系统疾病、皮肤及皮下组织类疾病、全身性疾病及给药部位各种反应。而中西药合用常见药物临床不良反应见于多系统：包括消化系统、呼吸系统、循环系统、泌尿系统、神经系统、血液系统、皮肤及多系统反应等。以下从系统角度叙述中西药合用导致的药物不良反应及相关机制。

1. 消化系统

消化系统不良反应的发生部位包含胃肠道及肝脏。复方甘草片不宜与阿司匹林合用，因甘草含甘草酸，在体内经某些酶作用可水解成甘草次酸和葡萄糖醛酸。甘草次酸有类似肾上腺素皮质激素作用，可促使消化道溃疡的发生率增加，二药合用可能引起出血加剧现象；冠心苏合丸、人丹、健脑丸等含朱砂制剂，不能与三溴合剂、咖溴合剂同服，由于后者具有还原性，可使朱砂中的硫化汞被置换成溴化汞，腐蚀肠道黏膜引起出血，引发药物性肠炎，临床表现为赤痢样大便等一系列汞中毒症状；藿香正气水（丸）与胃复安连用可显著抑制肠道平滑肌的活动；灯盏花素注射液与低分子右旋糖酐联用可导致急性消化道大出血；含大量鞣质的中药如五倍子、地榆、苦杏仁、苍耳子、火麻仁、石榴皮等药物与硫酸亚铁、磺胺类、氨茶碱、洋地黄等临床常用西药合用，可加剧消化道损害，导致恶心、呕吐、腹泻。肝脏的不良反应主要表现为药物不合理联用导致肝损害。苍耳子、千光里注射液、鸦胆子油乳注射液、鼻炎康片与苯妥英钠、异烟肼、安定、氯烷、甲氧氟烷、吲哚美辛等西药合用，可加剧对肝脏损害，导致肝细胞型肝损害；黄药子、四季青与异烟肼、四环素合用，可增强肝脏毒性，加强药理作用，加重毒副反应；又如药酒与肾上腺皮质激素联用，可加重肝损害，导致肝坏死；乙醇与石榴皮合用也可增加肝脏毒性。

2. 呼吸系统

鹿茸制剂、人参、苦参以及速效救心丸等与可待因、吗啡、杜冷丁合用可加重麻醉、抑制呼吸；罂粟壳与呼吸中枢神经元激活作用的药物、单胺氧化酶抑制剂合用可导致惊恐、精神错乱和严重的呼吸抑制。

3. 循环系统

地高辛是治疗充血性心力衰竭最常用的强心苷类药物，而中药蟾蜍毒性成分结构与其相似，亦有洋地黄强心作用，二者合用可致地高辛样中毒。有报道称，地高辛与六神丸（含蟾蜍）合用能引起室性早搏频发。

4. 泌尿系统

含酸性成分的中药及中成药如山楂、五味子等与磺胺类药物同服，中药有机酸所致的酸性环境使乙酰化的磺胺溶解度降低，易在肾小管中析出结晶，损伤肾小管及尿路上皮细胞，导致结晶尿、血尿、闭尿等。同时，含有酸性成分的中药及中成药亦可增强呋喃妥因、利福平和吲哚美辛等药物在肾脏的重吸收，产生肾毒性。

5. 神经系统

含乙醇的中药药酒如参茸酒等与中枢神经抑制剂如氯丙嗪、安定等合用时，乙醇对这些药物中枢抑制作用增强，特别是患有睡眠呼吸暂停的患者，可产生呼吸抑制而引起死亡。抗感冒药物"白加黑片"中的黑片的有效成分之一为盐酸苯海拉明，属抗组胺药物，中成药维 C 银翘片"中亦含有抗组胺药，若将两种均含有抗组胺药的药物联用，可加重抗组胺症状，如嗜睡、头疼、头晕，甚至引起药物性再生障碍性贫血。

6. 血液系统

如复方丹参片与藻酸双酯钠合用，两者都有活血化瘀作用，尤其是对于血小板减少的患者，极易诱发内脏出血；益母草、桂附八味丸、济生肾气丸含钾量高，与保钾利尿剂安体舒通、氨苯蝶啶合用时，应警惕高钾血症的发生。

7. 皮肤

天麻、冰片、云南白药等与抗生素、解热镇痛药、降糖药、利尿药、抗心律失常等药物合用时可产生或加重荨麻疹型药疹。

8. 多脏器损害

剧烈咳嗽的患者，方剂中可配合杏仁、白果的中药止咳、平喘，后者氰苷量较高，氰苷在胃酸作用下发生水解，释放氢氰酸，对呼吸中枢有抑制作用，若与可待因合用，可使呼吸中枢过度抑制并损害肝肾功能。含乙醇的药物与单胺氧化酶抑制剂如司来吉兰等神经系统药物合用可产生恶心、腹痛、头晕、呼吸困难等严重的中毒反应，还可诱发肝毒性、呼吸骤停、神志错乱、定向力消失及全身抽搐等致命性反应。

（二）中西药合用临床不良反应机制

因中药本身作用机制的复杂性，中西药合用临床疗效的影响因素更具有多元性、复杂性及不可预知性，关于这方面的研究也处于初步探索阶段。在药动学方面，中西药联用会影响药物在体内的吸收、分布、代谢和排泄过程，从而导致药物在体内的一些药代动力学参数发生变化，如半衰期、药物的血药浓度。此外，在体内，不同药物与血浆蛋白的结合率也是不同的，因此血药浓度会发生变化，可通过改变动力学参数来影响药物的治疗效果。常见药代动力学对药物临床疗效的影响机制如下：①影响药物吸收：中西药联用后，会影响体内胃肠道 pH，以及药物在体内溶解速率，改变药物在体内的吸收程度，酸碱性相悖的中药及制剂与化学药同时应用会发生酸碱中和而影响吸收。另外，含有某些重金属或金属离子的中药或中成药，当与一些具有还原性成分的化学药联用时，会使药物的理化性质发生改变，影响药物在胃肠道的稳定性，影响吸收。如含有钙、镁、铁等金属离子的中药与四环素类抗生素共同服用时，二者形成的络合物在体内的溶解度较小，在胃肠道内不容易吸收，会降低四环素类抗生素在体内的药效。另外，部分中西药合用可形成氢键复合物，降低疗效或失效。如地榆、石榴皮及其制剂中的鞣质，可与酶类药物的酰胺键或肽键结合，形成牢固的氢键络合物，使酶降低疗效或失效。②影响药物的分布：药物的分布主要与药物和血浆蛋白结合的能力有关，在联合用药时会导致药物与血浆蛋白之间的结合率减低，导致药物中的成分呈现游离的状态，使得药物的效应减弱的同时，游离态物质导致不良反应的发生。③影响药物的代谢：肝脏是人体内进行药物代谢的主要器官，肝脏中含有一种名叫肝药酶的药物代谢酶，主要通过改变它的代谢能力来影响药物的代谢。如药酒与三环类抗抑郁药阿密替林等同用，会使肝药酶代谢增强，增加该类抗抑郁药的毒性。④影响药物的排泄：药物在肾脏内排泄速率的变化主要取决于药物在体内重吸收的程度，而药物的解离程度在这个过程中起重要作用，因此应着重考虑肾小管内尿液酸碱度这一重要因素。如含有有机酸成分的药物与磺胺类药物合用时，磺胺类药物会在人体内进行转化，部分药物会转化生成乙酰化合物，在酸性尿液中就会造成肾及尿路损害。常见不良反应机制大部分可从药物动力学角度描述，上文已进行详尽论述，此外，还有其他常见中西药合用不良反应因素：一是产生有毒的化合物、增加不良反应。如朱砂安神丸、六神丸、安宫牛黄丸等含朱砂的中成药不宜与溴化钾、碘化钾等还原性西药合用，会产生有毒汞盐沉淀而刺激肠壁引起药源性肠炎。二是生物效应的拮抗。如降糖药物不宜与含鹿茸的中成药合用，因鹿茸含糖皮质激素样物质，会使血糖上升，抵消降糖药物的部分降糖作用。三是增毒、诱发或加重不良反应。如地高辛与消咳宁等含麻黄碱的中成药合用会增强地高辛对心脏的毒性，引起心律失常。四是过敏反应。如复方丹参注射液与低分子右旋糖酐合用导致严重的过敏症甚至过敏性休克，过敏体质者同样易于使药物在体内产生不良反应。五是协同及拮抗作用。如消渴丸与优降糖合用可引起低血糖不良反应；麻黄与吩噻嗪类药物合用，使麻黄碱的血管收缩作用受到拮抗，增强吩噻嗪类的低血压反应。六是患者自身情况。就诊患者的自身情况和病情各有不同，老年人的免疫力功能低下，心血管疾病高发，同时老年患者有不同程度的肝肾功能减退，体质渐渐衰退，发病病情复杂，且知识储备有限，用药欠规范，在中西药联用治疗病症时，更易发生风险，产生不良反应。

（三）总结与展望

中西药临床有各自的优势，合用可增加疗效、降低毒副反应、减少药物用量、缩短用药疗程，但使用不当亦可降低疗效、增加毒副作用，合用禁忌有待进一步研究。在中西药配伍应用过程中，除遵循各自的基本理论，体现中西药整体治疗与局部治疗、特异性治疗与非特异性治疗等特点，将中药君、臣、佐、使组方原则扩大到中西药配伍应用的全过程，充分发挥中西药合理配伍应用的优势，结合各自化学成分、药理作用，明确中西药合用时其作用机制和配伍变化规律，从理化反应、药理作用、给药时间和顺序、给药剂量、个体差异等各方面综合考虑，辨证论治，对证下药，合理配伍。同时加大基础研究力度、加强中西药合用的实践性研究，做好回顾性处方和病历分析，开展治疗药物检测，加强医师、药师和患者之间的沟通，重视老年人用药安全，建立药物信息反馈系统等举措，对于指导临床具有参考价值。

跟随姜树民教授学习过程中，老师高度重视用药安全，怀着对生命的敬畏之心，多方查证，慎始敬终，行稳致远，突出个体差异、强调药之偏性、结合中药合用机制及多年中西医结合临床实践，老师说案例、谈经验，从思想深处，给同学们上了更为重要而难得的一课。当然中医药在中国几千年的传承中，相关药物作用知识的不断丰富积累，中西药合理的联用不断被重视，不单局限于指导临床，也为中医药更好地传承与创新提出了新的要求。

第二章
用药法度

第一节 用药举要——"姜门八对药"

一、概述

姜树民教授为辽宁省名中医，国家第六批师承指导教师。其人治学严谨，博洽多闻，茹古涵今，师从"首届国医大师"李玉奇教授10余年，后又随"第三届国医大师"周学文教授学习数载，博极医源，守正创新，于浩如烟海、灿若星辰的中医药古籍中取精用宏，躬亲笃行，深耕杏林已逾40载，临证经验颇丰。

姜树民教授制方施药，一贯秉承"用一味大剂，毋宁增加药味""用量宁小勿大"的原则，习于将小剂量功效相似、相佐的药物进行合理搭配，三两并行，相须相使，形成对药或角药；而姜树民教授常用的对药或角药中又有八组最为捷要，师门谓其为"姜门八对药"，习称其为"姜八对"。

每言于药，必不离《神农本草经》。《神农本草经》是我国亦是世界上现存最古老的药物学典籍之一，又是中医药学四大经典著作之一。所载药物功效与主治是其主要内容，另有药物正名、性味、异名、产地、采收季节，及用法、用量、剂型、七情配伍、所附方剂、服用方法等。

《汤液经法》为汉代方剂学著作，相传为商代伊尹所著。伊尹亦是汤药之鼻祖。皇甫谧《针灸甲乙经·序》云"伊尹以亚圣之才撰用神农本草，以为汤液"。《汤液经法》作为经方学派学术理论中的重要组成部分，亦是"方书之祖"《伤寒论》之源，更是后世制方施药之基石。

今为求索姜树民教授遣方之法度，配伍之枢机，医方之根源，溯国医李玉奇教授、周学文教授之源流，探组方之至真大要。余不揣鄙陋，探赜索隐，穷微洞妙，明其精义，尝以姜树民教授"姜门八对药"为基，《神农本草经》为经，《汤液经法》为纬，各家论述为征，后世典籍为引，现代药理学研究为参，管中窥豹，试述一二，倘有些许真知之言，或可决嫌疑，正视听哉？

然《汤液经法》成书年代久远，唐时轶失，其内容仅转录于梁·陶弘景所著《辅行诀五脏用药法要》。《汤液经法》其文简，其义奥，其言近，其旨远，为求诸君知其方之所以为方之法，余以金锐所著《汤液经法图讲记》为鉴，试将《汤液经法》五味理论解之一二，以备诸君观览。

陶弘景所著《辅行诀五脏用药法要》转引《汤液经法》中五味理论，言"今者约列二十五种，以明五行互含之迹，以明五味变化之用。味辛皆属木，桂为之主。椒为火，姜为土，细辛为金，附子为水。味咸皆属火，旋覆花为之主。大黄为木，泽泻为土，厚朴为金，硝石为水。味甘皆属土，人参为之主。甘草为木，大枣为火，麦冬为金，茯苓为水。味酸皆属金，五味为之主。枳实为木，豉为火，芍药为土，薯蓣为水。味苦皆属水，地黄为之主。黄芩为木，黄连为火，术为土，竹叶为金。此二十五味，为诸药之精，多疗五脏六腑内损诸病，学者当深契焉"。《汤液经法》将五味理论与五行理论相联系，即辛木，咸火，甘土，酸金，苦水。且明言五味者，五气所化生也。后世也将上文25味药物称为"二十五味药精"。

依据《汤液经法》五味理论，每一味中药均具有两种不同的五行属性，如茯苓为土中水，白术为水中土。前面的称为"前位属性"，后面的称为"后位属性"。"前位属性"大概指的是药味，"后位属性"大概指的是作用定位，即"归经"。

同时，依《汤液经法》中所载"汤液经法图"，五味与五脏相应，五味作用于五脏又具有或补或泻的治疗作用，如图2-1所示。

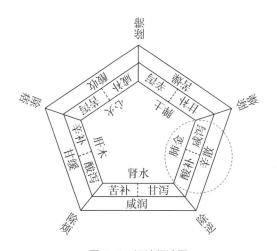

图2-1　汤液经法图

以茯苓为例。茯苓为"土中水"，前位属性为"土"，即药味为"甘"，后卫属性为"水"，即作用定位为"肾"。因此，茯苓在《汤液经法》中为作用于肾水的甘味药。再依据"汤液经法图"，甘味作用于肾水具有"甘泻"的功效。《辅行诀五脏用药法要》云"肾气虚则厥逆；实则腹满，面色正黑，泾溲不利"。又云"小泻肾汤：治小便赤少，少腹满，时足胫肿者方"。可见"肾实证"是以小便不利、腹胀、下肢水肿为主的综合征，而茯苓具有"甘泻"的功效，因此可用于治疗"肾实"所致小便不利、腹胀、下肢水肿等症。这与现代《中药学》中记述的茯苓具有利水渗湿功效，用治水肿，痰饮等病是相一致的。

　　但与此同时，有许多中药没有被列入"二十五味药精"中，譬如姜树民教授常用的黄芪、白及、延胡索、川楝子、薏苡仁等药，这就需要通过分析确定了。金锐于《世界科学技术——中医药现代化》2021 年第 23 卷第 2 期上中明确指出，可通过将功效药理与法象药理相结合，标识药味与真实滋味相结合，临床应用与传统记载相结合，综合判断。后文编者遵循此法，确定姜树民教授对药或角药中使用药物在《汤液经法》中的中药属性，分析其配伍的临床功效及意义。

二、黄芪、白及

　　《神农本草经》云"黄耆，味甘微温。主痈疽久败疮，排脓止痛，大风，癞疾，五痔，鼠瘘，补虚，小儿百病"。《神农本草经》云"白及，味苦平。主痈肿，恶疮，败疽，伤阴，死肌，胃中邪气，贼风，鬼击，痱缓不收"。

　　黄芪不在"二十五味药精"之中，需综合判断。《神农本草经》言"黄芪，味甘"，《医学启源》亦云"（黄芪）气温，味甘，平"。且黄芪口尝味甜。可知黄芪在《汤液经法》五味理论中，前位属性应为"土"。

　　《神农本草经》未言药物归经，引《汤液本草》所载"（黄芪）入手少阳、足太阴经、足少阴命门"。《本草新编》亦曰"（黄芪）入手太阴、足太阴、手少阴经"。清代张志聪《本草崇原》明言"黄芪色黄……土主肌肉"。陈修园于《神农本草经》中亦云"黄芪入脾而主肌肉"。结合其饮片切面皮部黄白色，木部淡黄色，可知黄芪作用部位应是"脾"，故黄芪后位属性为"土"。因此，黄芪在《汤液经法》中的中药属性为"土中土"，是一个作用于脾土的甘味药。

　　甘味作用于脾土，自然具有"甘补"的功效，可治疗《辅行诀五脏用药法要》中所载"脾虚证"。《辅行诀五脏用药法要》载"（脾）虚则四肢不用，五脏不安。虚则身重，苦饥，肉痛，足痿不收，行善瘛，脚下痛""小补脾汤：治饮食不化，时自吐利，吐利已，心中苦饥。或心下痞满，脉微，无力，身重，足痿，善转筋者方"。因而，黄芪可用治消化不良、恶心呕吐、腹泻下利、胃脘痞满、四肢无力、身重、肌肉疼痛等症。

　　同时，黄芪还可用于治疗肢体抽搐、下肢痿软、转筋等症，《素问·六节脏象论》亦云"肝者……其充在筋"。肢体抽搐、转筋等症均属于筋病，肝主筋，因此，黄芪的后位属性还应包括"肝木"，黄芪在《汤液经法》中的中药属性应兼具"土中木"，可辛补肝木，升阳举陷。此陶氏所谓"阳旦者，升阳之方，以黄芪为主"。黄芪升清之性应是由此而来。后世张锡纯于《医学衷中参西录》中言"黄芪……兼能升气，善温胸中大气（即宗气）下陷"又云"肝属木而应春令……黄芪之性温而上升，以致补肝原有同气相求，同声相应之妙用……凡遇肝气虚弱，不能条达，一切补肝之药不效者，重用黄芪为主"亦是此理。同时，基于黄芪"土中木"这一特性，能补气升散，因此黄芪还可敛疮生肌，用治"痈疽久败疮，排脓止痛"。

　　白及亦非"二十五味药精"之属。《神农本草经》言"白及，味苦平"。李杲言"（白及）苦甘，微寒，性涩"。口尝白及味苦、涩，嚼之有黏性。可知白及在《汤液经法》五味理论中，前位属性应为"苦水"，又具涩味，兼备"酸金"之性。

《本草纲目》载"（白及）入肺"。《本草再新》亦言"（白及）入肺、肾二经"。黄宫绣在《本草求真》中明确指出"白及专入肺"、且白及饮片切面为类白色、可知白及后位属性应为"金"，因此，白及在《汤液经法》中的中药属性应为"水中金"，是一个作用于肺金的苦味药，但又兼具酸味。其味苦可泻心火，燥脾湿；酸味可补肺金，收心火。苦泻心火，故白及可用治"心中痛""心中卒急痛……不可饮食，食之反笃者"，还可用治"暴得心腹痛，痛如刀刺，欲吐不吐，欲下不下"等"心火实证"。前后互参，心中者，应仲景所谓"心下"也，实则为现代医学中的胃，故《神农本草经》载白及可治"胃中邪气"。

《素问·至真要大论》言"诸痛痒疮，皆属于心"，泻心者，泻其火也，故白及可泻心火，疗疮痈。因而《神农本草经》言其"主痈肿，恶疮，败疽，伤阴，死肌"，且"诸血者，皆属于心"（《素问·五脏生成论》），泻心火则诸经之火自宁，血无热迫则不妄行，出血可止。又因其味酸涩，酸补肺金，故白及可用治肺络虚损所致咯血、吐血等症；又因"肺之合皮也"，故白及亦为消肿散血，敛疮生肌，治痈疮未溃或已溃之常用药。

姜树民教授以黄芪合白及，黄芪味甘，白及味苦，甘苦相合，符合《汤液经法》中治疗脾土病症的配伍原则。甘补脾土，苦燥脾湿，补泻兼施，可用治虚实夹杂的脾土病症。调整两药比例，重用黄芪，则以甘补为主，可治脾土虚证；重用白及，则以苦燥为主，能疗脾土实证。两药并举，即可治"脾实则腹满，飧泄""腹中胀满，干呕，不能食，欲利不得，或下利不止"；亦可疗"饮食不化，时自吐利……或心下痞满，脉微，无力"。同时，因白及味苦兼酸的特点，又可苦泻酸收，治疗心火实证所致的"吐血衄血"及"诸痛痒疮"。

由此观之，姜树民教授以黄芪伍白及治疗慢性萎缩性胃炎伴肠上皮化生、糜烂性胃炎、反流性食管炎、胃溃疡、十二指肠溃疡等病，其效如桴鼓，百举百全，皆因上述疾病均发于胃肠，胃肠者，脾之所主，黄芪补虚排脓；肠上皮化生、糜烂、溃疡皆属痈疡、恶疮、久败疮，心之所主，白及敛疮生肌。两药参合，甘补，苦燥，酸收，补脾燥湿，泻心敛疮。两药并行，实为姜树民教授将《神农本草经》中黄芪"主痈疽久败疮，排脓止痛"与白及"主痈肿，恶疮……死肌，胃中邪气"之主治，拨乱为治，反本修古，还其本貌。而"国医大师"李玉奇教授"萎缩性胃炎以痈论治"学说与"国医大师"周学文教授"以痈论治消化性溃疡"学说，也绝非"无源之水，无本之木"，用药皆出自《神农本草经》，法度均效《汤液经法》。

现代药理学研究表明，黄芪可促进 T 淋巴细胞增殖，显著提高人体细胞的免疫功能，具有良好的抗感染作用；还能提高肝脏中内质网应激能力，加快蛋白的合成，促进血管内皮细胞的游走与增殖，提高其整合素活性，从而于溃疡愈合期及瘢痕期改善胃黏膜血供，修复胃肠黏膜，促进创面愈合。白及富含胶状黏液质，可抑制纤溶并减少凝血时间，形成人工血栓，快速修复破损血管，从而起到止血作用；同时，还能有效抑制多种细菌，引领诸药黏腻附着于溃疡面之上，延长了药物与创面的接触时间，增强药效。二者配伍能托毒外出，去腐生肌，预防溃疡发生，溃疡已成者，亦可敛疮生肌，促进溃疡愈合。

三、延胡索、川楝子

延胡索始载于《雷公炮炙论》，《雷公炮炙论》云"心痛欲死，速觅延胡"。川楝子首载于《神农本草经》，《神农本草经》云"楝实，味苦寒。主温疾，伤寒，大热烦狂，杀三虫，疥疡，利小便水道"。

《本草新编》言延胡索性味为"味辛、苦，气温"，《本经逢原》亦言其"辛苦温"，口尝延胡索味苦。可知延胡索同时具有标识药味之辛味与真实滋味之苦味，但辛味应该是后世医家结合其具有"能行血中气滞，气中血滞""功专破血行伤"的功效，附会而来，非其本味。因此延胡索在《汤液经法》五味理论中，前位属性应以"苦水"为主。

《雷公炮炙论》云"心痛欲死，速觅延胡"。可见延胡索最初的归经应是心经。后世《汤液本草》言其"入手足太阴经"。《本草蒙筌》云其"入太阴脾、肺，一云又走肝经"。《本经逢原》明言"延胡索色黄入脾胃"。结合其饮片表面黄色或褐黄色，断面黄色，可知延胡索主要作用部位应是"心"，兼入"脾"。因此，延胡索后位属性主要为"火"，兼属于"土"，在《汤液经法》中的中药属性为"水中火"，兼有"水中土"的属性，是一个作用于心火的苦味药，又兼具苦燥脾土的作用。

苦泻心火，可治"心胸内痛""心中卒急痛""心腹痛，痛如刀刺"等"心火实证"。这与后世《本草纲目》所言"（延胡索）专治一身上下诸痛"和《本草正义》所载"延胡索……治内外上下气血不宣之病……主一切肝胃胸腹诸痛"的功效相一致。同时，因其味苦入脾，兼具燥湿泻脾之功，且心与心下位置相近，心下者属胃，因而延胡索亦可治心下脘腹疼痛。此《医学启源》所谓"（延胡索）治脾胃气结滞不散，主虚劳冷泻，心腹痛，下气消食"。故也。

《神农本草经》云"楝实，味苦寒"。《玉楸药解》言"（川楝子）味苦，性寒"。《汤液本草》亦云"（川楝子）气寒，味苦、平"。《本草求真》也指出"川楝子即苦楝子"。川楝子口尝味酸而苦。综上所述，川楝子在《汤液经法》五味理论中前位属性亦为"水"。

至于川楝子归经及作用部位，《珍珠囊》言其"入心"。《雷公炮制药性解》亦言其"入心、小肠二经"。《本草分经》虽未言其归经，但言其能"导小肠膀胱之湿热，因引心包相火下行"，小肠与心相表里，心包亦属于心，可见川楝子应归心经。因此，川楝子在《汤液经法》中的后位属性为"火"，中药属性与延胡索一样，也为"水中火"。

川楝子作为"水中火"，同样具有苦泻心火的功效，可用治"心火实"所致"笑不休""胁下支满，膺背肩胛间痛""心中懊，脿背胸支满"等症。其中"笑不休"即后世所谓"癫狂"，"心中懊"即后世所谓"心烦易怒""懊恼烦溃"，这与《神农本草经》中记述的川楝子能治"大热烦狂"相一致。同时，因其具有治疗"胁下支满""胁背胸支满"的功效，基于中医经络学说，两胁者，为肝经循经所过之处，这为后世医家衍生出川楝子入肝经，具有治疗肝郁化火诸痛证的功效主治提供了理论依据。"经云：诸邪在心者，皆心胞代受，故证如是"。心有热，心包代受，移热小肠，即见小便短赤、涩痛，或尿血等症。"楝实，导小肠膀胱之热，因引心包相火下行"（《本草纲目》），可用治小便短赤、涩痛，尿血。此《神农本草经》所谓"利小便水道"故也。

延胡索合川楝子，两药均为"水中火"，合而用之，治疗心火实证所致"胸膺痞满""心中卒急痛""心腹痛，痛如刀刺""口中苦"其效益彰。后世《素问病机气宜保命集》所载"金铃子散"治肝郁有热，心腹胁肋诸痛，《活法机要》所载治疗热厥心痛，或发或止的"金铃子散"，以及《医学衷中参西录》所载，用治胁痛或连心腹痛的"金铃子泻肝汤"，皆是依循此制方之法所制或以此法加减化裁所得。

姜树民教授将两药并用治慢性胃炎、胃溃疡、十二指肠溃疡、冠状动脉粥样硬化性心脏病、肋间神经痛、肋软骨炎、带状疱疹后遗痛等诸痛证。盖"诸痛痒疮，皆属于心"，延胡索、川楝子皆能苦泻心火以止诸痛。且两药皆为色黄之品，依法象药理学，两药又可走脾入胃，用治脘腹诸痛最为捷要，又以止胃脘肠腑因生"内痈"所致疼痛最为速效。

现代药理研究表明延胡索具有镇静、催眠、镇痛等药理作用，还具有抗溃疡、抑制胃酸分泌、抗肿瘤的作用。延胡索、川楝子均有良好的抗炎镇痛、镇静、抗肿瘤等作用。两药合用所成"金铃子散"具有明显的抗炎作用，其抗炎作用机制部分在于抑制前列腺 E2（PGE2）、一氧化氮（NO）、白细胞介素 –6（IL-6）的产生，抑制中性粒细胞产生氧自由基，从而有广谱抗感染作用。

四、茯苓、薏苡仁

《神农本草经》云"茯苓甘平。主胸胁逆气，忧恚，惊邪，恐悸，心下结痛，寒热烦满，咳逆，口焦舌干，利小便。久服安魂养神，不饥延年"。薏苡仁首载于《神农本草经》，《神农本草经》云"薏苡仁，味甘微寒。主筋急，拘挛不可屈伸，风湿痹，下气，久服轻身益气。其根下三虫"。

茯苓首载于《神农本草经》，亦是《辅行诀五脏用药法要》"二十五味药精"之一，为"土中水"，茯苓前位属性为"土"，提示茯苓味甘，后位属性为"水"，提示茯苓主要作用脏腑为肾；因此，茯苓应是具有泻肾水，补脾土的甘味药。

甘泻肾水，可治"肾实证"。《辅行诀五脏用药法要》言"（肾）实则腹满""肾病者，必腹大胫肿，身重嗜卧""腹胀腰痛，大便难"。可见茯苓基于其"甘泻"作用可用于治疗水饮内停所致水肿、腹胀、便秘、身重、神疲倦怠等症。同时，甘补脾土，可用治"脾虚证"。《辅行诀五脏用药法要》载"脾病者，必腹满肠鸣，溏泻，食不化；虚则身重""阳气不足则寒中，肠鸣腹痛""小补脾汤：治……或心下痞满"。可见茯苓基于其"甘补"功效，又可治疗水饮停胃所致胃胀、腹胀、腹痛、肠鸣音亢进、大便稀溏、完谷不化等消化系统症状。《伤寒明理论》将茯苓的功效高度概括为"渗水缓脾"。

姜树民教授临证运用茯苓，主治四端。一者，取其"淡能利窍，甘以助阳"（《用药心法》）之功，治疗水湿中阻，闭阻气机之胃脘痛、胃痞、腹胀等病，此《神农本草经》所谓茯苓主"心下结痛"。

二者，茯苓为姜树民教授治疗失代偿期肝硬化腹腔积液之要药。《本草经疏》言"大腹者，脾土虚不能利水，故腹胀大也"，可见肝硬化腹腔积液一症，当为脾虚不能利水，水饮内停大腹所致。《名医别录》言茯苓能治"大腹淋沥"，即是其治疗肝硬化腹腔积液的体现。

三者，姜树民教授取茯苓"甘补"之功，用治"脾虚证"所致肠鸣泄泻，腹中雷鸣等症。泄泻一病治法，自仲景《伤寒论》第159条"伤寒，服汤药，下利不止……复利不止者，当利其小便"。及《金匮要略·呕吐哕下利病脉证治》"下利气者，当利小便"，开利小便治泄泻之先河；后世医家踵事增华，朱丹溪《金匮钩玄》云"治湿不利小便，非其治也"，明确强调利小便在泄泻治疗中的重要性；明代张景岳更于《景岳全书·泄泻》中明确提出"凡泄泻之病，多由水谷不分，故以利水为上策"，并强调"治泻不利小便非其治也"，此今世所谓"利小便以实大便"故也。姜树民教授取茯苓《神农本草经》中"利小便"之功，"开支河""分消走泄"，令水饮由小便而出，用治暴久虚实下利，均可随证配伍使用。

四者，姜树民教授取《神农本草经》中茯苓主"忧恚，惊邪，恐悸"及"久服安魂养神"用治心悸、失眠、妇人脏躁等病。缘何"甘泻"肾水之品，可治"心病"所致"心气不定，如车马惊""心中冲惊不定""心中烦悸不安"。《本草崇原》载"惊恐悸气，少阴病也"。少阴者，心肾也；《本经疏证》言"悸者，气不行，则水内侵心也"。可见，心悸病是因肾实水停，水饮凌心所致，茯苓以其"利小便"之功，甘泻肾水，水去则神安，心神安定则心悸、不寐诸病皆愈。

由此观之，姜树民教授运用茯苓一药，溯求本源，以《神农本草经》中"利小便"为经，《汤液经法》中"土中水"为纬，经纬相合，强调渗利小便是茯苓最基本的临床功效，基于渗利小便的功效，茯苓才具有治疗腹满、胃痞、下利、心悸、失眠的功效。

薏苡仁虽不在"二十五味药精"之列，但《神农本草经》云"薏苡仁，味甘微寒"。《本草正》言"（薏苡仁）味甘淡，气微凉"。《药品化义》亦云"薏米，味甘气和"；薏苡仁口尝味甘甜。综上所述，薏苡仁在《汤液经法》五味理论中前位属性亦为"土"。

至于薏苡仁归经及作用部位，现代《中药学》及《中华人民共和国药典》认为薏苡仁归脾、胃、肺经。但回溯《神农本草经》我们不难发现，薏苡仁主治"主筋急，拘挛不可屈伸，风湿痹"，这与《辅行诀五脏用药法要》中"辨脾脏病症文并方药"中"脾虚证"及"脾实证"均不相符，那么薏苡仁最原本的归经及作用部位到底应该是什么呢？《灵枢·九针论第七十八》明言"肝主筋"，《素问·痿论》载"肝主身之筋膜"。《素问·六节脏象论》亦云"肝者……其充在筋"。薏苡仁所主"筋急"，是指筋脉拘急不柔，屈伸不便，《素问·五脏生成》云"多食辛，则筋急而爪枯"。可将筋急者，病在肝也。同时，薏苡仁又能治疗"风湿痹"，《素问·五运行大论》载"东方生风，风生木，木生酸，酸生肝，肝生筋"，可见风邪所致疾病，皆应归属于肝。因此薏苡仁在《汤液经法》中的后位属性为"木"，中药属性应为"土中木"。

薏苡仁作为"土中木"，同样具有"甘缓"的功效，可攻补兼施，同时用治"肝虚""肝实"之证。那么薏苡仁更偏于"补肝"还是"泻肝"呢？《辅行诀五脏用药法要》所载"邪在肝……则胻善瘛，节时肿"，表明"肝实证"会出现下肢筋肉痉挛抽搐，这与

《神农本草经》中薏苡仁治疗"拘挛不可屈伸"不谋而合，因此薏苡仁"甘缓"的功效应主要在治疗"肝实证"。

但须知《辅行诀五脏用药法要》"辨脾脏病症文并方药"中亦有"虚则……足痿不收，胻善瘈，脚下痛"的记载，因而薏苡仁作为甘味药，也具有"甘补"脾虚证的功效，且甘味之于肾，亦有类似茯苓"甘泻"肾实证的功效。

综上所述，薏苡仁具有甘味，主要归属肝经，甘缓肝实，是兼能甘补脾虚，甘泻肾水以治疗风湿为患所致肢体经络疾病为主的药物，且其气微寒，风湿热证用之最宜。这与现代中药学中薏苡仁的主治功效大相径庭，但这也恰恰是薏苡仁证治本源。

姜树民教授以薏苡仁治疗脾胃病，并非单纯依照现代中药学理论。姜树民教授认为，现代脾胃病，特别是慢性萎缩性胃炎伴肠上皮化生，是因湿热邪气痹阻胃络，影响气血运行，导致胃黏膜出现糜烂、溃疡、增生等病变。这与祖国传统医学中"痹证"的概念不谋而合，且《素问·痹论》明言"五脏皆有合，病久而不去者，内舍于其合也"，强调痹与五脏关系，姜树民教授言此为"湿热相合，闭阻胃络，初病为痞，久病生积，痛毒内生"。因此，脾胃病早期治疗运用清热除湿，通络宣痹的治法就显得尤为重要，而薏苡仁具有利水渗湿，除痹通络之效，用之最宜。

现代药理学研究证明，薏苡仁提取物有抗消化系统肿瘤的功效，这一功效与祖国传统医学中"消痈"的功效类似。姜树民教授以薏苡仁治疗脾胃病，看似简单遵循现代《中药学》理论，实则寻源探本，推本溯源，还原薏苡仁《神农本草经》《汤液经法》中本真功效，而后革故鼎新，以治风湿痹证之药，疗脾胃诸疾，试将仲景"薏苡附子败酱散"治内痈之法，推陈致新，以痈论治脾胃病。

姜树民教授以茯苓伍薏苡仁，两药均味甘补脾，甘泻肾水，一平一凉，用治饮停于内无论寒热虚实均可信手取用。两药相合，甘泻肾水，用治水肿、腹水、小便不利等病，亦治水饮内停，气不化津所致消渴；甘补脾虚，用治脾虚湿盛，水饮内停所致泄泻、肠鸣、腹满、胃痞等病，但姜树民教授告诫吾辈，茯苓、薏苡仁两药，茯苓以甘补脾虚见长，然薏苡仁补脾与人参、大枣迥别，薏苡仁补脾之功实为渗利脾湿而见补脾之效，且其补益之力亦缓，不可一概而论。两药并行，亦为祛风除湿，蠲痹通络之良药，用治风湿痹痛，"湿热不攘，大筋緛短，小筋弛长"之肢体拘挛、痿软。

现代药理研究表明，茯苓具有降低胃液的分泌、保护胃黏膜的作用，从而有效缓解患者反酸、烧心等症状。同时，茯苓具有显著的抗感染作用，还能调节体内水液代谢，通过肾脏排出体外，减少水液潴留。薏苡仁水煎液对胃肠道功能有较好的正向调节作用，不仅能显著提高机体免疫能力，在长期应用后，还能抑制肿瘤细胞的分裂增殖；诱导肿瘤细胞的凋亡等。两药并行，对慢性胃炎、胃溃疡、十二指肠溃疡等胃肠道炎性疾病均有一定治疗作用，且能有效避免慢性萎缩性胃炎伴肠上皮化生向胃恶性肿瘤进展。

五、白豆蔻、砂仁

白豆蔻，首载于《名医别录》，《名医别录》云"（白豆蔻）味辛，温，无毒。主温中，心腹痛，呕吐，祛口臭气。生南海"。白豆蔻既非《神农本草经》之属，亦非《辅行诀五脏用药法要》"二十五味药精"之列。因此，需探析豆蔻在《汤液经法》中的中药属性。

白豆蔻，《名医别录》言其性味为"味辛，温"。《本草备要》言其"辛热"。《本草便读》亦载"（白豆蔻）性热气香……味辛质燥"。《中华人民共和国药典》也明确记载白豆蔻"气芳香，味辛凉略似樟脑"，口尝白豆蔻味亦为辛。可知白豆蔻不论标识药味还是真实滋味均为辛味。因此，白豆蔻在《汤液经法》五味理论中，前位属性应为"辛木"。

至于白豆蔻的作用脏腑，《名医别录》云"主温中"，可见白豆蔻最初的作用脏腑应是中焦脾胃。但后世《本草备要》言其"流行三焦，温暖脾胃（三焦利，脾胃运，则诸证自平矣）而为肺家本药（肺主气）"，强调白豆蔻主入肺经。《本草撮要》明言"（白豆蔻）入手太阴经"。综上所述，白豆蔻作用脏腑应是脾胃及肺，《雷公炮制药性解》将其高度概括为"白豆蔻辛宜入肺，温为脾胃所喜，故并入之"。那么肺与脾哪一脏才是白豆蔻的主要作用脏腑呢？结合其饮片表面黄白色至淡黄棕色，其名为"白豆蔻"，色白者，入肺，可知白豆蔻主要作用部位应是"肺"，兼入"脾"。那是否真的如此呢？我们还需要结合白豆蔻的主治与《辅行诀五脏用药法要》中辨五脏病症中各脏腑发病特点来进行分析。

白豆蔻在《名医别录》中记载的功效为"主温中，心腹痛，呕吐，祛口臭气"；《本草备要》则言其"治脾虚疟疾，感寒腹痛，吐逆反胃"；《本草乘雅半偈》则载"（白豆蔻）主积冷气，止吐逆反胃，消谷、下气"。综上，白豆蔻可用治寒证腹痛，呕吐，反胃，饮食积滞。《辅行诀五脏用药法要》"辨脾脏病症文并方"明确指出"脾实则腹满，飧泻""脾病者，必腹满肠鸣，溏泄，食不化"。且"大泻脾汤"主治"腹中胀满，干呕，不能食"。这与白豆蔻主治基本一致，因此，我们推测白豆蔻在《汤液经法》中的后位属性应是"土"。结合《汤液经法图》，我们不难发现，辛味作用于"脾土"能够发挥"辛泻"的作用，治疗"脾实证"；但同时辛味也可作用于肺金，发挥"散肺"的作用，可用于治疗肺脏病。故《本草便读》言"（白豆蔻）理上焦一切寒凝气滞"，《本经逢原》亦载"白豆蔻辛香上升，入脾肺二经，散肺中滞气"。

白豆蔻后位属性以"脾土"为主，兼属"肺金"，在《汤液经法》中的中药属性为"木中土"，兼有"木中金"的属性，是一个作用于脾土的辛味药，又兼具辛散肺金，治疗"凭胸仰息""上气喘""胸中迫满"的作用。

姜树民教授临证应用白豆蔻，取其质轻升散，味辛香燥，气味清芬，芳香辟秽的特性。辛泻脾土，芳香化浊，辛温散寒，化湿行气，用治寒湿中阻所致腹满、泄泻、纳差、便溏、干哕、反胃、呕吐等症。又可上行入肺，辛散肺金，宣发肺气，行气止痛，用治肺气郁闭所致咳喘气逆、气滞胸痛等病。且姜树民教授以"肺与大肠相表里"理论为依据，提出"宣散肺气以利肠腑气"。其中白豆蔻就具有宣发肺气的功效。姜树民教授以白豆蔻宣发肺气以利大肠气降，又以白豆蔻芳香化浊之性，宣化肠腑湿浊，用治"湿秘"。"湿秘"为姜树民教授临证独创的一种便秘类型，是有别于《中医内科学》中"热秘""气秘""冷秘"及"虚秘"的一种辨证分型。临证归属于"实秘"的范畴。姜树民教授认为"湿秘"是因今时之人饮食结构不同于古时，过用食品添加剂，或饮食油腻，秽浊内生，胶着黏腻，留滞不去；又恣食辛辣厚味，内热鸱张，湿热相合，羁留肠胃所致。湿浊羁留肠胃本该发为泄泻，然湿阻气机，大肠腑气不利，传导失常，则发便秘。"湿秘"与"气秘"类似，但区别在于"湿秘"是因湿阻而致气滞，"气秘"是因肝脾气滞，腑气不通而致。"湿秘"以"湿阻"为其本，"气滞"为其标。临证"湿秘"患者常症见：大便数日不行，或每日虽解，但量少艰涩，便质不干反溏，便后不爽，肠鸣矢气，腹胀腹满，舌苔腻，脉濡或滑。治疗也当以芳香化浊，顺气导滞为则。白豆蔻一药一物两用，上行散肺，宣发肺气以通肠腑气滞；中行脾土，辛泻脾实，以芳香化浊去滞通腑，并治湿浊气滞。

且姜树民教授认为白豆蔻与"二十五味药精"中的干姜同属于"木中土"，临证常以白豆蔻易干姜，与苦参、蒲公英、连翘等苦寒之品，构筑姜氏"寒热并用""辛开苦降"药对。

盖干姜性热味辛，入汤剂煎煮后气味辛辣异常，患者常难以下咽，甚或拒药呕吐，影响治疗；且今人脾胃病以湿热中阻为多，干姜性大热，辛开苦降之中有助生湿热之弊，而白豆蔻性温味辛，其气清爽，辛开苦降，寒热并用之中又兼能化浊利湿，无助生湿热之虞。姜树民教授师古而不泥古，乏效仲景，以辛开苦降之法治疗脾胃病，然取其法而不用其药，所用之药虽非《神农本草经》之属，然其法有源，其理可循。

砂仁，首载于《药性论》，《药性论》云"（砂仁）味苦，辛。能主冷气腹痛，止休息气痢劳损，消化水谷，温暖脾胃，治冷滑下痢不禁"。砂仁亦非《辅行诀五脏用药法要》"二十五味药精"之属。因此，也需探析砂仁在《汤液经法》中的中药属性。

砂仁，《药性论》言其性味为"味苦，辛"。《药类法象》言其"气温，味辛"。《汤液本草》亦载"（砂仁）气温，味辛"。《本草经疏》亦云"缩砂蜜禀天地阳和之气以生，故其味辛，其气温"。《景岳全书》则言"（砂仁）味辛微苦，气温"。可见历代医家对砂仁五味的认识存在分歧，最早记载砂仁的《药性论》认为砂仁味辛、苦，可后世多数医家却只记录了砂仁的辛味，仅有少数医家会提及砂仁的苦味。而《中华人民共和国药典》中记载的砂仁性状为"气芳香而浓烈，味辛凉、微苦"，那么到底应该怎么解释砂仁的五味呢？

首先可以肯定的是砂仁作为姜科植物应该具有与生姜、白豆蔻等一样的辛味，因此，砂仁在《汤液经法》五味理论中，前位属性应主要为"辛木"。但是，不论性状中实际品尝的苦味，还是《药性论》及《景岳全书》中记载的"微苦"，都不应该被忽略。砂仁前位属性应还兼有为"苦水"，也正是因为这一属性决定了砂仁现代《中药学》中记录的"安胎"功效，后文将做详细论述。

砂仁与白豆蔻、生姜、干姜同属姜科，均具有"温暖脾胃"即"温中"的功效，且砂仁亦可"主冷气腹痛"，这与白豆蔻"主温中，心腹痛"的功效毫无二致。因此，笔者推测，砂仁的作用脏腑应有"脾土"，在《汤液经法》中的后位属性应是"土"，中药属性为"木中土"。辛味药在《汤液经法图》中同时具有"辛补肝木""辛泻脾土""辛散肺金"三种功效。砂仁作为"木中土"理论上可以用治"肝虚""脾实"及"肺虚""肺实"之证。补肝虚，则可用治"气上冲心""其人恐惧不安""气自少腹上冲咽喉，呃声不止"，这与《本草拾遗》中记载的"（砂仁）主上气咳嗽，奔豚鬼疰，惊痫邪气"相一致。但这一功效，目前临床鲜有运用，但是取而代之的是应用其"降气"的功效治疗脾胃虚寒呕吐。至于泻脾实这一功效，目前应用最为广泛。《辅行诀·辨脾脏病症文并方》中明确指出"脾实则腹满，飧泻"。砂仁辛泻脾土，可治疗"脾实证"所致腹满及泄泻，这与《中药学》教材中记载的砂仁具有"化湿行气功效，可用于治疗湿阻或气滞所致之脘腹胀满等脾胃不和诸症，其中寒湿气滞者最为适宜"相一致。而砂仁"辛散肺金"的功效历代皆少有提及与运用。

前文提及砂仁兼具"苦味"，苦味作用于脾土，除具有"苦燥脾土"的功效外，还具有"苦补肾水"的功效。自《药性论》起就记述过砂仁具有"止休息气痢劳损"的功效。《药类法象》亦言其"主虚劳冷泻"。《本草发挥》亦载"（砂仁）主虚劳冷泻"，《本草纲目》更是明言"补肺醒脾，养胃益肾，理元气，通滞气"。可见历代医家都对砂仁补肾的功效有所记述。《辅行诀·辨肾脏病症文并方》中记载的"大、小补肾汤"均可治疗"虚劳失精""精血衰少"等"肾虚证"，而补肾需用"苦味"，砂仁即在此列。后世《济生方》中治疗妊娠呕逆不能食，单用砂仁的"缩砂散"及《古今统方》中的治疗气血不足，胎动不安的"泰山磐石散"中也配伍了砂仁。两方均取其"苦补肾水"之效。这也就很好地解释了砂仁在《中药学》中五味虽为辛，但为什么可以入肾经，具有安胎的功效。实际上这都因为在本草流传过程中某些性味轶失的缘故。因此，砂仁在《汤液经法》中的另一中药属性为"水中土"。

姜树民教授以白豆蔻伍砂仁，一则同气相求。两药皆"木中土"，味辛性温，入中焦脾土，化湿行气，温中理气，用治湿浊阻滞，中焦气滞所致脘腹痞满，胃呆纳差，反胃呕恶等"脾实证"。姜树民教授将痞满一病临床表现概括为"膨""闷""胀""饱"四大症。其中"膨"者，脘腹膨隆；"闷"者，脘腹堵闷；"胀"者，脘腹胀满；"饱"者，稍食即饱，纳食欠佳。此四症皆为胃肠气机郁滞，中焦痞塞不通所致。白豆蔻、砂仁两药，同行上下，白豆蔻气清芳香，宣上畅中，行中、上二焦；砂仁气浊香窜，和中温下，行中、下二焦，两药并行，宣通上、中、下三焦气机，开胸顺气，行气化浊，芳香化湿，醒脾开胃，和中消食。

同时，两药皆气味清芬，芳香浓烈，姜树民教授取其芳香之性，用治湿浊内阻，循经上犯于口所致口苦、口臭等症，无论寒湿、湿热均可随证配伍应用。

白豆蔻、砂仁两药在《汤液经法》的中药属性均为"木中土"，这与"二十五味药精"中的姜（生姜、干姜）的中药属性一致，又无姜之辛热燥烈之性，姜树民教授常以此两药代替经方中的干姜，与苦参、蒲公英、连翘等苦寒之品相伍，亦可发挥两药"辛开"之性，用治寒热错杂、中焦痞塞之证。

二则，白豆蔻、砂仁两药参合，各司其职，分治上下。白豆蔻质清气芬，上行入肺，辛散肺金，宣散肺气以利大肠腑气，芳香化浊，性温燥湿，并治寒湿内蕴，气滞湿阻之便秘；砂仁质重沉降，苦温走肾，苦补肾水，温煦下元，用治肾阳不足，气化无力，寒湿内蕴，阻滞气机，肾司二便无权之便秘。两药并行，宣肺温肾，并治湿浊内蕴，腑气不畅，大便内停，便则量少，肛门坠胀，便后不爽之"湿秘"。

现代药理学研究发现，白豆蔻具有保护胃肠及肝脏功能，抗疲劳、抑制炎症等作用。

砂仁则可能通过上调 TFF1 及 TFF1mRNA 进行胃黏膜的重建和修复，从而对胃黏膜产生保护作用。同时，砂仁对多种细菌均表现出抑菌活性的作用。砂仁水提物能显著降低丙氨酸氨基转移酶、天冬氨酸转氨酶等多种肝酶的过度释放；显著改善肝脏总抗氧化能力，明显减少肝脏组织炎症和坏死、胶原积聚，以及肝星状细胞活化，具有良好的保肝作用。

六、苦参、蒲公英、连翘

苦参，首载于《神农本草经》，《神农本草经》云"苦参，味苦寒。主治心腹结气，癥瘕积聚，黄疸，溺有余沥，逐水，除痈肿。补中，明目止泪"。苦参虽在《神农本草经》之列，但非《辅行诀五脏用药法要》"二十五味药精"之属。因此，需探析苦参在《汤液经法》中的中药属性。

苦参，苦以味名，其味一定为"苦"，且《中华人民共和国药典》对于苦参性状的描述为"气微，味极苦"。可知苦参不论标识药味还是真实滋味均为苦味。因此苦参在《汤液经法》五味理论中，前位属性应为"苦水"。

对于苦参的后位属性，我们参考"二十五味药精"中"味苦皆属水，地黄为之主。黄芩为木，黄连为火，术为土，竹叶为金"的记载，不难发现苦参性味与黄芩、黄连类似，因此苦参在《汤液经法》中的中药属性要么是与黄芩类似的"水中木"，要么是与黄连类似的"水中火"，那么到底是哪一个呢？笔者认为苦参应为"水中火"，具体原因详论如下：

一则，《神农本草经百种录》明言"苦参，专治心经之火，与黄连功用相近。但黄连似去心脏之火为多，苦参似去心腑小肠之火为多，则以黄连之气味清，而苦参之气味浊也。按补中二字，亦取其苦以燥脾之义也"。《本草正义》亦云"苦参，大苦大寒……其功效与芩、连、龙胆皆相近，而苦参之苦愈甚"。从其中不难看出历代医家皆认为苦参与芩、连、龙胆功效相近，但与黄连功用最为相似，因此，苦参当与黄连同为"水中火"。

二则，《汤液经法》中的中药药性"水中火"是指作用于"心火"具有苦味的药物。苦味作用于心火，能够发挥"苦泻心火"的功效，用于治疗"心火实"所致"实则笑不休""暴得心腹痛，痛如刀刺"等症。而这与《神农本草经》中记述的苦参"主治心腹结气"的功效主治相一致，因此，苦参应为"水中火"。

三则，苦参在《神农本草经》中的主治还包括"癥瘕积聚""除痈肿"，《素问·至真要大论》载"诸痛痒疮，皆属于心"，疮痈肿毒皆与心关系密切，苦参能够治疗"除痈肿"自然当入心经。

四则，《辅行诀·辨心脏病症文并方》传承诸本中所载"大泻心汤"为"治暴得心腹痛，痛如刀刺，欲吐不吐，欲下不下，心中懊憹，胁背胸支满，迫急不可耐者方"，其药物组成中均有"苦参二两"，可见苦参"苦泻心火"之效确定无疑。

苦参作为"水中火，苦味是其标志性性味，而苦味在《汤液经法图》中具有"苦泻心火""苦燥脾土""苦补肾水"3种功效。其中"苦燥脾土"决定了苦参具有苦寒燥湿，祛除湿热，令脾胃运化正常的功效，此《神农本草经》所谓"（苦参）补中"。至于"苦补肾水"则决定了苦参可用治"肾脏病症"所致"腹大胫肿""小便赤少不利""小便遗失或多余沥""小便不利"等症。这也就很好地解释了苦参为什么在《神农本草经》中具有主治"溺有余沥，逐水"的功效。

基于上述论述，姜树民教授临证以苦参易黄芩、黄连治疗脾胃病，一则，是因苦参在功效及主治上与黄芩、黄连相近，且同时兼具有两药功效，一物两用。二则，苦参与黄芩、黄连相比，更长于"除痈肿"，可用治"心腹结气，癥瘕积聚"等腹腔及胃肠有形结块，即现代医学所谓的腹腔及胃肠道占位性病变、肿瘤、增生等疾病。现代药理学研究表明，苦参提取物中苦参中的苦参碱，对肿瘤细胞有直接杀伤作用，可抑制 G1 期肿瘤细胞增多，减少 S 期、G2/M 期细胞，抑制肿瘤细胞的分裂与增殖。苦参碱还能抑制端粒酶活性，杀灭肿瘤细胞，诱导肿瘤细胞分化为正常细胞。此外，苦参碱还能通过抑制肿瘤血管生成，抑制肿瘤细胞转移。这也从侧面证明，苦参对于治疗痈肿症积有确切疗效。

姜树民教授传承李玉奇、周学文两位"国医大师"学术衣钵，继承李玉奇教授"萎缩性胃炎以痈论治"学说，承袭周学文教授"以痈论治消化性溃疡"理论，守正创新，将二老所习用之黄连易为苦参，用治慢性萎缩性胃炎伴肠上皮化生及胃溃疡、十二指肠球部溃疡等病，活人无数，病瘳之人难更仆数。然世医对"萎缩性胃炎以痈论治""以痈论治消化性溃疡"之论颇有微词。余不揣浅陋，探幽溯源，诚如前文白及所言，姜树民教授以白及、苦参等疮家之药疗脾胃诸疾，疗效确诊，反证"萎缩性胃炎以痈论治""以痈论治消化性溃疡"理论并非凭空臆想，后世独创，乃是两位"国医大师"宗《神农本草经》《汤液经法》《辅行诀五脏用药法要》之用药法度，正本清源，补偏救弊，重拾《神农本草经》三品本真功效，提要钩玄，鞭辟入里，始成"萎缩性胃炎以痈论治""以痈论治消化性溃疡"之论。

三则，苦参与黄芩、黄连相较，更具"补中"之效。清代张志聪《本草崇原》载"苦以味名，参以功名，有补益上中下之功，故名曰参"。姜树民教授以苦参入方，取其苦燥之性，"较之芩、连力量益烈"，苦泻手少阴心经之火，心与小肠相表里，心火下移小肠，小肠热盛，则泌别清浊失司，小肠主液无权。今以苦参泻心，兼泻小肠，小肠通利而水遂去焉，脾胃湿热亦可随小便而解，脾苦湿得除，脾运复常，此为补中。

四则，《金匮要略·黄疸病脉证并治第十五》言"然黄家所得，从湿得之"。《金匮要略浅注补正》亦云"脾为太阴湿土，土统血，热陷血分，脾湿郁遏，乃发为黄"。黄疸一病，皆从湿郁脾土所发，姜树民教授以苦参燥烈之性，燥湿除热，又取其逐水通利之效，导脾胃湿热由小便而出，用治湿热蕴蒸所致黄疸，临证常与茵陈、金钱草等品相须并行。

蒲公英，首载于《新修本草》，《新修本草》言"（蒲公英）味甘，平，无毒""主妇人乳痈肿"。历代医家针对蒲公英性味是味苦还是味甘存在争议。《本草经疏》主张"蒲公英味甘平，其性无毒"。《本草述》亦云"蒲公英，甘而微余苦"，李杲却认为蒲公英为"微苦，寒"。《中华人民共和国药典》对于蒲公英性状的描述为"气微，味微苦"。可见蒲公英口尝滋味应是微苦无疑，但是最早记载蒲公英的《新修本草》为何将其性味标注为"味甘，平"呢？

首先可以确定的是，蒲公英在《汤液经法》五味理论中，前位属性一定包含"苦水",那么,是否兼有"甘土"的属性呢?我们结合"二十五味药精"中"味甘皆属土"的药物来看,分别为人参、甘草、大枣、麦冬及茯苓,这些药物在《中药学》中的分类多为补益药或兼具补益功效的药物,这一点似乎与蒲公英的功效主治不相符。因此,笔者认为蒲公英只具有"苦水"的五味属性。而历代本草中记述的"味甘,平"应是指蒲公英苦寒之性不甚,不似黄芩、黄连、苦参等品,清利中焦湿热之时而无苦寒败胃之虞。诚如《本草新编》所言"蒲公英……阳明之火,每至燎原,用白虎汤以泻火,未免太伤胃气。盖胃中之火盛,由于胃中土衰也,泻火而土愈衰矣。故用白虎汤以泻胃火,乃一时之权宜,而不可恃之为经久也。蒲公英亦泻胃火之药,但其气甚平,既能泻火,又不损土,可以长服久服而无碍。凡系阳明之火起者;俱可大剂服之,火退而胃气自生。但其泻火之力甚微,必须多用,一两,少亦五、六钱,始可散邪辅正耳"。可见蒲公英专攻清泻胃热,而无损土之弊,此所谓蒲公英"味甘,平"故也。

蒲公英的后位属性我们可以根据它的功效主治进行确定。蒲公英最早被记录的功效为"主妇人乳痈肿"。《疡医大全·乳痈门》云"故乳房属足阳明胃经,乳头属足厥阴肝经"。胡公弼曰"男子乳头属肝,乳房属肾。女子乳头属肝,乳房属胃"。可见乳痈一病,病位在肝、胃。蒲公英可用治妇人乳痈肿,因此,蒲公英可入肝、胃二经清热解毒。此《本草经疏》所谓"蒲公英味甘平,其性无毒。当是入肝入胃,解热凉血之要药。乳痈属肝经,妇人经行后,肝经主事,故主妇人乳痈肿乳毒,并宜生啖之良"。故也。因此笔者推测蒲公英的后位属性应同时具有"肝木"与"脾土"。同时,《中药学》教材中还记述了蒲公英具有清肝明目的作用,可用治肝火上炎引起的目赤肿痛。这也是蒲公英主入肝经,后位属性为"肝木"的有力佐证。

后世医家又根据其消乳痈的功效,延伸出蒲公英"治一切疔疮、痈疡、红肿热毒诸证,可服可敷,颇有应验"(《本草正义》)的临床功效。

综上所述,蒲公英在《汤液经法》中的中药属性,应为以"水中木"为主,兼具"水中土"的一味药物。因此,蒲公英具有苦燥脾土,清利湿热,用治湿热黄疸,以及苦补肾水,用治"肾脏病症"所致小便不利,热淋涩痛的功效。

姜树民教授临证善用蒲公英,盖蒲公英一物三用,可治湿热内蕴、火热毒邪所致胃肠"内痈",又可消肿散结,以平胃中痈疡、增生,还可清利湿热,利尿通淋,导湿热由小便而出。蒲公英虽禀芩、连之效,但又无芩、连苦寒败胃之瑕,临证可放胆用之。姜树民教授治疗脾胃病迁延日久,湿郁化热,湿热中阻,又因"湿热相和,阳气日以虚"(李杲《脾胃论》)而致脾胃阳气亏虚之寒热错杂证,唯蒲公英一味,用之最宜。

同时,蒲公英本为野草,全国各地均有分布,山野田间随处可见,为至贱之物。其价也远低于同为"清热解毒药"的金银花、板蓝根、重楼等品。姜树民教授谨记恩师李玉奇教授及周学文教授师训"夫医者,当廉洁淳良"。临证用药皆为价廉有效之品,少用稀贵价昂之类,蒲公英正在此列,贱廉易得,疗效确切。

现代药理学研究证明,蒲公英中所含的挥发油具有明显的抗炎活性,而且抗炎效果与阿司匹林相当。同时,单味蒲公英水煎剂能明显缓解因应激所导致的胃黏膜损伤,显著降低消化性溃疡的发病率和溃疡指数,并不同程度地保护胃黏膜损伤。并且,蒲公英还具有良好的抗 Hp 及抑制胃酸分泌的作用。

连翘，首载于《神农本草经》，《神农本草经》言"连翘，味苦平。主寒热，鼠疫，瘰疬，痈肿，恶疮，瘿瘤，结热，蛊毒"。基于祝之友教授的研究，连翘一药的入药品种及入药部位几经变迁。《药性论》中记载的连翘为金丝桃科草本植物，《新修本草》中记载的连翘应为金丝桃科植物红旱莲，《蜀本草》及《日华子本草》《图经本草》收录的连翘亦非木樨科木本植物连翘的果实。换言之，张仲景《伤寒论》中所用连翘是金丝桃科草本植物红旱莲或同属植物，并非现今木犀科木本植物连翘。自宋元时期至今所用连翘，为木樨科植物连翘的果实。

因此，姜树民教授现今所用连翘不同于仲景《伤寒论》所载连翘，其《汤液经法》中药属性，应以宋元以后药学著作为基础进行研究。

《本草衍义》所载"连翘……治心经客热，最胜，尤宜小儿"，为最早关于木犀科植物连翘的记载。《本草蒙筌》载"（连翘）味苦，气平、微寒"。《雷公炮制药性解》亦曰"（连翘）味苦，性微寒无毒"。可见连翘的标识药味应为苦味。《中华人民共和国药典》对于蒲公英性状的描述为"气微香，味苦"。因此，连翘的前位属性为"苦水"。

至于连翘的后位属性，最早记述木樨科木本植物连翘的《本草衍义》言其能"治心经客热"，其后位属性应为"心火"。且《雷公炮制药性解》所载连翘可"散诸肿之疮疡，利小肠"及"连翘苦寒虽泻六经，而心经为最，诸疮淋闭等证，俱属心火，故能疗之"。皆为连翘后位属性为"心火"的有力佐证。

基于上述研究，姜树民临证所用连翘为木樨科植物连翘的果实，其在《汤液经法》中的中药属性为"水中火"。苦泻心火，可用治"心实证"所致"心中痛，善悲""心中懊恼""心中怔忡不定，烦乱不安，时或哭笑"等精神错乱，神志异常等病，亦可用治"吐血衄血""口舌生疮……时吐衄血"等血热迫血妄行之诸出血证，还可用治心经客热、热毒炽盛所致痈肿疮毒。后世温病学派，充分利用连翘"苦泻心火"这一功效，用治风热上犯，风热外感或温病初起，如银翘散；还可用治温热病热入心包，高热神昏，如清宫汤；热入营血，神昏发斑，亦可用之，如清营汤。同时，连翘还具有与蒲公英、苦参、黄芩、黄连等类似的"苦补肾水"的功效。因此，连翘亦可"逐水"，具有治疗"溺有余沥"，热淋涩痛的功效。此《珍珠囊》所谓"连翘之用有三：泻心经客热，一也；去上焦诸热，二也；为疮家圣药，三也"。

姜树民教授以苦参、蒲公英伍连翘，三药均为"水中火"，清热解毒，消散痈肿结聚。连翘轻清上浮，善走上焦，泻心火，除血结，散气聚，消疮疡；苦参，味浊性烈，气降不升，善走下焦，燥脾湿，清湿热，利小便，除症积；蒲公英，质轻升浮，味苦降泄，升降兼具，主司阳明，清胃中湿热，疗胃肠痈肿。三药并举，苦寒燥湿，清胃泻火，共奏消痈解毒，利尿通淋，消肿散结，利湿退黄之功。

同时，前文关于白豆蔻、砂仁论述时，言及姜树民教授以白豆蔻、砂仁易干姜；以苦参、蒲公英、连翘易黄芩、黄连。白豆蔻、砂仁与干姜均为"木中土"，苦参、蒲公英、连翘与芩、连则皆是"水中火""水中木"。医圣仲景以干姜伍芩、连而成三泻心汤，首创"辛开苦降""寒热并用"治法，用治心下痞塞。后世医家多以为辛开苦降治法肇始于此，实则仲景所创辛开苦降之法，源自《汤液经法》。《汤液经法图》中的五味化合理论，明确指出"辛苦除痞"，即辛味药与苦味药合用并行，可用治心下痞塞。仲景以干姜伍芩、连所制三泻心汤为此理论之典例。姜树民教授"师其意不泥其迹"，溯辛苦除痞之源，仿仲景泻心之义，以白豆蔻、砂仁伍苦参、蒲公英、连翘，而成姜氏独创之辛开苦降，寒热并用药对。

苦味药多寒凉，辛味药多温热。临证处方，既用辛温热药，又伍苦寒凉药，后世多认为辛温热药用治寒邪，所谓"寒者热之"；苦寒凉药用治热邪，所谓"热者寒之"，所以将辛温热药与苦寒凉药配伍应用的方剂，其方病机为"寒热错杂"，这样的治法称为"寒热并用"或"平调寒热"。此类方药所治证候确有寒热征象共存的实际，但姜树民教授认为这样的解读看似合理，贴近临床，实则流于表面，仅为表象，而非本质。

姜树民教授通过剖析《伤寒论》及《金匮要略》中出现"寒热错杂"病机的方剂（如半夏泻心汤、甘草泻心汤、生姜泻心汤及乌梅丸等）后发现，这类方剂除表现为寒热错杂外，均有心下痞满、脘腹胀满的症状；可见出现寒热错杂的内因是中焦阻滞不通。中焦脾胃，为阴阳交接之要、升降平衡之所，上承阳而下联阴，为阴阳相和之要塞，人身气机之枢纽。《丹溪心法》言"痞者与否同，不通泰也"。中焦不能通行上下，阴阳寒热通行道路受阻，上焦心肺火热不能借中焦下行，则热壅于上，故见"上热"，症有口苦、口臭，口舌生疮、咽干、咽痛，目赤肿痛，心烦不寐等；下焦肝肾寒水不能由中焦上济，必凝滞于下，故见"下寒"，症有腹胀、泄泻，腰膝酸软，下肢冷痹，经闭、痛经等。此为"上热下寒""寒热错杂"之本。

基于上述认识，姜树民教授认为治疗此证，当以打开中焦阻滞为要，古人谓其为"解结"之法。欲开中焦痞塞，单用辛温汗法难治热壅于上，反有助生火热之嫌；独予苦寒下法难医寒凝下元，反损正气病将不除。古人以辛温热药伍苦寒凉药，一寒一热，一升一降，辛温升散，苦寒降泻，以解中焦痞塞。中焦痞塞得解，寒热通行复常，则寒热错杂诸症悉除。因此，临证只要选取辛味与苦味药配伍即可达到此效，不必拘泥于干姜伍芩、连亦或是白豆蔻、砂仁伍苦参、蒲公英、连翘。

然姜树民教授以古时之法，制今时之方，白豆蔻、砂仁、蒲公英、连翘较之干姜伍芩、连更胜一筹。

一则，干姜、黄芩、黄连药性峻烈，寒热偏颇殊胜；白豆蔻、砂仁、蒲公英、连翘其性轻灵，冲和平淡。今时之人，所患脾胃病，皆病久迁延，脾胃为湿热所累，日久脾阳亦虚，不耐攻伐。若仍守古法，妄投干姜、芩、连等峻急孟浪之品，恐寒热错杂未除，中焦痞塞未通，然苦寒已然败胃，辛热早已伤阴，正气愈虚，抗邪无力，而致中焦湿热迁延难愈。

二则，干姜其味辛辣异常，芩、连二药更是味苦卓殊，若仍以此三药入方，煎汤内服，今时病患恐因其辛苦刺激之味，对汤剂避而远之，拒药难服，而病难去矣。若医者强施汤药于病家，反得药则剧吐，吐下之余则胃气愈伤，脾胃诸病岂能痊愈？白豆蔻、砂仁虽亦为"木中土"，然其味轻气厚，辛辣滋味不似干姜，较之干姜更添清芬香气，大有悦脾开胃之功。吕景山先生于《施今墨对药》一书中亦载其尝治一虚寒胃痛老者，拟投理中汤、温脾汤调治，但药病格拒，药后即吐，改予白豆蔻、砂仁二药研磨吞服，疼痛顿除，亦未见呕吐，正是此理。蒲公英、连翘虽有苦味，然其苦轻，其味淡，不似芩、连两药味苦浓烈，蒲公英比于芩、连更有草木清芬。以白豆蔻、砂仁、蒲公英、连翘易干姜、芩、连，为姜树民教授临证妙手，患者不拒其辛苦之味，更易服下。同时，脾胃病治疗周期较长，此药对在保证辛开苦降，平调寒热的基础上，让患者更能接受，则更可坚持服药，直至病愈。

三则，古时脾胃诸病，其内伤脾胃，运化无权所生病理产物多为清稀淡荡之水饮，仲景以干姜、半夏入方，宗"病痰饮者以温药和之"，取二药燥湿化痰，温中化饮之效。今时之病不然也，今时脾胃诸病，运化无权所生病理产物多为黏滞重浊之湿浊，亦有郁久化热之湿热。此时若仍守古方，投用干姜、芩、连之辈，恐难祛湿。姜树民教授提出"病湿浊者以芳香化之"，其所制"姜氏寒热并用法"所用"木中土"均为馥郁芳香之品，不论是白豆蔻、砂仁，抑或是藿香、佩兰，皆为此辈；而"水中火"俱是气芬清苦之属，不论是蒲公英、连翘，抑或是茵陈、金银花，均在此列。以此类药对治疗今时之疾，平调寒热，辛开苦降之中岂有湿浊难除之理？

四则，姜树民教授以白豆蔻、砂仁易干姜，除上文所述原因之外，姜树民教授认为白豆蔻、砂仁伍茯苓、薏苡仁，"木中土"与"土中木"相合，甘补脾土，辛泻脾土，攻补兼施之时，更是仿《温病条辨》"三仁汤"方义。白豆蔻走上，宣畅中、上二焦气机；砂仁行下，开中、下二焦气郁；茯苓甘淡，渗湿培土，健脾益气；薏苡仁渗利，甘泻肾水，疏导下焦。四药并举，宣上、畅中、健脾、渗下，同调三焦，宣畅通利，气机调畅，使湿浊从三焦分消，湿除则气畅，气机宣通更利辛开苦降之效，增消痞除满之功。

前文所述5组对药或角药均为姜树民教授"姜门八对药"中的狭义对药。姜氏狭义对药是指姜树民教授临证习用，处方中出现频率高，药物组成及剂量相对固定，配伍明确，功效主治相对恒定，疗效拔群的药物组方。除上文所述黄芪、白及、延胡索、川楝子、白豆蔻、砂仁这些对药外，尚有焦槟榔、厚朴、藿香、佩兰、茵陈、玄参、肉苁蓉等对药。

广义姜氏对药是指以某一味药物为核心，形成与其他多味药物配伍，达到不同治疗目的的药物。这类药对的特点是以某一味药物为核心，与其他药物辐射对应，形成如同网状的配伍关系，这样的药对不再是传统或狭义药对的一对一关系，转而变为一对多的关系，但其中的"一"是该组对药的灵魂，正如诗有"诗眼"，文有"题眼"，而广义的这一组药对也有"药眼"。能够成为一组药对"药眼"的药物，首先一定是单行其自身就能够发挥多项治疗作用的药物，其次，这个药物能够与其他多个药物配伍而发挥不同的治疗作用，最后，这个药物还需要是姜树民教授临证习用，常于处方加减化裁过程中使用的药物。而这样的"药眼"姜树民教授所用甚多，不胜枚举，但符合"姜门八对药"的非浙贝母、蚕沙、牡蛎三药莫属。余不揣浅陋，试述其下，以飨同道。

七、浙贝母

浙贝母，其名首载于明·肖京《轩岐救正论》，而贝母一名首见于《神农本草经》。

《神农本草经》云"贝母，味辛平。主伤寒烦热，淋沥邪气，疝瘕，喉痹，乳难，金创，风痉。"

历代本草记载贝母或者浙贝母的五味均有不同，《神农本草经》谓其"味辛平"。《本草正义》言其"味大苦，性寒"。《中华人民共和国药典》则云"气微，味微苦"。《本经逢原》曰"贝母，川者味甘最佳：西者味薄次之，象山者微苦又次之"，可见川贝母味苦、甘，浙贝母味苦。那么苦味就是浙贝母的前位属性吗？基于前文论述，味苦为水，具有苦补肾水，苦泻心火，苦燥脾湿三类功效，分别用治肾水虚证，心火实证及脾土虚实错杂证，但此三证所对应的症状均与《神农本草经》中记述的贝母功效主治背道而驰，因而苦味不应该是浙贝母在《汤液经法》中的中药属性。

那么浙贝母或贝母在《汤液经法》中的中药属性到底应该是什么呢？《神农本草经》记载浙贝母的功效，排在第一的功效是"伤寒烦热"，伤寒烦热即为外感之邪入里化热的咳嗽和热扰心神的烦躁，那么这样的症状对应《辅行诀五脏用药法要》中哪一脏腑的虚实证候呢？《辅行诀·辨肺脏病症文并方》明言"邪在肺，则皮肤痛，发寒热"，因而"伤寒烦热"应是肺金实证，而《汤液经法图》中能够治疗肺金实证的是"咸泻"或"辛散"，那么浙贝母的五味应是咸味或辛味。而辛味药物又应该具有辛补肝木与辛泻脾土的功效，这与浙贝母的主治有云泥之别。因此，笔者大胆推测浙贝母在《汤液经法》中的五味应为咸味，前位属性为"火"。

还有其他证据能够证明浙贝母味咸吗？当然！《神农本草经》记载浙贝母的第二个功效主治为"淋沥邪气"，即小便淋漓不尽，或滴沥不畅，这与《辅行诀·辨肾脏病症文并方》中所载"大、小泻肾汤""治小便赤少，时溺血"的功效一致。可见浙贝母还具有泻肾功效，而泻肾者，甘也，这与历代医家记载川贝母味甘一致，而基于《汤液经法图》中的五味化合理论，贝母口尝的苦味与其治疗功效中的甘味化合，就可苦甘化咸。而《神农本草经》记述的浙贝母的其他功效，不论是疝瘕、喉痹，还是乳难，均归属于结块的范畴，《本草正义》亦言"象贝母蓄寒泄降，而能散结"。因此《中药学》将浙贝母的功效凝练为"散结消痈"四字，而《素问·脏气法时论》指出"辛散、酸收、甘缓、苦坚、咸软"，苦味并不能软坚散结，反倒是咸味具有软坚散结的功效。因此，综上所述，浙贝母在《汤液经法》中的中药属性应定位为咸味。金锐在其所著的《汤液经法图讲记：解构经方时方的底层逻辑》一书中也提出贝母应是咸味药的观点。

那么确定了浙贝母的前位属性为"火"，那么其后位属性应是什么呢？"二十五味药精"中味咸属的药物包括"火中火"旋覆花。"火中木"大黄，"火中水"泽泻，"火中金"厚朴，以及"火中水"硝石。而贝母在《神农本草经》中的主治功效与厚朴的主治功效最为类似，均具有"主中风伤寒""寒热"的功效，王好古言"（贝母）肺经"。《本草经解》亦载"（浙贝母）入手太阴肺经、手阳明大肠经"。《中药学》教材中浙贝母归肺经。因此，浙贝母应是一个具有咸味入肺经的药物，为"火中金"。

姜树民教授治疗脾胃病为何会选用一个入肺经的咸味药呢？

一则，浙贝母味咸能软，可消痈散结，用治腹内结块，症瘕积聚。临证姜树民教授常用治慢性萎缩性胃炎伴肠上皮化生、肝硬化、肝癌、肠道息肉等病。

二则，浙贝母为"火中金"，咸泻肺金，肺与大肠相表里，泻肺气以利大肠腑气，大肠气降则六腑之气皆降，六腑以通为用，以降为和，姜树民教授以此治疗胃腑气逆所致呕恶、反酸，甚或食管肿瘤所致吞咽困难，哽噎不顺等症。浙贝母治疗本病一物两用，味咸软坚，清热散结，解郁消痈，可消散食管占位性病变及食管黏膜隆起；咸泻肺金，降泻气逆，并治肺胃，可降上逆之胃气以止呃逆、反胃。

三则，姜树民教授西为中用，衷中参西，基于现代药理学研究，拓展延伸浙贝母的临床功效及主治。浙贝母内含有多种生物碱，这些生物碱可对受损胃壁产生解痉作用。姜树民教授以此理论为基础，病症互参，临证以浙贝母治胃脘痛，特别是针对因胃肠道痉挛、胃溃疡、十二指肠溃疡及胃黏膜糜烂所致胃脘疼痛，其效若以汤沃雪，应手即效。姜树民教授常对吾辈言："浙贝母一药，其止痛功效与阿托品及东莨菪碱功效类似，可解除平滑肌痉挛，并且不具有阿托品及东莨菪碱的毒性，又不易成瘾和产生依赖，临床用治胃脘疼痛，不论寒热虚实，均可随证配伍使用。"

此外，浙贝母还能抑制胃酸分泌，降低应激性及盐酸性胃溃疡形成可能，具有良好的抗溃疡作用。姜树民教授认为浙贝母除具有颠茄类及其衍生物所具有的解痉止痛作用外，还具类似质子泵抑制剂的作用。方中加入浙贝母能够发挥抑制胃酸，预防溃疡形成的作用。同时，浙贝母所含生物碱具有良好的止血作用，姜树民教授临证也常用其治疗因胃黏膜糜烂及溃疡所致的便隐血阳性及黑便。

姜树民教授基于浙贝母的现代药理学研究所拓展出的解痉、止痛、抑酸、止血4个方面的作用，正好贯穿消化性溃疡的整个病理变化过程。从未形成溃疡前的胃肠道痉挛，到溃疡形成后的抑酸、止痛，以及溃疡形成后止血，促进溃疡愈合浙贝母均具有一定的临床疗效。而浙贝母作为中药学中具有散结消痈功效的药物，用于治疗消化性溃疡，这与周学文教授"以痈论治消化性溃疡"的学术理论殊途同归，更是以临床疗效证明了该理论的正确性。

同时，诚如前位所述，基于《神农本草经》贝母主"疝瘕"及《黄帝内经》"咸软"理论，姜树民教授还常以浙贝母治疗肝硬化，肝癌等病。现代药理学研究证明，浙贝母中所含有的多种生物碱对恶性细胞增殖有一定抑制作用。

浙贝母作为"姜氏八对药"中的重要组成部分，除了其单行具有多种不同的治疗作用外，与其他药物配伍同样能够发挥多样的临床功效。

（一）浙贝母、白及

白及，味苦入肺，为"水中金"，浙贝母，味咸入肺，为"火中金"。基于《汤液经法图》五味配伍化合理论，苦咸化酸，酸味能收、能敛，且苦、咸相合，能并治心火。浙贝母合白及，味酸收涩，可生肌敛疮、消痈散结、托毒生肌。临证调整药物比例，可应用于痈疡疮毒的各个阶段。

疮痈初起，浙贝母用量宜大，以"消"为和；痈疡已溃；白及宜投大剂，以"托"为贵；迁延难愈，两药等量并举，苦咸化酸，敛疮生肌，以"补"为要。浙贝母合白及为姜树民教授治疗慢性萎缩性胃炎伴肠上皮化生、消化性溃疡、溃疡性结肠炎、克罗恩病等"内痈"之常用药对。那为何姜树民教授不直接使用酸味药来敛疮生肌，而要以苦咸化酸的配伍来敛疮生肌呢？盖罹患溃疡、糜烂者，常伴反酸、胃痛等症，酸味药服下后多刺激胃酸分泌，胃酸能进一步破坏黏膜，加重患者胃痛、嘈杂、反酸等症。同时，味酸收敛，有碍湿浊清利，反致湿浊缠绵不愈；而以苦咸化酸，则无碍胃助湿之虞。姜树民教授以此两药敛疮生肌，消痈散结，实为至臻至妙之法。

浙贝母《神农本草经》言其"主伤寒烦热"，可用治热扰心神之烦躁。而基于五味配伍化合理论，浙贝母合白及，苦咸化酸，酸苦相合又可除烦。临证姜树民教授常以浙贝母伍白及治疗因慢性胃炎（特别是慢性萎缩性胃炎）迁延不愈所致心烦易怒、躁扰不宁、焦虑多疑、"如有神明"等症。

同时，姜树民教授从事急危重症工作10余载，运用中医药治疗急危重症经验颇丰，而浙贝母伍白及便是其中十分重要的一组药对。

现代医学研究证明，当危重症患者胃肠道黏膜生理功能遭到破坏时，可引起肠道局部或全身性不可控的炎症反应，进而诱发多器官衰竭。因此，胃肠道不仅是多器官功能障碍综合征（MODS）的生理及病理变化的关键器官，更是MODS的启动器官。在急危重症的治疗中，重视保护胃肠道黏膜，可有效避免MODS的发生，这与中医学中"保胃气"理论不谋而合。浙贝母、白及药对就是姜树民教授现代"保胃气"理论的代表药对。浙贝母合白及可抑酸保护胃黏膜，降低胃肠黏膜出血风险，避免应激性胃溃疡发生。此法比于仲景以姜、草、枣健运脾胃不尽相同；亦与叶氏甘凉濡润，柔养胃阴相较殊甚；乃姜树民教授以现代医学研究为基础，衷中参西，所立固胃护膜，生肌愈溃之法。同时，两药色白，并行入肺，浙贝母味咸泻肺，伍白及咸苦化酸，酸补肺金，两药并举，共奏清肺化痰，降泄肺气，补络止血之效，还可用治咯血、吸入性肺炎、呼吸肌相关性肺炎等病。

（二）浙贝母、薏苡仁

薏苡仁为"土中木"，味甘入肝，浙贝母为"火中金"，味咸入肺，依据《汤液经法图》五味配伍化合理论，甘咸除燥。何故姜树民教授治疗脾胃病习用浙贝母伍薏苡仁，甘咸除燥？

《素问·六微旨大论》云"因天之序，盛衰之时，移光定位，正立而待也。此之谓也。少阳之上，火气治之，中见厥阴；阳明之上，燥气治之，中见太阴；太阳之上，寒气治之，中见少阴；厥阴之上，风气治之，中见少阳；少阴之上，热气治之，中见太阳；太阴之上，湿气治之，中见阳明。所谓本也，本之下，中之见也，见之下，气之标也，本标不同，气应异象"。此《黄帝内经》所谓"标本中气"故也。基于"标本中气"理论，阳明本气为燥，需赖湿以济之，故阳明从中之太阴湿，湿与燥兼共同完成气降的过程，即阳明从中之太阴，燥湿相兼。

姜树民教授治疗脾胃病，病在胃腑者，六经之中，正属阳明。阳明者，两阳合明也，以肃降为其本，"标本中气"理论中，"阳明之上，燥气治之，中见太阴"，临证阳明病多见太阴湿，胃腑热燥，湿浊困脾。此时若以大队滋阴药治疗阳明燥热，恐燥热未除，反有助长脾湿之虞。临证姜树民教授不以天冬、麦冬、玉竹、黄精等滋阴之品，益胃生津，反以浙贝母合薏苡仁，甘咸除燥以治阳明燥热。同时，薏苡仁甘淡渗利，下利脾湿，渗泻肠胃之湿，使太阴脾湿从小便而解，以此法治疗脾胃病，润燥之中而无助湿之弊。

现代医学通过胃镜观察及病理检查发现，慢性萎缩性胃炎中期胃黏膜可见多发性或弥漫性充血，充血、糜烂等属中医湿热之象；慢性萎缩性胃炎后期，胃黏膜逐渐向肠化和异型增生转变，镜下及病理检查可见胃黏膜上皮和腺体萎缩，数目减少，黏膜变薄，此为中医的燥象。因而慢性萎缩性胃炎病机属"标本中气"中的"湿与燥兼"。

姜树民教授以浙贝母、薏苡仁两药并举，浙贝母消痈散结以除肠上皮化生，薏苡仁泻热利水以治中焦湿热，两药参合，甘咸除燥以治胃黏膜上皮和腺体萎缩之内燥。同时，浙贝母本就是百合科植物，百合科植物多有润燥之功，而浙贝母又具清热化痰之效，化痰之中又兼润燥，可增两药利湿润燥之力。以此两药治疗慢性萎缩性胃炎于中医理论而言，是以两药燥湿、化痰、利水之力以治太阴脾湿，以两药化合，甘咸润燥之效以治阳明燥热。

现代药理学研究证明，浙贝母与薏苡仁两药配伍具有良好的抗炎，促进胃黏膜愈合，保护胃黏膜，延缓或逆转慢性萎缩性胃炎向胃癌转化的过程。两药配伍治疗慢性萎缩性胃炎既符合传统中医理论，也符合现代医学对慢性萎缩性胃炎病理生理的认识。这组药对是姜树民教授学贯中西，病症互参的有力佐证。

甘咸除燥治疗脾胃病并非姜树民教授独创。仲景《金匮要略》所载"大黄甘草汤"用治"食已即吐者"就是甘咸润燥治疗脾胃病的代表方剂。"食已即吐者"可见于"呕吐"及"噎膈"两病。呕吐病变脏腑主要在胃，噎膈病变在食管，为胃所主。呕吐病机总属胃气上逆，噎膈初期为痰气交阻食管胃脘，久则痰气化热伤阴，津液亏虚燥结。依据《汤液经法图》五味配伍化合理论，治疗呕吐之胃气上逆，当和胃降逆，酸甘化合可除逆；治疗噎膈初期痰气交阻，应理气、消痰、化瘀、降火，治疗噎膈日久津亏燥结，需滋阴润燥，甘咸化合则能除燥。大黄味咸为"火中木"，甘草味甘为"土中木"，大黄合甘草，甘咸除燥。因此，依据前文所述，大黄甘草汤所治"食已即吐者"应是噎膈后期津亏燥结之证。此朱丹溪《脉因证治·噎膈》所谓"大概因血液俱耗，胃脘亦槁……宜以润养津血，降火散结，万药万全"故也。

姜树民教授法效仲景，不泥其迹，常以甘咸除燥之法治疗食管癌、贲门癌、食管炎、食管狭窄等症见吞咽食物哽噎不顺，饮食难下，纳而复出的疾患。姜树民教授以浙贝母易大黄，以薏苡仁易甘草，浙贝母合薏苡仁即是甘咸除燥之药对，又可润燥生津，降泻散结。同时，浙贝母、薏苡仁两药又具有良好的消痈散结，抗肿瘤功效，用治食管癌、贲门癌等肿瘤所致哽噎不顺，纳后复出等症更宜。

（三）浙贝母、苦参

浙贝母伍苦参，出自《金匮要略》"当归贝母苦参丸"，用治"妊娠小便难，饮食如故"，后世医家多用其治疗慢性前列腺炎、尿路感染、盆腔炎、湿热带下、阴痒等泌尿系统及妇科疾病，亦有医家用治痤疮、湿疹等皮肤病及慢性咳嗽。姜树民教授独辟蹊径，以浙贝母伍苦参治疗脾胃病。

浙贝母合苦参与浙贝母合白及同为苦咸化酸的配伍。浙贝母、苦参两药皆可用治癥

（症）瘕积聚，两药并书，清热消痈，散结敛疮，可用治慢性萎缩性胃炎伴肠上皮化生、胃溃疡、十二指肠溃疡等"内痈"。但等量的浙贝母合白及与等量的浙贝母合苦参相比，前者偏于"补"，长于敛疮生肌；后者偏于"消"，善于消痈散结。因此，溃疡初期，当以浙贝母合苦参以清热燥湿消痈；日久迁延不愈，则可投浙贝母伍白及以敛疮生肌愈溃。

同时，苦参之苦愈甚，苦能燥湿，寒可泻热，又主入心经，火主于心，心主血脉，心火宁则诸经之火自降，诸经之火自降则血无妄行。苦参与浙贝母相合，苦咸化酸，能收能涩，收敛止血，涩肠止泻。因此，姜树民教授常将两药并行，以其苦寒燥湿，苦咸化酸，用治湿热泻痢，虽不着一味涩肠止泻之品，而泻痢自愈；又取两药泻热凉血，收敛止血之功，用治湿热便血，肠风下血，痔漏出血。临证姜树民教授常用此药对治疗溃疡性结肠炎及克罗恩病见腹泻，泻下黏液脓血之症。每每用之，效如桴鼓，应手即效。

现代药理学研究证明，浙贝母中及苦参均具有良好的抗肿瘤作用，特别是苦参，其中所含有的苦参碱和氧化苦参碱能有效抑制人胃癌 SGC-7901 细胞 DNA 的合成，从而达到抗癌的目的。两药并书用治癌前病变、胃癌等均具有一定疗效。

（四）浙贝母、乌贼骨

乌贼骨，又名海螵蛸，首见于《黄帝内经》，《素问·腹中论》云"岐伯曰：病名曰血枯……以四乌鲗骨蘆茹丸"此方用治妇人血枯，症见"病至则先闻腥臊臭，出清液，先唾血，四肢清，目眩，时时前后血"，可见此方具有益精补血，止血化瘀之效。后世医家清代张志聪于《黄帝内经素问集注》中言"（血枯一病）有所大脱血则伤肝。肝伤，在女子则月事衰少不来矣。醉以入房，在男子则伤精，精伤则无从而化赤矣。气生于精血。精血虚脱则气竭矣"，再次论证四乌鲗骨蘆茹丸具有益精养血之效。而这一效果得益于方中的乌鲗骨，乌鲗骨即乌贼骨。《神农本草经》云"乌贼鱼骨，味咸微温，主女子漏下，赤白经汁，血闭，阴蚀，肿痛，寒热症瘕，无子"。《神农本草经》载乌贼骨味咸，《中华人民共和国药典》关于乌贼骨的性状描述为"气微腥，味微咸"。因此，乌贼骨在《汤液经法》中的前位属性为"咸火"。

结合前文乌贼骨在《黄帝内经》中记载的主治"血枯"及张志聪于《黄帝内经素问集注》对血枯的论述，不难发现，乌贼骨主要的功效在于养血益精。而《神农本草经》记载其"主女子漏下，赤白经汁，血闭，阴蚀"，均为妇人经带之病。叶天士于《临证指南医案》首言："女人以肝为先天也"，妇人经带之病主乎于肝，《素问·调经论》言"肝藏血"，乌贼骨能治疗"血枯"一病，自然当入肝经。此《本草纲目》所谓"乌鲗骨，厥阴血分药也，其味咸而走血也，故血枯、血瘕、经闭、崩带、下痢、疳疾，厥阴本病也"。是故乌贼骨于《汤液经法》之中当为"火中木"耶？否也！乌贼骨若为"火中木"，则能治"肝虚证"，但《辅行诀·辨肝脏病症文并方》中所载"肝虚证"均未提及妇人经带之病，反在《辅行诀·辨肾脏病症文并方》中所载"大、小补肾汤"均可治疗"精少""精气虚少"，这与乌贼骨在《神农本草经》中记载可治"无子"相一致；同时，《汤液经法图》中咸味与肝无直接关联，而且，肾主精，通过主精的功能又可司生殖繁衍。因此，笔者推测乌贼骨在《汤液经法》中的中药属性为"火中水"，而其调经止带作用，应是通过

"乙癸同源""滋水涵木"发挥的。

浙贝母合乌贼骨，出自《中华人民共和国药典》，名曰"乌贝散"。姜树民教授常用其治疗胃痛反酸、嘈杂难耐等症。此配伍看似标新立异，西为中用，与《汤液经法图》的用药法度背道相驰，实则仍是依《汤液经法图》用药法度制方所得。

吐酸一病，首见于《素问·至真要大论》，其载"诸呕吐酸，暴注下迫，皆属于热"。《寿世保元·吞酸》云"夫酸者肝木之味也，由火盛制金，不能平木，则肝木自甚，故为酸也"。吞酸一病主责于肝热，这与现代医学中的"胃食管反流病"类似，"国医大师"周学文教授尤善治疗此病，其临床经验颇丰，周老言此病病机为"胆有热，移于胃"。

姜树民教授守正创新，提出吞酸一病病机为"肝胆郁热、热盛制金、肺胃失和、火逆作酸"，在周学文教授"胆有热、移于胃"的基础上，强调本病"关于肺"。五行上，肺脏、胃腑分属金、土，母子相生；经络上，手太阴肺经起于中焦，下络大肠，环循胃口，肺脏、胃腑循环贯通。手太阴肺经与足阳明胃经并起中焦，气血自此流衍，而后布达周流，濡养全身。《素问·咳论》言"此皆聚于胃，关于肺，使人多涕唾而面浮肿气逆也"。强调咳嗽并非由肺或胃某一单独脏腑引发，而是肺脏、胃腑相互影响，由此及彼所致。临床上，吞酸患者亦多伴有慢性咳嗽，现代医学谓其为"胃食管反流性咳嗽（GERC）"。姜树民教授治疗胃食管反流病习用射干、山豆根、竹茹、紫苏叶、陈皮等并走肺胃之品，而浙贝母伍海螵蛸便是从肝、胆、胃、肺并治胃食管反流病的经典药对。

浙贝母、乌贼骨两药均味咸色白，咸泻肺金，降泻气逆。肺者，相辅之官，治节出焉，主司一身气机，肺气和顺则五脏六腑之气皆顺，泻肺则可和降肝胃。浙贝母，性寒能清，清肺化痰，清金制木，肝火自降；乌贼骨，咸润肾水，壮水之主，滋水涵木，肝体柔润，体用调畅，疏泄如常，火郁自消。两药并举，一清一补，一寒一温，泻降肺气，清肝泻火，泻热制酸，和胃止痛之力愈彰。

现代药理学研究证明，海螵蛸中所含的海螵蛸多糖（CPS-1）既可促进加快细胞修复过程，又可减轻炎症的严重程度，对促进溃疡组织愈合、保护胃黏膜均具有积极作用。

八、牡蛎

牡蛎首载于《神农本草经》，《神农本草经》言"牡蛎，味咸，平。主伤寒寒热，温疟洒洒，惊恚怒气，除拘缓，鼠瘘，女子带下赤白。久服强骨节。杀邪鬼，延年"。《本草经疏》载"牡蛎，味咸平，气微寒，无毒"，《本草正义》云"（牡蛎）味微咸微涩，气平"。《医学衷中参西录·牡蛎解》亦言"牡蛎味咸而涩，性味凉"。《中华人民共和国药典》记载牡蛎性状为无臭，味微咸。因此，牡蛎在《汤液经法》中的前位属性应是"咸火"。

基于《神农本草经》中牡蛎的功效，我们可以推测牡蛎在《汤液经法》中的后位属性。牡蛎所治"伤寒寒热，温疟洒洒"，为外感六淫所致发热，《素问·疟论》云"岐伯曰：此先伤于风而后伤于寒，故先热而后寒也。亦以时作，名曰温疟"。六淫之中，风为百病之长，为寒、湿、燥、热等邪气之先导，临床上外感病多为风邪与五淫合而为病。

《素问·五运行大论》云"岐伯曰：东方生风，风生木，木生酸，酸生肝，肝生筋……"，《素问·阴阳应象大论》载"岐伯曰：东方生风，风生木，木生酸，酸生肝，肝生筋，筋生心，肝主目……"，《素问·五常政大论》言"敷和之纪，木德周行，阳舒阴布，五化宣平。其气端，其性随，其用曲直，其化生荣，其类草木，其政发散，其候温和，其令风，其脏肝，肝其畏清，其主目……"，《素问·至真要大论》曰"诸风掉眩，皆属于肝"。可见外感风邪对应脏腑应为肝。

至于"惊骇怒气"，《辅行诀·辨肝脏病症文并方》载"肝虚则恐，实则怒"。"大泻肝汤"可治"多恚怒"，"小补肝汤"能"治心中恐疑，时有噩梦"，"大补肝汤"可"治肝气虚，其人恐惧不安"。可见"惊骇怒气"属于肝。此《柳州医话》所谓"七情之病，必由肝起"。

《医学衷中参西录·牡蛎解》言"牡蛎所消之瘰疬，即《神农本草经》所谓鼠瘘"。《灵枢·寒热》载"岐伯曰：鼠瘘之本皆在于脏，其末上出于颈腋之间。其浮于脉中，而未内著于肌肉，而外为脓血者，易去也"。瘰疬者，乃忧思恚怒，肝气郁结，气郁伤脾，脾失健运，痰湿内生，结于颈项而成；鼠瘘者，为肝郁化火，烁灼肾水，热胜肉腐成脓，溃后脓血淋漓，耗伤气血所致。鼠瘘病位在肝，牡蛎可治鼠瘘，故其归经当为肝经。因此，牡蛎在《汤液经法》中的中药属性为"火中木"。

姜树民教授临证善用牡蛎，不论单行或是相须、相使均疗效卓群。

牡蛎一品，一物四用。一则，牡蛎质体沉重，性微寒凉，咸补心火，单行即可镇潜浮阳，益阴敛阳，镇静安神，用治心悸失眠。也可与龙骨并行，仿《伤寒论》"桂枝甘草龙骨牡蛎汤"方义，龙骨益阴之中又能潜降上越之浮阳，牡蛎敛阴之中又可固摄下陷之沉阳，两药并举，益阴安神潜阳力彰。牡蛎伍龙骨可用治躁扰不宁、烦躁不安、心悸怔忡等症。

二则，牡蛎与前文所述浙贝母、海螵蛸类似，色白质重，味咸微寒，色白入肺，微寒清热，咸泻肺金，又走肝经，也可清金制木，制酸止痛。姜树民教授常用其治疗胃溃疡、十二指肠溃疡所致吞酸嘈杂、胃脘灼痛等症。也可与浙贝母、海螵蛸并举，增两药泻降肺气、清肝泻火、泻热制酸、和胃止痛之效。

三则，牡蛎味咸能软，可软坚散结。姜树民教授以《神农本草经》中"除拘缓，鼠瘘"为基础，拓展了牡蛎"散结"的功效，临证常用治肝硬化、慢性萎缩性胃炎伴肠上皮化生、食管癌等症瘕积聚，与浙贝母、鳖甲等药伍用，其散结消症之力益彰。

四则，《中药学》记载牡蛎煅用可收敛固涩，用治自汗、盗汗、遗精、泻痢、遗尿、崩漏、带下等滑脱诸证。现代中药学认为牡蛎仅在煅后才具有收敛固涩的功效，但姜树民教授不以为然。其精研温病著作《温病条辨·卷三下焦篇（风温、温热、瘟疫、温毒、冬温）》第九条所载"一甲煎"后，提出生牡蛎亦能收敛固。"一甲煎"仅以生牡蛎二两，碾细煎服，就可用治温病下后，阴虚液伤，大便溏甚，一昼夜三四次，脉仍数者。盖"牡蛎一味，单用则力大，既能存阴，又涩大便，且清在里之余热，一物而三用之"。姜树民教授以此为理论基础，临证凡遇久泻久利，湿热痢疾等滑脱失禁之病，皆以生牡蛎入方，用量至少在30g，取其敛气益阴、收敛涩肠之效。

牡蛎除单行外，还可与他药相须相使，姜树民教授临证与牡蛎配伍药对甚多，吾管中窥豹，遴选四对于下，试述一二，以飨同道。

（一）牡蛎、天花粉

天花粉，又名栝楼根，《神农本草经》云"栝楼根，味苦寒，主消渴，身热，烦满，大热，补虚，安中，续绝伤"。后世历代本草多遵照《神农本草经》对天花粉性味描述，称其苦寒，如《本草经解》载"（天花粉）气寒，味苦，无毒"，《雷公炮制药性解》云"（天花粉）味苦，性寒无毒"，《中华人民共和国药典》描述天花粉口尝滋味为气微，味微苦。笔者认为天花粉的性味不应只为味苦，而应为甘苦。首先，《神农本草经》描述天花粉"补虚，安中"，依据味甘，能补、能和、能缓，只有甘味才能发挥补虚安中的功效。其次，后世本草著作中也有对天花粉味甘苦的记载，《本草备要》云"（天花粉）酸能生津，甘不伤胃，微苦微寒"。《本草撮要》载"（天花粉）味甘苦，入手太阴经"。《本草撮要》言"天花粉（专入肺），即栝楼根也。味酸而甘微苦，微寒"。全国统编教材《中药学》及《中华人民共和国药典》同步记载"天花粉，性微寒，味甘、微苦"。因此，天花粉在《汤液经法》中的前位属性为"甘土"。其归经，依据用药法相，因"其根作粉，洁白如雪"。（《本草纲目》），色白当入肺；且依据《本草备要》《本草备要》及《中药学》《中华人民共和国药典》记载，天花粉专入手太阴经，因此，天花粉在《汤液经法》中的五行属性为"土中金"。

姜树民教授取天花粉甘寒之性，主消渴，大热，补虚，安中之效，用治胃脘灼热，渴喜冷饮，饮不解渴等症。"（天花粉）乃治渴之要药也"（《本草汇言》）《药征续编》载"凡渴有二证，烦渴者石膏主之，但渴者栝楼根主之"。姜树民教授习以天花粉止渴，为增其止渴之力，常与牡蛎参合，此药对出自《金匮要略·百合狐惑阴阳毒病症治第三》所载"栝楼牡蛎散方"，用治"百合病，渴不差者"。

牡蛎味咸，为"火中木"，天花粉，味甘苦，为"土中金"，两药并行，苦咸化酸，酸补肺金，用治《辅行诀·辨肺脏病症文并方》中肺虚所致"烦热汗出，口渴""口干"。天花粉甘寒泻火，清热生津，牡蛎咸凉敛阴，潜降虚火，甘咸相和，除燥止渴，用治阳明燥热，"大渴，舌上干燥而烦，欲饮水数升"（《伤寒论》）。牡蛎合天花粉的配伍与浙贝母合薏苡仁的配伍同为甘咸除燥，区别在于前者偏治阳明燥热，渗泻太阴脾湿之力较弱，后者长于淡渗利湿，清泻阳明燥热之力不甚。因此，临证姜树民教授常将四药并书，用治慢性萎缩性胃炎"湿与燥兼"这一病理变化。四药参合，浙贝母、薏苡仁消痈散结，以除肠上皮化生，泻太阴脾湿；天花粉、牡蛎滋阴润燥，以滋胃黏膜上皮和腺体萎缩之内燥，清阳明燥热。同时，天花粉、浙贝母两药均色白入肺，清肺化痰，泻热润燥，清肺热而降胃气，肺胃并治，降泻气逆，用治肺热咳喘、胃热呃逆、嘈杂吞酸等症。

现代药理学研究证明，天花粉中所含天花粉蛋白（trichosanthin，TCS）具有良好的抗肿瘤活性。可诱导胃癌细胞 SGC-7901 凋亡，阻止胃癌细胞增殖。与浙贝母、薏苡仁两药可有效延缓或逆转慢性萎缩性胃炎向胃癌转化的过程。

（二）牡蛎、鳖甲

鳖甲，首见于《神农本草经》，《神农本草经》载"鳖甲，味咸，平。主心腹症瘕，坚积，寒热。去痞，息肉，阴蚀，痔，恶肉"。其味咸，属"咸火"。其主治心腹症瘕，坚积，痞，息肉，阴蚀，痔、恶肉，均属中医学"积聚"范畴，积聚病位主要在肝，是因肝失疏泄，气血滞涩，壅塞不通而成。因而鳖甲在《汤液经法》中的中药属性为"火中木"。

全国统编教材《中药学》认为鳖甲属"补阴药"，功可滋阴潜阳，然《本草衍义》曰"鳖甲，《神农本草经》中不言治劳，惟蜀本《药性论》云'治劳瘦，除骨热'，后人遂用之。然甚有据，亦不可过剂"。本品虽为血肉有情之品，但姜树民教授临证鲜有用其滋阴，反取其软坚散结，破瘀通经之功，认为本品消症除积之中又能坚阴，可用治肝脾肿大、肝硬化、胃肠息肉等病。此《本草新编》所谓"鳖甲善能攻坚，又不损气，阴阳上下有痞滞不除者，皆宜用之"。姜树民教授还善取其坚阴之效，用治骨蒸潮热、手足心热、阴虚血热、夜热早凉等症。

牡蛎、鳖甲，两药并举，皆为"火中木"，味咸性寒，并走肝经，俱为血肉有情之品。鳖甲为背甲，牡蛎为壳甲。临证姜树民教授将此两药并书，谓其为"二甲煎"。鳖甲软坚活血，化瘀消症，坚阴退热，为消补并进之品；牡蛎质重体沉，益阴潜阳，咸软散结，收敛固涩，为散收并行之药。二药互参，一散一敛，一补一泻，散收同用，补泻兼施，鳖甲消症除积力胜，又可泻热存阴，牡蛎软坚散结力彰，又能敛气益阴，用治肝硬化或肝脾肿大，共奏行血而不动血，消症而无出血之效。

现代药理学研究证明，鳖甲具有良好的抗肝纤维化及抗肿瘤和调节免疫等作用，能显著改善肝纤维化，并能保护肝脏细胞。同时，以鳖甲为主药的复方能够缓解肝细胞炎症，延缓纤维化进程，改善肝纤维化，甚至逆转肝硬化的临床症状，阻止病情进展。

（三）牡蛎、柴胡

柴胡首见于《神农本草经》，《神农本草经》载"柴胡，味苦平。治心腹，去肠胃中结气，饮食积聚，寒热邪气，推陈致新"。柴胡虽不在"二十五味药精"之列，但其金锐在其所著的《汤液经法图讲记：解构经方时方的底层逻辑》一书中，"第十四讲柴胡、小柴胡汤与大阴旦汤"中详细论述了柴胡的主导药味，确定柴胡在《汤液经法》中的中药属性为味酸兼辛作用于肝木及肺金的药物。

柴胡质地柔韧，气厚味薄，芳香疏调，疏肝解郁，除胃肠积滞；牡蛎味咸沉重，益阴潜阳，收敛固涩，软坚散结。柴胡以辛散为主，牡蛎以咸补为要，辛咸除滞，推陈出新，清胃肠积滞，消心腹结气。二药并举，一轻一重，一升一降，一散一敛，互为制约，相互促进，清宣散邪，宣畅气血，调和肝脾，疏肝软坚，推陈致新之效力彰。

姜树民教授常用两药治疗各类慢性肝炎、肝硬化，症见：心下痞硬、脘腹胀满、胸胁苦满、默默不欲饮食；也可用治肝气犯胃、肝胃不和之慢性胃炎；还可用治肝脾不和、肝气横逆、木郁土壅之慢性结肠炎、肠易激综合征，症见：紧张焦虑、腹痛欲泻、泻后痛减、便质稀溏或溏结不调。

同时，姜树民教授依《神农本草经》所载"（牡蛎）除拘缓"及《医学衷中参西录·第四卷治大气下陷方》中"理郁升陷汤"所云"或问：龙骨、牡蛎为收涩之品，兼胁下胀疼者，何以加此二药？答曰：胁为肝之部位，胁下胀疼者，肝气之横恣也，原当用泻肝之药，又恐与大气下陷者不宜。用龙骨、牡蛎，以敛戢肝火，肝气自不至横恣，此敛之即以泻之，古人治肝之妙术也"。提出柴胡、牡蛎二药参合，可治肝脾大、肝硬化所致胁下胀痛，与前文延胡索、川楝子并用，疏肝止痛之效力彰。

（四）牡蛎、瓦楞子

瓦楞子，首载于《本草备要》，《本草备要》载"（瓦楞子），即蚶壳。泻，消症，散痰。甘咸。消血块，散痰积"。《本草求真》言"瓦楞子（专入肝）。即今所谓蚶子壳者是也。味咸而甘。性平。故治多主消血化痰除积，为妇人血块症瘕，男子痰癖积聚要药"。又曰"此与鳖甲、䗪虫同为一类。皆能消症除积。但䗪虫其性最迅。此与鳖甲其性稍缓耳。红醋淬三次用"，明确指出瓦楞子与鳖甲性味相似而力缓。因此，瓦楞子在《汤液经法》中的中药属性与鳖甲一致，也为"火中木"。

本品质重沉降，味咸走血，咸补心火，心主血脉，善入血分，化瘀破血；味咸能软，软坚散结而消痰滞，用治痰核、瘿瘤；又治症瘕积块，肝脾肿大，消化道肿瘤；还能祛瘀散结，制酸止痛，用治证属瘀阻胃络之胃、十二指肠溃疡，胃食管反流病，症见胃脘刺痛、反酸嘈杂、嗳气吞酸。

牡蛎、瓦楞子，两药均为"火中木"，皆味咸性平之类，俱为介壳之属，皆质重体沉之品，俱为沉降下行之辈，皆能沉降下行，制酸止痛，两药并举，可引胃气下降，平肝止呕力强，阻止胆汁反流入胃，恢复胃内酸碱平衡，保护胃黏膜屏障，可广泛用治胃食管反流病。

同时，瓦楞子消痰软坚，化瘀消症，活血通经；牡蛎益阴潜阳，咸软散结，收敛固涩。两药互参，一散一敛，一走一守，一消一收，散收并行，瓦楞子消症祛瘀，化痰散结力胜，牡蛎软坚散结，敛气益阴力彰，可用治肝硬化或肝脾大、胃肠道肿瘤、慢性萎缩性胃炎伴肠上皮化生。且瓦楞子虽功似鳖甲而性缓，又无鳖甲之稀贵而价廉易得。临证姜树民教授常以瓦楞子替代鳖甲伍牡蛎，长期服用，缓消症积，用治肝硬化、胃肠道肿瘤、慢性萎缩性胃炎伴肠上皮化生。因瓦楞子、牡蛎皆性缓价廉之品，保证疗效的同时，纵使日久常服，也无动血耗血出血之弊，更无增加患者经济负担之虞，此姜树民教授"神仙手眼，菩萨心肠"之所体现。

现代药理学研究证明，瓦楞子中所含 $CaCO_3$ 呈弱碱性，具有良好的中和过量胃酸的作用，还能有效降低胃蛋白酶的活性，保护胃黏膜；其所含黏液质胶可在胃、十二指肠黏膜表面形成薄保护层，促进肉芽生长，加速溃疡愈合。同时，瓦楞子所含多肽可高效率、低毒地抑制多种瘤细胞增殖，特别是对肝癌、结肠癌表现出极强的抑制作用。

九、蚕沙

蚕沙，首载于《名医别录》，《名医别录》言"（原蚕蛾）屎，温，无毒。主治肠鸣，热中，消渴，风痹，瘾疹"。关于蚕沙的性味，《名医别录》仅言其性温，无毒，未言其味，后世本草中关于蚕沙记载亦不多见，多附于晚蚕蛾之后。《中华人民共和国药典》对蚕沙的性味描述为"气微，味淡"，可见蚕沙为气厚味薄之品。那么这就为确定蚕沙在《汤液经法》中的前位属性提供了一定难度。

《药性切用》言"（蚕沙）辛甘性温、祛风胜湿、理痹治痧、微炒用"。全国统编教材《中药学》及《中华人民共和国药典》同步记载"蚕沙，味甘、辛，性温"。结合蚕沙功效药理，蚕沙具有良好的祛风除湿作用。前文详细论述了风与肝的关系，而风湿病对应《辅行诀五脏用药法要》五脏病症中的"肝虚证"。金锐在其《汤液经法图讲记：解构经方时方的底层逻辑》"第三讲桂枝汤、葛根汤、川芎茶调散和柴胡疏肝散"中详细论述治疗风邪袭络证的配伍方法，即只要保证辛味药的主体地位，单用辛味药或"辛-甘"配伍都可达到祛风的目的，甚至为了加强补肝祛风的力度，可增加方剂中辛味药的数量及剂量，提升缓急柔筋作用。而蚕沙自身性味同时兼具辛味与甘味，正好符合补肝祛风功效的"辛-甘"配伍，这也反向证明了蚕沙的性味为辛、甘，归肝经。

但需注意，不论《本草求原》所载"原蚕沙，为风湿之专药，凡风湿瘫缓固宜"，还是《本草纲目》所云"蚕性燥，燥能胜风去湿，故蚕沙主疗风湿之病"。在明确蚕沙祛风功效的同时，还强调其除湿作用，《名医别录》所载蚕沙"主治肠鸣"，而肠鸣与脾湿关系密切，那么这是否提示蚕沙除归肝经外，也应与脾胃有关呢？

前文已确认蚕沙在《汤液经法》中的前位属性为"辛木""甘土"，当我们将这两个属性放入《汤液经法图》时，不难发现辛、甘除具有"辛补肝木""甘缓肝木"的作用外，还能发挥"甘补脾土""辛泻脾土"的作用，即蚕沙对脾土有补泻兼施的作用，但结合其功效主治，蚕沙辛多甘少，泻多于补，主要用于"脾实证"。蚕沙主治也与《辅行诀·辨脾脏病症文并方》中记载"脾实则腹满，飧泻""脾病者，必腹满肠鸣，溏泻，食不化"等症状相一致。同时，基于《汤液经法图》五味配伍化合理论，辛甘化苦，苦燥脾湿，因此，蚕沙为治湿浊中阻之要药，此吴鞠通于《温病条辨·卷三下焦篇（湿温）》所载"晚蚕沙化浊中清气，大凡肉体未有死而不腐者，蚕则僵而不腐，得清气之纯粹者也，故其粪不臭不变色，得蚕之纯清，虽走浊道而清气独全，既能下走少腹之浊部，又能化浊湿而使之归清，以己之正，正人之不正也，用晚者，本年再生之蚕，取其生化最速也"，姜树民教授以蚕沙治疗脾胃病，并非以意为之，更非凭空臆想，乃是溯流穷源而得，用之乃端本澄源，持之自故。

综上所述，蚕沙在《汤液经法》中是一个味辛、甘作用于肝、脾两脏的药物。因其同时具有辛、甘两味，临证姜树民教授常通过配伍不同药物，拓展蚕沙的功效主治。

（一）蚕沙、白豆蔻

白豆蔻为"木中土"，性温，味辛香窜，气清馥郁，色白入肺，宣发上焦，行气止痛；辛泻脾土，中走脾胃，化浊散寒，治上、中二焦一切寒湿气滞。蚕沙亦为"木中土"，性温，虽走浊道而清气独全，气味清芬，辛泻脾土，化浊和胃，辛补肝木，祛风除湿，用治湿阻经络，一身重痛，霍乱吐泻，转筋腹痛。

姜树民教授以豆蔻伍蚕沙，使原本辛、甘蚕砂之辛味更胜，辛泻脾土之力彰，化湿降浊，醒脾和胃更效；辛甘化苦，苦燥脾湿，辛香温燥，温中化湿甚妙。两药并行，一升一降，升降相随，升清降浊，行气化湿；一表一里，蚕沙祛风除湿，宣散在表之湿，白豆蔻芳香畅中，芳化在里之浊，表里同治，外湿祛则脾无所困，内湿除则脾运复常。同时，辛补肝木，风木条达，气机周流，木能疏土，脾滞以行；芳香醒脾，化浊畅中，土运健旺，运化复常，气血生化有源，肝体得养，根本坚固，以利疏泄，肝木欣欣向荣。两药参合、疏肝和胃、调肝理脾。

临证姜树民教授常用两药治疗湿浊中阻，脾胃升降失常，症见脘痞腹胀，口臭口腻，肠鸣飧泄之人；也可用治痰浊上蒙清窍，或湿浊困脾，脾不升清之头晕头昏，头脑昏沉等症；还可用治湿浊内蕴，下注肠道，湿阻气滞，排便不畅，便后不爽，或大便初硬后溏之"湿秘"者。

同时，姜树民教授也习用两药调肝理脾、疏肝和胃，治疗湿浊困脾，脾失健运，土壅木郁所致脘腹疼痛，痛时欲泻，泻后痛减之肠易激综合征。姜树民教授言此药对与"痛泻要方"虽同治肠易激综合征，但区别在于前者是因湿浊内蕴，困阻脾土，中气不能布达周流而招致木乘，属脾实证；后者则是因情志不遂，内伤脾胃，中土虚羸，土虚肝强，肝木乘土，属脾虚肝实证。两方虽均为治疗肠易激综合征之法，然医者不可不辨，一概而论。临证论治当审证知机，然后遣方投药。

（二）蚕沙、薏苡仁

薏苡仁为"土中木"，味甘归脾。本品最富滋养，为易于消化之谷物，为健脾利水之要药。两药相合，使原本辛、甘蚕沙之甘味更胜，甘泻脾土之力益彰，健脾利水，和胃化湿之功更效。两药并行，一温一寒，一补一泻，寒热并用，补泻兼施，甘淡补中，健脾除湿，利水止泻。同时，蚕沙、薏苡仁两药，均为"土中木"，辛甘缓急，祛风除湿，两药并举，一表一里，蚕沙祛风湿，散表邪，温燥而通，薏苡仁渗水湿，舒筋络，泻热止痛，表里并治，可用治筋急瘛痛，关节不利等症。

姜树民教授常用两药治疗，因湿浊内蕴，闭阻气机所致脘腹疼痛；也可用治湿浊下注肠道，清浊不分之肠鸣泄泻；还可用治湿浊内蕴，升降失序，浊气上逆之呕恶吐泻。同时，两药相伍，甘辛补脾，有《辅行诀五脏用药法要》中"大、小补脾汤"之效，可用治"足痿，善转筋者""肉痛，足痿不收，行善瘛，脚下痛"。姜树民教授以此为基础，参照《素问·生气通天论》所载"因于湿，首如裹，湿热不攘，大筋緛短，小筋弛长。緛短为拘，弛长为痿"。援古证今，钩玄提要，微显阐幽，常以此两药治疗神经系统疾病。

两药参合，可用治湿浊中阻，聚湿成痰，痰浊阻络，经脉失养之局限性张力障碍、肌阵挛及多发性肌阵挛；也可用治脾虚湿盛，经脉失养，湿浊瘀阻之运动神经元疾病、进行性肌营养不良；还可配伍苦参、蒲公英、连翘等苦寒燥湿之品，用治湿热浸淫，壅遏经脉，营卫痹阻之脊髓损伤所致下肢痿躄废用。

（三）蚕沙、木瓜

木瓜首载于《名医别录》，名医别录言"（木瓜）味酸，温，无毒。主治湿痹邪气，霍乱，大吐下，转筋不止"。《中华人民共和国药典》中记录的木瓜的性状为气微清香，味酸。可见不论标记药味还是真实滋味，木瓜均为味酸之品。因此，在《汤液经法》中的前位属性为"酸金"。对于木瓜的作用脏腑，不论历代本草著作还是现代中药学教材以及国家药典，均明确指出为肝、脾两脏，但两脏之中哪一脏为其主要归经，尚有争议。笔者认为，木瓜主要作用的脏腑应为脾经。一则，李杲言"（木瓜）入手足太阴血分"，《本草经疏》亦载"（木瓜）入足太阴，阳明，兼入足厥阴经"。二则，李时珍于《本草纲目》中明言"木瓜所主霍乱吐痢转筋、脚气，皆脾胃病，非肝病也……木瓜入手、足太阴，为脾胃药，非肝药，益可征矣"。因此，木瓜在《汤液经法》中的中药属性应为"金中土"，这与"二十五味药精"中的芍药药性相似。

姜树民教授临证不喜用芍药，因基于现代药理学研究，白芍中所含白芍总苷可致大鼠血清中 ALT、AST 水平显著增高，说明白芍总苷大剂量给药可致大鼠肝毒性损伤。临证姜树民教授常将白芍易木瓜，取其酸泻肝木，酸补肺金之效。

木瓜因与芍药均为"金中土"，《辅行诀五脏用药法要》中大、小泻肝汤均以枳实、芍药两酸味药为君，用治"肝实，两胁下痛，痛引少腹急迫"。姜树民教授以此为理论基础，阐幽发微，补苴调胹，提出木瓜为治诸痛要药。

《伤寒论》中所载"芍药甘草汤"，即为酸泻肝木，治疗诸痛之要方，可谓"解痉止痛第一方"。姜树民教授师古而不泥古，推陈致新，将常用于治疗风湿痹证，脚气水肿的木瓜，用于治疗脾胃病诸痛症，特别是治疗胃肠痉挛所致胃脘痛、腹痛，其效如以汤沃雪。现代药理学研究证明，宣木瓜总有机酸及木瓜水提液均具有明显的抗炎、镇痛与增强免疫作用。同时，木瓜中所含木瓜多糖具有显著的保肝效果。可见木瓜虽与白芍同样具有治疗疼痛的作用，但却没有白芍的肝毒性。

同时，基于木瓜"酸补肺金"之效，临证姜树民教授还常用木瓜治疗慢性萎缩性胃炎患者口干、口渴，渴欲饮水，饮后不解渴等症。《辅行诀五脏用药法要》所载大、小补肺汤均以"金中金"之五味子及"土中金"之麦门冬用治"肺虚"之口干、口渴。姜树民教授遵循此理，以同为"金中土"之木瓜，配伍味甘之石斛、玉竹，用治消渴、热病伤津、干燥综合征等病。

现代药理学研究表明，木瓜中所含的木瓜总三萜对胃癌细胞有抑制作用，还能处理、诱导癌细胞进行凋亡。对慢性萎缩性胃炎伴肠上皮化生及胃恶性肿瘤放化疗后出现口干口渴、咽干汗出、食少纳差者用之最宜。

蚕沙味辛、甘，归肝、脾经，木瓜味酸，归脾、肝经，两药参合，构成辛－酸－甘的配伍，这个配伍放入《汤液经法图》中，不难发现，是治疗肝木病的经典配伍。临证姜树民教授通过调整两药比例，达到或补肝或泻肝的作用。

当木瓜倍蚕沙时，酸多辛少，以泻肝为主，用治"肝实证"，发挥缓急止痛，调和肝脾，生津止渴，开胃助运，增进食欲之效，用治脾胃病症见脘腹疼痛、胸胁支满、少腹急迫、吐下泻痢、咽干口渴、食少纳差。而当蚕沙倍木瓜时，辛多酸少，以补肝为要，用治"肝虚证"，发挥祛风除湿、舒经活络、通络止痛、疏风止痒、调和肝脾、和胃化浊之用，既可用治风寒湿邪痹阻经络之风湿痹痛，又可用治风湿蕴肤之瘾疹湿疮，还可用治肝脾不和之痛泻转筋。

第二节　验药举隅

姜树民教授，除前文所述"姜门八对药"外，尚有百余对灿若繁星的"对药""角药"。临证处方时，姜树民教授常将二药或三药并书，寓意药物三三两两，对对双双，配伍和合，同心戮力，共奏良效。其间或有相须相使，相辅而行，和衷共济，协同作用者；或有相畏相杀，互补其短，专取所长，减毒增效者；或有相生相成，推陈出新，产生特殊疗效者，凡此种种，俱为药对。因姜树民教授药对繁多，奈何全书篇幅有限，不能将其药对尽数枚举，唯能撷取 12 类药对，尝以寥寥数语言，片言居要，尽解姜树民教授临证用药之奥妙，组方遣药之至要，学术思想之诀要。

一、芳香化浊清热类

（一）藿香、佩兰、茵陈

藿香，首载于《名医别录》，《名医别录》云"藿香……并微温。悉治风水肿毒，去恶气……治霍乱、心痛"。佩兰，首载于《神农本草经》，《神农本草经》云"兰草，味辛平。主利水道，杀蛊毒。辟不祥。久服益气、轻身、不老。通神明"。茵陈，首见于《神农本草经》，《神农本草经》云"茵陈蒿，味苦，平。主风、湿、寒、热邪气，热结黄疸。久服轻身、益气、耐老"。

《本草备要》"（藿香）辛甘微温"，《玉楸药解》"（藿香）味辛，微温，入足太阴脾、足阳明胃经"，《汤液本草》"（藿香）入手，足太阴经"。因此，藿香在《汤液经法》中的中药属性与前文所述白豆蔻、砂仁类似，与"二十五味药精"中的干姜同为"木中土"。因其味辛入脾，可辛泻脾土，用治"脾实证"，可治心腹痞满、飧泻下利，身重，不能食。此《本草正义》所谓"藿香，清芬微温，善理中州湿浊痰涎，为醒脾快胃，振动清阳妙品"。临证姜树民教授常以藿香治疗湿浊中阻，心下痞满，纳差不食，恶心呕吐，心腹胀痛，腹泻下利等症。

《神农本草经》记载佩兰味辛，《本草便读》亦载"佩兰，功用相似泽兰，而辛香之气过之"。理论上佩兰在《汤液经法》中的前位属性应为"辛木"，但因其具有"利水道"

的功效，笔者推测，佩兰在《汤液经法》中的前位属性还包含"甘土"。因为"利水道"的作用，只有通过"甘泻肾水"才能实现。李杲亦言"（佩兰）味甘，性寒"。佩兰的后位属性，基于《本草经疏》所载"入手太阴、足阳明经"及《本草纲目》中"足太阴、厥阴经"的记载，笔者推测应为"土"。因此，佩兰在《汤液经法》中的中药属性主要为"木中土"，兼具"甘泻"的作用。临证姜树民教授常取其芳香化浊、化湿辟秽之性，用治口中甜腻，口气臭秽，脘腹满闷，恶心呕吐，食欲不振等湿浊中阻之证。

藿、佩两药相合，为治疗脾胃病的经典配伍，出自《时病论》芳香化浊之法。两药均为"木中土"，比于干姜，性温不燥而芳香有余；较之白豆蔻、砂仁辛香不烈，质轻升散；芳香清芬之中又能宣散表邪；醒脾和胃之时又可辟秽止呕。二药并书，芳香辟秽，化浊祛暑，醒脾开胃。姜树民教授常用其治疗暑月贪凉，恣食生冷，湿浊中阻，运化无权，所致头昏头胀，脘痞纳呆，恶心呕吐，腹痛泄泻等症；也可用治饮食不节，过食含人工添加剂食物及幽门螺杆菌感染所致口甜口腻，口臭，舌苔浊腻之症；还可用治胃癌、肝癌等恶性肿瘤放、化疗及手术后阴液内伤，湿浊内蕴，湿与燥兼所致口渴纳差，不欲饮水，饮后水逆，饮食难下等症。此《素问·奇病论》所谓"治之以兰，除陈气也"。

茵陈味苦，主"热解黄疸"。诚如前文所述，《金匮要略浅注补正》"脾为太阴湿土，土统血，热陷血分，脾湿郁遏，乃发为黄"。黄疸一病，主责脾土。《本草经疏》载"（茵陈）足阳明、太阴、太阳三经"。《中华本草》及《中药学》中茵陈的归经主要为脾、胃经。因此，茵陈在《汤液经法》中的中药属性为"水中土"。

茵陈自古以来被认为是"退黄之圣药，活肝之要药"（《医学衷中参西录》），然姜树民教授夏虑独造，认为茵陈禀春生之气，应东方风木，苦寒降泻，清热利湿之中兼具升清之性，临证用之非大剂不能取效。临证取其气味清芬，"发陈致新，与他味之逐湿热者殊，而渗利为功者，尤难相匹"（《本草述钩元》）之性，大剂用治湿热内蕴所致诸症，用量一般不低于30g，且姜树民教授认为茵陈大剂无苦寒败胃，伐伤脾土之害。大剂茵陈既可用治湿热熏蒸肌肤所致湿疮粉刺，风瘙瘾疹，又可用治湿热循经上犯于口所致口苦、口臭，还可用治湿热下迫肠道所致湿热泻痢、泻而不爽、肛门灼热等症。

临证姜树民教授将藿香、佩兰、茵陈三药并书，藿、佩二药为"木中土"，茵陈为"水中土"，三药皆入脾、胃二经，二辛一苦构成了《汤液经法图》中治疗"脾实证"的配伍。这与前白豆蔻、砂仁伍苦参、蒲公英、连翘的配伍类似，亦是姜树民教授所设的辛开苦降，寒热并用药对。

三药参合，一则，寒热并用，辛开苦降，藿香、佩兰助白豆蔻、砂仁辛温升散，宣痞开郁，茵陈合苦参、蒲公英、连翘建苦寒降泻，清热利湿之功，共用治心下痞满、寒热错杂之证。

二则，藿香、佩兰、茵陈俱为气香馥郁之品，姜树民教授以香治臭，此三药为其治疗口腔异味或口味异常之要药，不论寒热虚实均可随证配伍应用。湿浊中阻者，可合前文之白豆蔻、砂仁、蚕沙，亦可加用香薷、甘松、白芷等品，湿热内蕴者，可合前文之苦参、蒲公英、连翘，也可配伍薄荷、青蒿、荷叶之辈。

三则，姜树民教授依据端午节"煎兰草汤沐浴以祛病"的习俗，提出佩兰为内服、外洗治疗湿疮瘾疹之要药。临证姜树民教授常以此三药内服治疗湿疮粉刺、瘾疹风瘙等皮肤病，特别是长夏暑月、湿热熏蒸、蕴结肌肤所致湿疹及饮食不节，恣食肥甘厚味，湿热内蕴，熏蒸于面所致痤疮用之最宜。临证还可配伍地肤子、白鲜皮、蝉蜕同用，且三药用量宜大，至少用至20g方能有效，此乃"国医大师"李玉奇教授秘而不传之法。

四者，姜树民教授依据《神农本草经》所载佩兰、茵陈两药，俱为"久服益气、轻身、不老"之品，将此三药作为化浊运脾，清利头目之要药。姜树民教授认为《神农本草经》所谓"益气、轻身、不老"，是指药性冲和平淡，可做保健之品，宜久。临证姜树民教授常将三药之中的茵陈用量减少至15g，与藿香、佩兰并行，用治内伤脾胃、湿浊内蕴、虚实寒热错杂之证。此三药亦是姜树民教授所制"调中汤"中的重要组成。

（二）茵陈、青蒿

青蒿，首载于《神农本草经》。《神农本草经》"青蒿，味苦，寒。主疥瘙，痂痒，恶疮，杀虱，留热在骨节间，明目"。青蒿真实滋味为气香，味微苦，青蒿应是一个苦味药。青蒿鲜品色深绿，得春木少阳之令最早（二月生苗），结合其在《神农本草经》中的主治为疥疮、瘙痒、恶疮等皮肤病，《外科大成》云"风盛则痒. 盖为风者，火之标也，凡风热客于皮肤，作痒起粟者，治宜疏风"。《素问·五运行大论》载"东方生风，风生木"，肝与风关系密切；又因肝开窍于目，青蒿可明目。因此，笔者推测青蒿作用的脏腑为肝，五行属性为"水中木"。

青蒿味苦燥脾，得春初少阳之气，苦泻寓升，阴中有阳，专走肝胆，兼燥脾湿。临证青蒿常用治阴火伏留骨节，而致阴虚发热，骨蒸潮热，虚劳低热等症。现代医学也用其抗疟，治疗疟疾。然姜树民教授拔新领异，取其气味清芬，性寒而不伤胃，苦泻而不败脾之性，用治湿热内蕴所致口苦、口臭，脘腹痞满，食少纳呆，舌苔黄腻等症。

青蒿与茵陈相伍，两药俱味苦性寒之品，寒能清热，苦燥脾湿，茵陈入脾，青蒿走肝，肝胆脾胃俱为人体消化吸收之所在，可用治湿热内蕴肝脾所致消化系统诸症。如胁肋灼痛、厌食腹胀、脘腹痞满、口苦呕恶、口苦口臭、口中异味、目赤黄疸等。同时，两药皆禀东方风木之德，得春升生之气，清肝泻热之中又韫疏利之性，姜树民教授常用其治疗妇人肝郁湿热所致经间期出血，外阴瘙痒，围绝经期前后潮热汗出、心烦郁怒等症。

（三）香薷、荷叶

香薷，首载于《名医别录》。《名医别录》言："香薷，味辛，微温。主治霍乱、腹痛、吐下、散水肿"。香薷口尝有浓烈香气，味辛，微麻舌，《本草便读》云："（香薷）味辛温而无毒"，《雷公炮制药性解》载："（香薷）味辛，性微温无毒，入肺胃二经"。可见香薷也为辛味药。因其最早被记载的功效为治疗霍乱、腹痛、吐下。上述疾病均属于"脾实证"范畴。因此，笔者推测香薷的五行属性应为"木中土"，这与前文所述白豆蔻、砂仁、藿香、佩兰相似。

前人用香薷多取其辛补肝木，发汗解表之效，用治风寒感冒，所谓"香薷乃夏月解表之药"。然姜树民教授以汪颖《食物本草》所载香薷"夏月煮饮代茶，可无热病，调中温胃；含汁漱口，去臭气"为依据，提出香薷乃芳香化浊之要药。

香薷气香浓烈、辛而走窜、辛泻脾土、化湿畅中，可用治贪食生冷，恣食肥甘所致湿浊中阻之口腻口甜，口腔异味，口中乏味，脘痞呕恶等症。同时，姜树民教授取其辛散肺金之性，彻上彻下之功，外疏风寒以散在表之水湿，宣散肺气以启水之上源，譬如提壶揭盖；内开郁结以化中焦湿阻；内外并治，宣上畅中，用治风水相搏，水湿浸渍之水肿癃闭，身重肢倦，胸闷纳呆等症。

荷叶，首载于《食疗本草》，在《食疗本草》中并无荷叶单独内容，仅附于莲子之下，言"其子房及叶皆破血"，既无性味，也无归经。《本草备要》《本草撮要》及《本经逢原》皆其性味苦平。荷叶真实滋味为微有香气，味淡微涩，且荷叶依水而生。因此，荷叶的前位属性应为"苦水"。又因其色深绿，名曰"青盂"；最早记载的功效主治为破血，为治血分病之药，而"肝藏血"。因此，荷叶在《汤液经法》中的中药属性应为"水中木"。

荷叶贴水而生，临水而长，得水面清气郅著，苦燥脾土之中又寓生发之气，泻中有升，阴中寓阳，功似升麻而无引动肝风之害。姜树民教授常用其治疗湿阻中焦，清阳不升之头胀头痛，胸膈满闷之症。还可用治清阳下陷，水湿内蕴，下迫肠道之泄泻。

现代药理学研究证明，荷叶具有良好的降低血清总胆固醇、血清甘油三酯及低密度脂蛋白、胆固醇含量的作用。临证姜树民教授常用荷叶治疗湿浊中阻型的血脂异常和动脉粥样硬化。这也是姜树民教授对"国医大师"周学文教授"以脾论治，内清外柔"治疗血脂异常和动脉粥样硬化学术思想的赓事增华。临证可配伍山楂、沙棘、黄芪等品代茶饮以达保健降脂的目的。

香薷伍荷叶，两药皆夏季采摘，香气清芬，一温一凉，一辛一苦，一浓一淡。香薷辛香气厚，辛泻脾土，宣散肺金；荷叶苦平清芬，苦燥脾湿，升举清阳。两药参合，辛开苦降，又成"木中土"与"水中木"配伍，辛苦泻脾，升清降浊，升降相随。姜树民教授常用其治湿阻中焦，无论寒热所致心下痞满，脘腹满闷，头脑昏沉，食少纳呆，下利泄泻等症。又因两药皆气味清芬，姜树民教授还以味治味，用其治疗湿浊内蕴之口甜口腻、口苦口臭、口味异常等症。临证还可与藿香、佩兰、茵陈、白豆蔻、砂仁同用以增其效。可将两药之中加入佩兰，小剂量代茶饮，用治口气及体味臭秽。同时，两药皆禀夏月之气而生，擅治长夏暑湿，芳香之气又可醒脾开胃，姜树民教授常用其治疗夏月贪凉，内伤脾胃，不思饮食之症；也可用治小儿疰夏、食少纳差、大便不调、神疲倦怠之症。

二、滋阴清热生津类

（一）石斛、知母

石斛，首载于《神农本草经》，《神农本草经》载"石斛，味甘，平。主伤中，除痹，下气，补五脏虚劳，羸瘦，强阴。久服厚肠胃，轻身，延年"。《滇南本草》云"性平，味甘淡"。基于《素问·脏气法时论》中的五味理论，味甘能补，这与石斛在《神农本草经》中具有"主伤中""补五脏虚劳，羸瘦，强阴""厚肠胃，轻身，延年"的功效主治一致，因此石斛在《汤液经法》中的中药属性一定有"甘土"。

同时，石斛还具有"除痹，下气"的功效，这与标记药味的甘味不符，但《中华人民共和国药典》对其不同品种的真实滋味均提及苦味，而苦味却能发挥这样的作用。张志聪《本草崇原》载"（石斛）故除痹即所以治五脏之虚劳羸瘦，是攻邪之中而有补益之妙用。治伤中即所以下气，是补益之中而有攻邪之神理云"。可见石斛为攻补兼施之品，其味苦能燥脾湿，下气安中，治脾实之腹胀；也可甘泻肾水，治"邪在肾，则骨痛，阴痹"。结合石斛的作用脏腑，《本草纲目》载"（石斛）足太阴脾、足少阴右肾"。《雷公炮制药性解》"入胃、肾二经"。《本草经疏》载"入足阳明、少阴，亦入手少阴"，可知石斛在《汤液经法》中的药性为作用于脾、肾的甘、苦味药。

临证对于胃阴不足，热盛伤津，又兼脾虚湿阻，湿与燥兼所致饮食乏味，干呕烦渴，舌苔白腻质干的患者，姜树民教授最喜投用石斛。且石斛用量宜大，干品一般不少于20g。盖姜树民教授认为石斛乃清润养阴之第一品药，阴虚无论有无兼加证候均可随证配伍使用。同时，姜树民教授也取滋肾益阴之功，用治肾阴亏虚，津亏燥结之便秘。

知母，首载于《神农本草经》，《神农本草经》载"知母，味苦，寒。主消渴，热中。除邪气，肢体浮肿，下水，补不足，益气"。知母在《汤液经法》中的前位属性可能是酸金。《中药学》中对知母的药味标识为"苦、甘，寒。归肺、胃、肾经"，但这是其功效药理的观点，并非法象药理的观点。

知母与石膏为《辅行诀五脏用药法要》中"小白虎汤"的重要组成，用治"天行热病，大汗出不止，口舌干燥，饮水数升不已"。结合《辅行诀五脏用药法要》中辨五脏病症中各脏病特点，小白虎汤应为治疗"肺虚证"的方剂，而治疗肺虚证需使用"酸补"之法。小白虎汤的药物组成为石膏、知母、甘草、粳米。其中甘草、粳米味甘补脾。石膏，在金锐所著的《汤液经法图讲记：解构经方时方的底层逻辑》一书中提出其属于酸味药，为"金中金"或"金中土"。基于上述理论，结合知母的饮片断面白色或黄白色，以及其具有滋阴润燥的功效，笔者推测知母也应为酸味药，属于"金中土"。

同时，知母的真实滋味为"味甘而苦"，苦甘化咸，咸润肾水，因此，还具有滋润肾水的作用，可用治精少，腰痛，骨蒸羸瘦等症。这也就是《中药学》认为知母可入肾经，治疗骨蒸劳热的底层逻辑。且苦甘化咸，咸泻肺金，因而知母也具有一定的泻肺金，治疗肺实证的功效。这也就是《中药学》中知母具有清热泻火功效的理论依据。

据此，姜树民教授认为知母与石斛同为补泻兼施的滋阴药，可同治肺、胃、肾三脏。一则，知母可上行入肺，酸补肺金，咸泻肺金，滋肺阴，润肺燥，清肺气，止咳喘，用治肺热咳嗽，阴虚燥咳；还可用治肺热炽盛，烁灼津液之上消诸症。二则，知母可中入阳明胃经，甘补脾土，清胃火，除烦渴，用治中消诸症。三则，知母可下走肾经，咸润肾水，泻相火，滋肾阴，用治阴虚火旺，骨蒸劳热，潮热盗汗；还可用治阴虚内热之下消诸症。同时，知母还可通过"肺与大肠相表里""肾司二便"的作用，清肺气，滋肾阴，润肠燥，用治津亏燥结之肠燥便秘。

知母，质润多液，补中寓清，升中有降，上补肺金，中清胃火，下润肾水；石斛，甘凉汁稠，功擅强阴，补诸虚劳损，厚肠益胃。两药伍用，肺脾同治，滋阴润肺，清养胃阴，补泻相济，滋阴之中而无留邪之弊，清泻之下又无伤津之虞。此两药为姜树民教授治疗肺胃阴虚之脾胃诸病及诸消渴病的常用药对。临证可用治慢性萎缩性胃炎、糖尿病、干燥综合征等证属阴虚者。同时，两药均能下行入肾，滋肾益阴，养阴润燥，可通过两药滋肾阴以润肠燥之效，用治津亏燥结之便秘。同时，姜树民教授基于《汤液经法图》中的"五除"理论，石斛味甘，知母味酸，两药参合，酸甘除逆，仿《金匮要略》"麦门冬汤"中麦冬与人参、大枣、甘草、粳米的配伍，用治"大逆上气"。《金匮要略》载："止逆下气者，麦门冬汤主之。"麦门冬汤具有止逆的作用，就是依靠酸味药与甘味药化合实现的。姜树民教授以知母易麦冬，以石斛替参、草、枣，两药皆清润多汁之品，补中寓清，润而不腻，上行入肺可除肺虚气逆之咳喘痰阻，咳唾涎沫；中走脾胃可治胃阴亏虚之呕恶干哕，食入即吐。临证姜树民教授除用两药治疗热病后期，肺阴亏虚之咳喘外；还常用治慢性萎缩性胃炎患者恶心、干哕，饥不欲食，食入即吐之症；也用治恶性肿瘤放疗、化疗后津液被伤所致一系列胃肠逆蠕动症状。

姜树民教授使用石斛、知母、天花粉、百合、玉竹等滋阴药，用量一般在20~30g。姜树民教授认为滋阴之品非大剂而不能起效。此法并非姜树民教授臆想所得，乃是由仲景所制百合地黄汤、麦门冬汤、防己地黄汤等方之法嬗变而来。仲景凡需滋阴其药用量皆大，以麦门冬汤为例，麦冬用量需至7L。因此，姜树民教授蹈袭此法，以大剂滋阴润燥，治疗脾胃诸病，其效如吹糠见米，百下百着。

（二）知母、天花粉

知母伍天花粉。知母，清润肺阴，养阴清胃，滋肾益阴；天花粉，泻热润燥，生津止渴，消肿排脓。二药并行，相生相成，清肺泄热，滋阴生津之力益彰。然知母味苦，清热泻火之力更强，天花粉味酸，润燥生津之功更甚。二者为伍，各尽其长，为治疗肺胃热盛，津伤口渴之佳品。临证姜树民教授以此两药用治慢性萎缩性胃炎、糖尿病、干燥综合征等症见口干口渴，口舌干燥，渴欲饮水，饮而不已，舌质红绛，舌光无苔，舌上裂纹等。同时，因天花粉消痈排脓的功效，姜树民教授也用两药治疗慢性萎缩性胃炎伴肠上皮化生，或胃癌术后及放、化疗后阴虚内热，津亏燥结之证。

（三）百合、知母

百合，首载于《神农本草经》。《神农本草经》"百合，味甘，平。主邪气，腹胀，心痛，利大小便，补中益气"。百合的性味不论是《神农本草经》中的记载，还是后世本草典籍中的记载，以及《中药学》《中华人民共和国药典》的记载，均为甘味。百合为甘味药。因其具有治疗腹胀，通利大小二便及补中益气的作用，且与麦冬同属百合科，笔者推测百合的五行属性可能为"土中水"或"土中金"。

百合，甘凉质润，甘补肺金，滋补肺肺，润燥止咳，可用治肺燥咳嗽，或肺虚久咳，或阴虚久咳、痰中带血等症。心为君主，肺者相傅，百合滋肺阴则能养阴心，清肺热则可降心火，安神定魄，用治心肺阴虚，虚火浮越，热扰心神所致神思恍惚、心烦失眠、易怒喜哭之"百合病"。同时，姜树民教授溯流穷源依据《神农本草经》所载百合功效，取其甘补脾土之功，用治胃阴亏虚，胃失和降，胃虚气滞之脘腹胀满，胃脘灼热，嘈杂烧心，心下热痛等症，常与乌药相合，取陈修园《时方歌括》所载"百合汤"方义。同时，借其酸补肺金，甘泻肾水之功，用治肺阴亏虚，阴虚火旺，热盛气壅之小便不畅，癃闭水肿等症。盖肺为水之上源，通调水道，"源清则流自洁"（《湿热病篇》），肺阴不足，阴虚火旺，炅则气散，肺失肃降，下输膀胱无权，膀胱气化失司，则发水肿癃闭。此李用粹《证治汇补·癃闭》所谓"一身之气关于肺，肺清则气行，肺浊则气壅，故小便不通，由肺气不能宣布者居多，以清金降气为主，并参他症治之"。

百合伍知母，名曰"百合知母汤"，出自《金匮要略》，为治疗百合病误用汗法后，津伤更甚，虚热鸱张，心烦口渴之方。百合、知母酸补肺金，甘补脾土，清肺养阴，养胃润燥，滋肾益阴，百合甘寒凉润清补不腻，知母清热滋阴而不燥。百合偏于补益，知母偏于清泻。两药并书，一甘一酸，一润一清，一补一泻，酸甘除逆，清润肺胃，泻肾滋阴。

姜树民教授以此两药酸甘化合以除逆，用治肺阴亏虚，咳喘气逆及胃阴不足，胃气上逆等气机上逆之证。又取百合清肺养心，安神定魄之效，合知母泻热之力，用治慢性胃炎（特别是慢性萎缩性胃炎）久治不愈，患者"意欲食复不能食，常默默……饮食或有美时，或有不用闻食臭时"等精神恍惚，心有所苦，不能名状之症。还可配伍酸枣仁、五味子等品，治疗热病后期，病久迁延，心肺阴虚之心烦失眠，入睡困难，睡后易醒等症。

（四）百合、浙贝母

浙贝母味咸入肺，属"火中金"；百合味甘入肺、肾，属"土中金""土中水"。二药伍用，浙贝母咸泻肺金，降泻气逆，并治肺胃，消痈散结，制酸止痛；百合甘补脾土，养阴益胃，润肺生津。浙贝母以清散降泻为要，百合以滋阴补益为主。二药为对，一清一补，一散一敛，养阴清胃，和胃止痛，消痈散结之力益彰。

姜树民教授以此两药咸甘化合以除燥，用治胃阴亏虚，燥热内盛所致形体消瘦，肌肤不泽，口燥咽干，饥不欲食，舌上无津，舌光红绛无苔等症。又取浙贝母制酸止痛之效，合百合清润之力，用治胃阴亏虚，虚火内生，烁灼胃络所致胃脘灼痛，反酸烧心，嘈杂吞酸等症。

（五）乌梅、五味子

乌梅，首载于《神农本草经》，《神农本草经》载"梅实，味酸，平。主下气，除热烦满，安心，肢体痛，偏枯，不仁，死肌，去青黑痣，恶肉"。梅实即为乌梅。乌梅真是滋味极酸，《神农本草经》记载的性味也为酸平。《本草备要》亦载"（乌梅）酸涩而温"《本草崇原》亦云"（乌梅）气味酸温平涩，无毒"。可见乌梅应为酸味药，前位属性为"肺金"。

至于乌梅在《汤液经法》中的作用脏腑，我们可以通过分析其在《神农本草经》中记载的主治功效来确定。《神农本草经》载乌梅主要功效为"主下气"，下气之效可用治腹满，而《辅行诀·辨脾脏病症文并方》言"脾实则腹满，飧泄"。同时，张仲景所著《伤寒论》所载乌梅丸主治蛔厥或久泻久痢，其病机为中焦血虚气滞，寒热错杂，上热下寒，气血虚弱。这也与《神农本草经》所载"除热烦满"的功效契合，可见乌梅应为作用于脾土的酸味药。王好古言"（乌梅）入脾、肺二经血分"。

同时，对于乌梅可以治疗"肢体痛，偏枯，不仁，死肌"等症，其中"肢体痛"指卒中后遗症之肢体疼痛，或风湿、类风湿性关节炎疼痛；"偏枯"则指半身不遂；"不仁"指肌肤麻木，不知痛痒，按之不知，掐之不觉，如木厚之感。多为卒中之先兆；而"死肌"是指痹痛所引起的肌肉感觉及运动功能严重障碍。可以看出不论偏枯、肢体痛，还是不仁都与卒中有关，而卒中一病主责于肝，为肝肾阴虚，肝阳上亢所致。因此，笔者推测乌梅除作用于脾土外，还作用于肝木，为"金中土"或"金中木"。《本草便读》言其"味酸性温．专入肝家血分"。《长沙药解》亦载"（乌梅）味酸，性涩，入足厥阴肝经，下冲气而止呕，敛风木而杀蛔"。

乌梅味酸而涩，为清凉收涩之品，酸补肺金，下敛大肠，补肺涩肠，和胃生津，敛汗敛气，敛肺止咳，涩肠止痢；酸泻肝木，敛风木而杀蛔，蛔得酸则伏，可安蛔止呕。姜树民教授临证与时偕行，今人鲜有蛔疾，姜树民教授临证运用乌梅，独取其酸补肺金，生津液，止消渴之功，用治热病后期津伤口渴、烦热汗出、口苦干渴、气不足息等"肺虚证"。同时，也用治慢性萎缩性胃炎所致胃酸缺乏、食欲不振等症。

五味子，首载于《神农本草经》。《神农本草经》"五味子，味酸，温。主益气，咳逆上气，劳伤，羸瘦，补不足，强阴，益男子精"。五味子为《辅行诀》"二十五味药精"中的"金中金"，是一个作用于肺的酸味药。五味子因其皮肉甘酸，核中辛苦而略带咸味，五味悉备而得名。其实以酸味特为，苦味次之，咸味榜尾。酸补肺金，苦泻心火，咸润肾水，性温不燥，功能益气生津，补肾宁心，收敛肺气，归气入肾，止咳平喘。姜树民教授临证常用其酸补肺金之效，用治热病后期，气虚津伤所致神疲体倦、口干口渴、动辄汗出等症，还治久咳虚喘诸症；又取其酸收心火，苦泻心火之功，用治心阴不足，心神失养所致心悸怔忡、失眠多梦、虚烦健忘等症；又举其酸补其母，金水相生，咸润肾水之力，用治肾虚失摄所致遗精、尿频、遗尿及久泻不止等滑脱不固诸症。

乌梅伍五味子，两药皆味酸补肺之品。乌梅味酸，清凉生津，和胃止渴，敛肺止咳；五味子，敛肺益阴，生津止渴，涩精止泻，敛汗止汗，酸收心火，养心安神。二药并举，酸补肺金，酸敛心神，一凉一温，温凉共济，相待而成，生津止渴，敛肺止汗，涩肠止泻之力益强。临证姜树民教授常用两药治疗慢性萎缩性胃炎所致胃酸缺乏、胃脘嘈杂、食少纳差、口中干燥等症；也可用治糖尿病、消渴引饮、饮不解渴，小便频数等症；亦可用治热病后期，热盛伤津，气津两伤所致自汗、盗汗、动辄汗出、口干口渴等症；还可用酸补肺金，补肺涩肠，用治肠易激综合征或过敏性结肠炎、动辄腹泻者。

三、和胃降逆利咽类

（一）竹茹、紫苏叶

竹茹，首载于《本草经集注》。《本草经集注》"败船茹，平。主治妇人崩中，吐痢血不止。此是大艑步典切（舟翕）他盉切刮竹茹，以捏直萌切漏处者，取干煮之，亦烧作屑服之"。竹茹最初附于败船茹之下，败船茹用治妇人崩中、出血，因此竹茹应该也具有凉血止血的功效，而这一点在现代中医学教材《中药学》中并未提及。而历代本草著作中均明确指出竹茹具有止血功效。《名医别录》"其皮筎，微寒，主治呕啘，温气寒热，吐血，崩中，溢筋"。《本草备要》"竹茹，泻上焦烦热，凉血"。《药性论》"（竹茹）止肺痿唾血，鼻衄，治五痔"。《辅行诀五脏用药法要》辨五脏病症文并方中，记载有治疗血分疾病的内容的章节出现在"辨心脏病症文并方"中。其所载治疗心包气实的"大泻心汤"为"吐血、衄血、下血者方"，可见诸出血症在《辅行诀五脏用药法要》中归属于"心包实证"，能治疗吐血的竹茹其作用脏腑应为心。《本草再新》"（竹茹）入心、肺二经"。

至于竹茹的前位属性，《中药学》及《中华人民共和国药典》均记载竹茹性味为"甘，微寒"，但笔者认为应为苦味试述，其理由于下。《金匮要略》所载"竹皮大丸"，以生竹茹合石膏治产后虚烦呕逆。基于《汤液经法图》中的五除理论，酸甘除逆，酸苦除烦，甘草为"二十五味药精"中的甘味药，且"竹皮大丸"中甘草用七分，与石膏相合，酸甘除逆以止呕，故而再次佐证石膏为酸味药。既然石膏为酸味药，那么要想达到除烦的目的，竹茹就应为苦味药。《药品化义》亦载"竹茹，轻可去实，凉能去热，苦能降下，专清热痰，为宁神开郁佳品"，可见竹茹在《汤液经法》中的药物属性应为"水中火"，与黄连功效类似。至于历代医家记载竹茹味甘，笔者以为应该是与其真实滋味有关。

姜树民教授认为，竹茹一药，虽功似黄连，而无黄连峻急孟浪之性，亦无苦寒败胃之弊。临证取竹茹苦泻心火，气寒滑利之性，用痰热停聚胁下之胁下支满、胸闷脘痞等证。又取其清化痰热，清心除烦之功，用治痰热内扰之心烦不安、失眠多梦等症。又以其清胃止呕，凉血止血之效，用治胃热炽盛之口苦口臭，呕吐酸苦，吐血衄血等症。《本经逢原》谓其为"专清胃府之热，为虚烦烦渴、胃虚呕逆之要药"。

紫苏叶，首载于《名医别录》。《名医别录》载"苏，味辛，温。主下气，除寒中，其子尤良"。《本草便读》言其能"辛香快膈，宣脾肺以温中"。《本草备要》亦言紫苏"味辛入气分"。可见紫苏叶味辛，前位属性为"辛木"。结合《名医别录》所载紫苏具有下气温中的功效，其后位属性应为脾土。紫苏叶的药物属性为"木中土"。

紫苏叶，质清升散，气香浓郁，辛泻脾土，辛补肝木，辛散肺金，行气消胀，理气安胎，疏肝解郁，解表散寒，和胃止痛。姜树民教授用治肝胃不和，气机郁滞之脘腹痞满，胸膈满闷，胃脘胀痛等症。也可用治胃脘气滞，饮食不化之食积不消、恶心呕吐等症。还可用治妊娠恶阻，胎气不和之恶心呕吐，食少纳差，胎动不安等症。

紫苏叶伍竹茹，紫苏叶温中和胃，行气宽中，宣通郁滞；竹茹清热止呕，降泄痰热。紫苏叶性偏于温，功擅理气和胃以止呕安胎，竹茹性偏寒凉，长于清胃化痰以止呕安胎。两药并举，一温一寒，一升一降，一苦一辛，一清一散，并存不悖，相辅而行，辛开苦降，平调寒热，宽中除痞，和胃止呕，安固胎元力彰。姜树民教授以此两药，辛苦化合以除痞，用治寒热错杂，中焦痞塞，气机上逆之脘痞呕恶，反胃呃逆。也用治肝胃不和或脾胃气滞之恶心、呕吐、呃逆。亦可用治妊娠呕吐诸症，或妊娠腹满，食少纳呆之症。还可用治放疗、化疗后恶心呕吐者。此二药不寒不热，不腻不燥，化痰行气，流畅气机甚妙。

为姜树民教授治疗诸呕吐、呃逆之要药，无论寒热皆可应用。偏于热者，加苦参、蒲公英、连翘、茵陈；偏于寒者加白豆蔻、砂仁、藿香、佩兰；心下满连及胁下者，加延胡索、川楝子；饮食积滞者，加六神曲、炒麦芽、鸡内金；胃脘气滞，上逆作呕者，加焦槟榔、厚朴、水红花子；阴虚者，与石斛、知母、天花粉伍用。

（二）竹茹、栝楼

栝楼，首载于《神农本草经》。《神农本草经》之中仅记载栝楼根，并未记载栝蒌的功效。《名医别录》中首次出现栝蒌实的记载，言"实，名黄瓜，治胸痹，悦泽人面"，指出栝楼具有治疗胸痹的作用。张仲景在《伤寒论》中有大量使用栝楼实的方剂，如治疗结胸的小陷胸汤，治疗胸痹的栝楼薤白半夏汤、栝楼薤白白酒汤、枳实薤白桂枝汤。所治之症多为心下痛，心痛彻背，喘息咳唾，胸背痛，心中痞气。这与《辅行诀五脏用药法要》中"心实证"的临床表现一致。因此，栝楼应是作用于心的药物。至于栝楼的性味，成无己言其"味苦，寒"。《日用本草》亦载"（栝楼）味苦，平凉，无毒"。结合栝楼具有治疗"心实证"的功效，笔者推测栝楼的药物属性为"水中火"。

栝楼一药有全栝楼、栝楼皮、栝楼子三品。全栝楼，富含油脂，质润黏腻，苦泻心火，苦补肾水，清心化痰之中兼能润燥通便，用治痰热内闭之胸闷、胸痛、咳嗽、咳痰、肠燥便秘等症。栝楼皮，质地轻清，升散上行，苦泻心火而无苦补肾水润肠通便之效，《医学衷中参西录》谓其"能开胸间及胃口热痰"，长于清上焦热，开胸膈之痹结，洗垢除烦，宽胸理气，用治痰热咳喘，胸痹心痛，胸膈脘闷等症。栝楼子，质润多脂，寒滑通利，苦补肾水而无苦泻心火开胸除烦之功，润肺化痰，滑肠通便，用治痰热胶着，质黏难咯，不易咳出之痰热咳嗽；也可用治肺热伤津，肠燥便秘。临证姜树民教授习用栝楼皮，盖栝楼皮质轻上行，清宣上焦郁热之功更甚，若兼间热盛伤津之便秘者，可用全栝楼，鲜有单用栝楼子的情况。

栝楼伍竹茹，两药皆苦寒泻心之品，俱为"水中火"。栝楼，质润多脂，清热化痰，宽中利气，清胸间胃口痰热；竹茹，质轻升散，清热止呕，清化痰热。栝楼沉降滋润，功擅清润化痰以宽胸，竹茹升浮清宣，长于清胃宣上以止呕。两药并举，一轻一重，一润一清，相待而成，相须相使，清热化痰，开胸散结，快气利膈，清胃止呕之效彰彰。姜树民教授以此两药，清热化痰，宽胸理气，用痰热痹阻之胸痹心痛。也用治胃食管反流病，症见胸中如窒，胸膈满闷，喉间有痰，咳咯黄痰等。亦可用痰热交阻，胃气上逆之食管炎、食管贲门失弛缓症、食管憩室、食管癌等，症见吞咽梗阻，胸膈痞满，呕吐黄痰，口燥咽干，大便艰涩，心烦口渴。还可用治痰热气滞之梅核气，症见：喉间异物感，吞之不下，咳之不出，咳咯黄痰。

（三）竹茹、半夏

半夏，首载于《神农本草经》。《神农本草经》"半夏，味辛，平。主伤寒，寒热，心下坚，下气，喉咽肿痛，头眩，胸胀，咳逆，肠鸣，止汗"。半夏味辛属木，所治"心下坚，下气……肠鸣"，从《辅行诀五脏用药法要》中脾土病症的记载可知，"脾实则腹满，飧泻"，可知半夏为"木中土"，其功效与姜类似，用治脾实证。

半夏体滑性燥，能行能散，能燥能润，既可辛泻脾土，降逆止呕，消痞散结，用治胃气不和，胃气上逆所致恶心呕吐；又可用治痰浊中阻，寒热错杂，所致脘痞胸闷，食少纳差，嗳气频作，恶心呕吐；还可燥湿化痰，用治痰湿咳嗽，痰白而稀；以及痰气互阻，气机郁滞所致梅核气、瘿瘤痰核；同时，还可燥湿和胃，交通阴阳，辛补肝木以治"肝虚则恐"胃气失和所致心悸失眠，胆小易惊之症。姜树民教授临证取半夏三用：一曰辛泻脾土以降逆下气治脘痞呕恶；二曰辛燥化痰以蠲痰饮湿浊；三曰辛补肝木以和胃温胆医虚烦失眠。姜树民教授临证，习用姜制半夏，盖两药皆"木中土"，以姜制半夏可增半夏辛泻脾土之功，温中散寒止呕之力。

半夏辛泻脾土，降逆止呕，消痞除螨，燥湿化痰；竹茹苦燥脾湿，苦泻心火清热化痰，和胃止呕。半夏性热，功擅化痰燥湿以止呕；竹茹性寒，专司清热化痰以止呕。两药并书，一热一寒，相反而成，并行不悖，互为制约，辛开苦降，辛苦除痞，燥湿化痰，和中止呕之力昭彰。

半夏、竹茹伍用，出自温胆汤。姜树民教授临证，两药并举，用治痰浊中阻，胃失和降，胃气上逆所致恶心、呕吐、呃逆等症。也可用治痰浊上蒙，闭阻清窍，清阳不升所致眩晕泛恶、头脑昏沉、首如裹等症。亦可用治胃虚痰阻，胆热呕痰，气逆吐苦所致心悸失眠、虚烦不宁、癫痫等症。还可用治妊娠恶阻、恶心呕吐、饮食难下等症。

（四）竹茹、陈皮

陈皮，首载于《神农本草经》。《神农本草经》"橘柚，味辛，温。主胸中瘕热逆气，利水谷。久服去臭，下气，通神。一名橘皮"。陈皮即橘皮，《神农本草经》谓其为橘柚。《本草崇原》载"（橘皮）气味苦辛温，无毒"。《本草从新》亦言"（橘皮）辛能散，温能和，苦能燥能泻。为脾、肺气分之药"。可见陈皮的前位属性为辛木。结合其"主胸中瘕热逆气"及"下气"的功效，笔者推测陈皮作用的脏腑应为肝、脾，其中药属性为"木中木""木中土"。

陈皮辛补肝木，治肝气虚，呃声不止，干呕不能食；辛泻脾土，治脾气实，腹中胀满，下利不止，下利清谷；辛散肺金，治肺气实，咳嗽上气，胸中痰涎，胸中迫满。陈皮为辛散苦降，性平温和，燥而不烈，并治肝、脾、肺气分之要药。既可调中快膈，燥湿化痰，用治肝脾不调，脾胃气滞所致脘腹胀满、不思饮食等症；也可健脾燥湿，消导痰浊，止咳平喘，用治痰浊内蕴，闭阻气机，胸膈满闷，咳嗽气逆，痰多质稀等症；还可健胃降逆，和胃止呕，用治痰湿中阻，胃气不降，气机上逆所致呃逆、嗳气诸症。

橘皮合竹茹，出自《金匮要略》"橘皮竹茹汤"。橘皮辛温，辛补肝气，辛泻脾实，辛散肺金，理气和胃，降逆化痰；竹茹苦寒，苦泻心火，苦燥脾湿，清热止呕，消痰下气。二药并举，一温一寒，一辛一苦，辛开苦降，温清相济，和胃降逆，消痞祛痰，下气除满，平调胃中寒热甚是妙绝。姜树民教授以此两药用治脾虚气滞，中焦痞塞，寒热错杂所致脘腹胀满、呃逆嗳气、恶心呕吐等症。也用治妊娠恶阻，食少纳呆诸症。临证姜树民教授更是依据呃逆嗳气之寒热偏颇加减化裁，偏于热者加栝楼、栀子、淡豆豉等药；偏于寒者，加丁香、柿蒂、沉香等品。

（五）栝楼、桔梗

桔梗，首载于《神农本草经》。《神农本草经》"桔梗，味辛，微温。主胸胁痛如刀刺，腹满，肠鸣幽幽，惊恐，悸气"。桔梗性味《神农本草经》记载为味辛微温，而现代《中药学》修订为性平，味苦辛，出入较大。笔者结合历代本草著作，《名医别录》"苦，有小毒"，《药性论》"苦，平，无毒"。推测桔梗应为苦味药。同时，桔梗传统处方用名为"苦桔梗"，且"味苦"为桔梗饮片重要的鉴别要点，这些都再次佐证了桔梗应为苦味药。对于桔梗作用的脏腑，我们分析桔梗在《神农本草经》中的主治功效，不难看出，不论"主胸胁痛如刀刺"还是"惊恐，悸气"，都是《辅行诀五脏用药法要》中心气实火心包气实的临床表现。因此，桔梗的中药属性为"水中火"。而这与现行教科书中对桔梗功效的描述大相径庭。现行中药学教材认为桔梗归肺经，具有宣肺、利咽、祛痰、排脓的功效。

桔梗苦泻心火，苦而不峻，宣通气血，镇静安神，用治胸胁刺痛，心悸怔忡，失眠不宁；苦燥脾土，通利胸膈，快气除满，用治胸膈痞闷，咳嗽痰多等症。

栝楼伍桔梗，两药俱为"水中火"皆可苦泻心火。栝楼，质润沉降，清热化痰，宽中利气，清胸间胃口痰热；桔梗，质轻升散，载药上行，宣通气血，通利胸膈。栝楼功在清热化痰以宽胸，桔梗长于通行气血以止痛。两药并举，升降相随，温凉并济，相因相生，相与为一，清热化痰，宽胸利气，快气除痞，宁心安神之效昭著。姜树民教授以此两药，清热化痰，宣通气血，用痰热气滞，心脉瘀阻之胸痹心痛。也用治胃癌术后或食管癌术后，症见胸膈痞闷，喉间痰阻，咳咯黄痰，吞咽困难，哽噎不顺之痰热气滞证。亦可用痰火扰心所致心烦不寐、心悸不安、胸闷烦躁、失眠多梦等症。

（六）威灵仙、射干

威灵仙，首载于《新修本草》，亦有一说首载于侯宁极所著《药谱》。现行《中药学》教材中认为威灵仙"辛、咸，温"，但这是功效药理学的观点，不是法象药理学的观点，并且历代本草著作中记载威灵仙性味多为苦、温。《开宝本草》"味苦，温，无毒"。《雷公炮制药性解》"味苦，性温无毒，入十二经"。《玉楸药解》"味苦，微温，入足太阴脾、足厥阴肝经"。笔者推测，威灵仙的前位属性应为"苦水"。基于《汤液经法》中辨五脏病症中各脏病症特点，推测威灵仙应为治疗"肾虚证""腰中痛，大腹小腹痛，尻阴股膝挛，胻足皆痛"的药物。威灵仙确有良好的通络止痛的作用，并且《本草经疏》言"入足太阳经"，《本草求真》亦载"专入膀胱，兼入肠、胃等经"。膀胱与肾经相表里，入膀胱经即为入肾经。同时，《新修本草》载"腰、肾、脚膝、积聚、肠内诸冷病，积年不瘥，服之效"，可见威灵仙最早就是被用于治疗腰痛的，腰为肾之府，这也证明威灵仙入肾经。其原生形态为根多数丛生，细长，外皮黑褐。茎干后黑色，也佐证了威灵仙作用脏腑为肾。因此，笔者推测，威灵仙应为"水中水"。

威灵仙，原为治疗风湿痹痛的药物，功擅祛风除湿，通经活络，《本草备要》言"其性善走，能宣疏五脏，通行十二经络"，足见其通经之力尤甚。然姜树民教授临证独辟蹊径，以此祛风除湿通络之品用治脾胃病，盖威灵仙味苦，能苦燥脾土，能消脾胃痰浊，借其通行十二经之功，又能消胃络瘀滞症积，可用治痰涩瘀阻胃络所致慢性萎缩性胃炎伴肠上皮化或胃息肉、胃癌等病。又可取其性猛急，盖走而不守，宣通十二经络以止痛之功，用治气滞血瘀，痰浊瘀阻所致胃痛、腹痛、胸痹心痛等诸痛症。同时，姜树民教授依据威灵仙"治鸡鹅骨哽"的记载，取威灵仙擅消骨鲠的功效，用治痰气互结，瘀阻脘管所致吞咽困难、哽噎不顺、咽部异物感等症。常用治食管炎、贲门失弛缓症、食管憩室、胃食管反流病所致咽炎、食管癌等病。

射干，首载于《神农本草经》。《神农本草经》"射干，味苦，平。主咳逆上气，喉痹，咽痛。散结气，腹中邪逆，食饮大热"。射干的性味不论是《神农本草经》，还是现行《中药学》与《中华人民共和国药典》均为苦寒，理论上，射干应为苦味药，五行属性为"苦水"。但若将射干作为苦味药放入《汤液经法图》中，就会发现苦泻心火，苦补肾水，苦燥脾土的功效很难于《神农本草经》中记载的射干最重要的功效——主咳逆上气。而咳逆上气应为"肺气实"的临床表现。《辅行诀·辨肺脏病症文并方》中载"实则喘咳，凭胸仰息""肺病者，必咳喘逆气"。因此，笔者推测，射干能治疗咳喘气逆，应该具有泻肺的功效，而能泻肺的药物应为咸味药，即"咸火"。那么除了这一依据外，是否还有其他证据能够证明射干应为咸味药呢？

当然！《辅行诀五脏用药法要》范志良抄本中"辨心脏病症文并方"中所载"小补心汤"方后加减有载"咽中介介塞者，加旋覆花至四两半"。其中"咽中介介塞"是形容咽部如有物堵塞之状，即现代医学所谓咽部异物感，类似"梅核气"的临床表现。我们可以推测咽部异物感在《辅行诀五脏用药法要》及《汤液经法》中应该归属于"心（心包）虚证"，治疗此症可用旋覆花，且若将"小补心汤"（药物组成：代赭石、旋覆花、竹叶、豉）中的旋覆花用至四两半，则旋覆花将成为全方君药，故此后世医家也将"咽中介介塞"称为"旋覆花证"。而旋覆花正是"二十五味药精"之属，为"火中火"，是一个咸味药。而射干也具有"散结气"治疗"喉痹，咽痛"的功效。因此，也再次佐证了射干应为咸味药，为"火中火"或"火中金"。

射干，味咸性寒，寒能泻热，咸补心火，利咽消肿，咸泻肺金，祛痰止咳，用于治疗外感风热，或痰热壅盛所致咽喉肿痛，咽部异物感，以及痰涩壅塞，咳嗽气喘等症。姜树民教授临证用此药意在取其利咽之功，用治胃食管反流病、食管炎、食管憩室、食管癌所致咽部异物感，哽噎不顺，吞咽困难等症。

射干伍威灵仙，射干咸寒，清热解毒，咸泻肺气，降肺气、消痰涩、止咳逆；咸补心火，利咽喉、散结气；威灵仙苦温，苦泻心火，消骨鲠、利咽喉，苦补肾水，通经络，蠲痹痛。射干以补心火为主，兼泻肺金，射干以补肾水为要，兼泻心火。两药并举，一寒一温，一降一宣，同利咽喉，并消痰涩，苦咸相合，宣降相随，利咽消痰止痛甚妙。

姜树民教授临证二药并施，用治痰热气滞，痰气互结，咽喉脘管不得宣畅，以致气机不畅，哽噎不顺，吞咽困难，喉间异物感等症，常用治食管癌、贲门癌、食管炎、食管狭窄等吞咽食物哽噎不顺之症。又取两药苦咸化酸，酸补肺金，与射干咸泻肺金相合，用治痰涎壅塞，气道不利，肺失宣肃，以致气逆咳喘，喉中痰阻，喉间水鸣等症，常用治慢性支气管炎，支气管哮喘，无论寒热均可选用。此法出自《金匮要略》射干麻黄汤。姜树民教授以威灵仙易麻黄，取其通行十二经之功，而无麻黄所致心悸、眩晕、失眠的不良反应。

现代药理学研究表明，威灵仙不同提取物均能平稳回肠平滑肌的生理状态，并抑制组胺引起的回肠收缩反应，起到平痉的疗效。射干具有清除上呼吸道炎性渗出物的功效。二药参合，解痉、祛痰、利咽、平喘甚妙，用治咳痰喘哮诸症。

四、健脾渗湿止泻类

（一）山药、莲子

山药，首载于《神农本草经》。《神农本草经》"薯蓣，味甘，温。主伤中，补虚羸，除寒热邪气。补中，益气力，长肌肉。久服耳目聪明，轻身不饥，延年"。薯蓣即为山药，山药为"二十五味药精"之中的"金中水"，是一个作用于肾脏的酸味药。山药质润液稠，不热不燥，补而不腻，性平和缓，为平补肺、脾、肾三脏之要药。

姜树民教授临证取山药酸补肺金，滋肺阴、益气力、润肌肤，甘补脾土，补脾胃、助消化、补虚劳、长肌肉之功，用治脾胃虚弱、纳差食少、神疲体倦等症，以及脾虚泄泻、大便稀溏，甚则完谷不化之症。又可用治小儿疳积，营养不良，面色萎黄，形体消瘦等症。还能补益肺气，用治肺脾气虚之慢性咳嗽，症见痰多质稀、食少纳呆、身体羸瘦、倦怠乏力等。同时，山药又可补益肾阴、强阴固精，用治肾气不足、肾精亏虚所致遗精、遗尿、尿频等症。因山药本为药食同源之品，其气温平，滋补而不骤，剂量宜大方能取效，姜树民教授临证用量最少在20g。同时，姜树民教授赓续"国医大师"李玉奇治疗"食你证"临床经验，用大剂量山药滋肾中真水以清胃中伏火，培健脾土，益气养阴以治疗饥饿难耐，食后旋即复饿，大便极不规律，面色少华，形体消瘦等症，其山药用量至少在50g。

莲子，首载于《神农本草经》。《神农本草经》"藕实茎，味甘，平。主补中，养神，益气力，除百疾。久服轻身，耐老，不饥，延年。一名水芝丹"。藕实茎即为莲子。莲子在历代本草中均记述为甘味药。《本草蒙筌》"（莲子）味甘涩，气平寒，无毒"。《本草再新》"味甘，性微凉，无毒"。《本草备要》"（莲子）甘温而涩，脾之果也"。同时，基于法象药理学，姜树民教授习用莲子为去心莲肉，其表面呈黄白色，种仁2片，肥厚，质坚硬，有粉性，结合其具有收敛固涩的功效，笔者推测莲子还应具有一定的酸味。至于莲子的作用脏腑，我们通过分析《神农本草经》中记述的功效不难发现，莲子主要具有补中、益气力、久服轻身、耐老、不饥、延年的功效，这与前文所述的茯苓、薏苡仁、石斛、山药等功效类似，其中，山药为"金中水"，茯苓为"土中水"，援物取象，连类比物，莲子也应为"土中水"或"金中土"，是一个作用于脾、肾的甘味兼酸味的药物。《玉楸药解》言"莲子甘平，甚益脾胃，而固涩之性，最宜滑泄之家，遗精便溏，极有良效"。

　　莲子，禀清芳之气，得稼穑之味，乃补脾之要药也。甘补脾土，补脾止泻，用治脾虚泄泻、食欲不振等症；甘泻肾水，除湿止带，用治脾肾两虚，湿浊带下之症；酸甘和合，酸收心火，甘补脾土，甘泻肾水，交通心神，以养心安神、益肾固精，用治中焦土虚，水火不济，心肾不交所致心悸怔忡，失眠多梦，虚烦健忘、遗精、滑精、遗尿、尿频等症；此《本草备要》所谓"脾者黄宫，故能交水火而媾心肾，安靖上下君、相火邪"。

　　山药伍莲子，山药味酸，补肺金，滋肺阴、益气力、润肌肤，补脾胃、助消化、补虚劳、长肌肉，补而不滞，滋而不腻，为平补气阴之佳品。莲子甘涩平，补脾土，泻肾水，收心火，益脾胃、止泄泻、交心肾、安心神、固精关、治带下，禀谷气芬芳，合禾谷之味，为补脾止泻之要药。

　　两药并书，补中益气，延年轻身，平补肺脾，为姜树民教授临证治疗一切脾虚证之常用药对，无论寒热均可随证配伍使用。姜树民教授认为两药皆为药食同源之品，性平中和，可常服久服，为临证治疗及保健之佳品，用治慢性腹泻，慢性咳嗽，恙由肺脾两虚所致者最宜。还可用治中焦土虚，心肾失交，水火不济，下元不固，肾虚失约，精关不固所致遗精、滑精，或妇人带下诸症。同时，姜树民教授基于《汤液经法图》中"五除"理论，山药味酸，莲子味甘，酸甘除逆，临证以山药合莲子，用治脾胃气虚，胃虚气逆，胃失和降所致呃逆嗳气，反胃呕吐等症。此法非姜树民教授独创，为其探源溯流，以《王氏医案》所载"莲子，最补胃气而镇虚逆，若反胃由于胃虚，而气冲不纳者，但日以干莲子细嚼而咽之，胜于他药多矣"翻陈出新所得。

（二）山药、白扁豆

　　白扁豆，首载于《名医别录》。《名医别录》"扁豆，味甘，微温。主和中，下气"。白扁豆真实滋味为气微，味淡，嚼之有豆腥气。《本草备要》"白扁豆，甘温腥香。色白微黄，脾之谷也"。《本草从新》"白扁豆，甘平，腥香微黄"《雷公炮制药性解》"白扁豆，味甘，性微温无毒，入脾经"。结合其在《名医别录》中的功效，白扁豆应为一个作用于脾土的甘味药，其属性为"土中土"。但值得注意的是，白扁豆具有豆腥气，依《素问·金匮真言论》所载"西方白色……藏精于肺……其臭腥"。腥味属肺，且白扁豆其子叶色黄白，色黄属土，色白入肺，因此笔者推测，白扁豆还能作用于肺金，为"土中金"。《本草撮要》载"白扁豆，味甘，入手太阴经。功专下气消暑"。

　　白扁豆，甘温和缓，补脾和中而不滋腻，清暑化浊而不燥烈，甘补脾土，和中健脾，甘泻肾水，利尿止泻，清暑化浊，用治脾胃气虚、食少纳呆、大便溏泄，以及暑湿伤中、暑湿吐泻所致暑月头痛、恶寒烦呕、心腹疼痛等症。临证姜树民教授习用炒白扁豆，盖炒后可倍其健脾止泻之功。

　　山药为"金中水"，酸补肺金，养肺益阴，养阴生津，益肾固精，甘补脾土，健脾止泻；白扁豆为"土中土"，甘补脾土，补脾止泻，甘泻肾水，化浊利湿。山药益气之中又能补肺养阴，白扁豆健脾之时兼能和中化浊。两药并行，性味甘平，润燥相济，健脾止泻，和中化湿益彰。临证姜树民教授以此两药用治脾胃虚弱，食少纳呆，神疲倦怠，慢性腹泻等症。同时，因二药皆为食药并用之品，其性敦厚和缓，姜树民教授常嘱脾胃素虚之人或大病初愈者或脾胃不足之小儿，以此两药与大米、小米等品煮稠食之，取清补徐补之意，常服久服，必有裨益。

（三）莲子、芡实

芡实，首载于《神农本草经》。《神农本草经》"鸡头实，味甘，平。主湿痹，腰脊膝痛，补中，除暴疾，益精气，强志，令耳目聪明。久服，轻身不饥，耐老神仙"。鸡头实即为芡实。芡实不论真实滋味还是《神农本草经》标记滋味均为甘味，因此，芡实的前位属性应为"甘土"。再结合芡实在《神农本草经》中具有"主湿痹，腰脊膝痛"的功效主治，推测芡实能够作用于肾；同时，芡实具有"益精气，强志，令人耳目聪明"的作用。《素问·金匮真言论》言"北方色黑……藏精于肾"；《素问·宣明五气篇》载"五脏所藏……肾藏志"；《灵枢·脉度第十七》云"肾气通于耳，肾和则耳能闻五音矣"。可见不论精气，还是志，抑或是耳均与肾关系密切，芡实能够益精气，强志，聪耳明目都是通过治肾实现的，再次证明芡实应作用于肾水，其中药属性为"土中水"。

芡实甘补脾土，健脾益气，甘泻肾水，利水渗湿。其既能健脾除湿，涩肠止泻，用治脾虚泄泻之症；又能固精止遗，用治精关不固所致遗精、早泄，以及夜尿频多、小便频数等症；还能用治脾虚湿阻所致湿浊带下、脾虚带下之症。

芡实伍莲子，芡实甘平，主司肾水，甘泻肾水，兼补脾土，健脾止泻，祛湿止带，固精止遗；莲子甘涩，主入脾土，甘补脾土，兼泻肾水，健脾止泻，益肾固精，养心安神。两药伍用，并治脾肾，互为促进，其效益彰，健脾止泻，涩精止带，固精止遗之力愈强。

临证姜树民教授以此两药用治脾虚久泻，迁延不愈者；亦治脾虚湿盛，带下绵绵之症；还可用治中焦虚羸，交通上下无权，阴阳转枢失司所致下元不固，遗精、滑精等症，或心火不能下温肾水而致肾气虚冷之小便频数、遗溺失禁之症。姜树民教授用治慢性腹泻之时，常将二药与前文所述之茯苓、薏苡仁、白扁豆伍用，其效更著。若有肠道黏膜损伤者，可合用黄芪、白及、三七等品，护膜愈溃，加速黏膜修复，促进损伤愈合。

（四）山药、芡实

山药伍芡实，出自《本草新编》"芡实不特益精，且能涩精，补肾至妙药也，子不信其功效乎？夫芡实与山药并用，各为末，日日米饮调服，虽遗精至衰惫者，不旬日而精止神旺矣。至平之药，而实有至奇之功，非世人所能测也"。山药酸补肺金，芡实甘泻肾水，山药补脾益肺，固肾涩精，止泻治带，补脾不燥，滋阴不腻，为气阴双补之妙品；芡实补脾祛湿，固精止遗，除湿止带。二药伍用，并补肺脾，益肾固精益彰。用治脾虚湿盛所致慢性腹泻，也可用治精关不固所致遗精、滑精；还可用治妇人带下诸症。

（五）肉豆蔻、补骨脂

肉豆蔻，首载于《药性论》。《药性论》"肉豆科，味苦、辛。能主小儿吐逆不下乳，腹痛；治宿食不消，痰饮"。《中华人民共和国药典》记载肉豆蔻真实滋味为"气芳香而强烈，味辣而微苦"。可见辛辣为其主要味道。同时，《海药本草》载"（肉豆蔻）味辛，温，无毒"。《本草备要》亦言"（肉豆蔻）辛温气香"。可见，肉豆蔻的前位属性应为"辛木"。至于其作用脏腑，通过分析肉豆蔻最早的临床功效，不难发现，不论"吐逆"，还是"腹痛"，抑或是"宿食不消"，均为"脾土"病变。因此，笔者推测肉豆蔻的中药属性应为"木中土"。

肉豆蔻，辛温气香，兼苦而涩，性温行散，既能辛泻脾土，温中散寒、行气消胀、健胃消食，用治脾胃冷积、食少纳呆、脘腹胀满、肠鸣腹痛等症，以及小儿饮食积滞等症；又能温中止痢，涩肠止泻，用治虚泻，冷痢，以及五更泄泻。因其生品富含油脂，服之反致滑肠，临证姜树民教授习用煨肉豆蔻入药，以煨熟去油，减其烈性。

补骨脂，亦首载于《药性论》。《药性论》"补骨脂，味苦辛。主男子腰疼，膝冷囊湿，逐诸冷痹顽，止小便利，腹中冷"。《中华人民共和国药典》记载补骨脂的形状为干燥果实呈扁椭圆形或略似肾形，表面黑棕色，气微香，味苦。基于法象药理学，补骨脂色黑，形似肾，应为作用于"肾水"的药物；且结合其最早的主治功效，不论"腰疼，膝冷囊湿"，还是"止小便利，腹中冷"，均与《辅行诀·辨肾脏病症文并方》中所载"肾虚证"一致。至于其前位属性，其真实滋味为苦味，但标记药味历代本草著作均记录为"味辛"。《本草纲目》"补骨脂，（子）辛、大温、无毒"。《证类本草》"（补骨脂）味辛，大温，无毒"。《开宝本草》"（补骨脂）味辛，大温，无毒"。笔者推测，补骨脂应同时兼具苦味与辛味，为"木中水""水中水"。

补骨脂，气温辛苦，苦补肾水，既能暖命门、壮元阳、逐寒湿、敛肾气，用治肾阳亏虚、命门火衰所致腰膝冷痛、小便清长、阳痿早泄、遗尿、遗精等症；又能辛泻脾土，温中散寒，用治脾肾阳虚、久泻久利、大便稀溏、五更泄泻；还能补肾纳气，用治肾虚不纳、气逆于上所致久咳虚喘等症。

肉豆蔻辛温泻脾，温中散寒，下气除满，行气消胀，涩肠止泻；补骨脂苦温补肾，温肾助阳，暖中止泻，固精止遗。肉豆蔻以辛泻脾土为主，补骨脂以苦补肾水为要。二药参合，一脾一肾，并治脾肾，崇土制水，益火补土，温补肾阳，温煦下元，温健脾土，以除下焦阴寒，化湿止泻。

姜树民教授临证两药并书，用治脾肾阳虚，虚寒泻痢，日久不愈者；也可用治五更泄泻，肠鸣腹痛，泻后痛减之肠易激综合征、溃疡性结肠炎、克罗恩病等；还可用治产后伤肾，肾阳亏虚，命门火衰，母病及子，脾肾阳虚之产后泄泻；以及腰痛，证属肾阳亏虚者。

补骨脂伍肉豆蔻出自《普救本事方》中"二神丸"。姜树民教授以此两药用治慢性腹泻，临证需明辨脾、肾二脏主次。若有脾为寒湿所困不能制水者，需以肉豆蔻辛泻脾土，温脾制水；若有肾阳亏虚不能行水者，需予补骨脂苦补肾水，化气利水。二药相合，泻脾补肾，泄泻可瘥。临证当取舍二者多少，随证化裁。偏于肾虚者，主以补骨脂，佐以肉豆蔻；脾实为甚者，主予肉豆蔻，兼取补骨脂。

同时，姜树民教授依《汤液经法图》"五除"理论，以辛温之肉豆蔻，伍苦温之补骨脂，辛苦除痞，用治脾肾阳虚，胃阳虚羸，胃气虚滞之脘腹痞满，腹胀腹痛，胸膈满闷等症。补骨脂伍肉豆蔻除痞，与前文所述白豆蔻、砂仁伍苦参、蒲公英、连翘除痞大相径庭，前者用治脾肾虚寒，胃虚气滞所致脘痞；后者用治寒热错杂，湿浊中阻所致脘痞，临证还当缕析条分，不可执一而论。

（六）车前子、泽泻

车前子，首载于《神农本草经》。《神农本草经》"车前子，味甘，寒。主气癃，止痛，利水道、小便，除湿痹。久服轻身，耐老"。《神农本草经》所载车前子味甘，属"甘土"。《药性论》载"（车前子）甘，平"。《本草崇原》亦言"（车前子）气味甘寒，无毒"。可见车前子在《汤液经法》中的前位属性应为"甘土"。结合其形状为表面棕褐色或黑棕色，五行之中黑色属水，功擅利水道小便，治疗气淋癃闭，李杲云"车前子，能利小便而不走气，与茯苓同功"。茯苓为"土中水"，笔者推测车前子的作用脏腑应为肾，为"土中水"。

车前子甘寒滑利，性专渗利，味甘泻肾，用治水热互结，膀胱湿热所致小便不利，淋漓涩痛；也可用治湿盛泄泻，暑热泻痢诸症；还可甘缓肝木，清肝明目，用治肝经风热所致目赤肿痛、头脑昏沉，以及湿热为患所致血压升高；还可清肝肃肺，用治木火刑金、肝火犯肺所致肺热咳喘诸症。

泽泻，首载于《神农本草经》。《神农本草经》"泽泻，味甘，寒。主风寒湿痹，乳难。消水，养五脏，益气力，肥健。久服耳目聪明，不饥，延年，轻身，面生光，能行水上"。泽泻为《辅行诀》中"二十五味药精"之属，为"火中土"，是一个作用于脾土的咸味药。

泽泻味咸性寒，寒能制热，咸润肾水，补泻兼备，利水渗湿之中又无耗伤肾气之弊，可用治水湿停聚，湿浊壅塞所致水肿、小便不利等症；又可借其利水之功，利小便而实大便，用治水湿困脾所致泄泻不止，水谷不分；还可咸泻肺金，利水以消痰涎，用治肺实所致咳喘上气、胸中迫满、凭胸仰息。同时，姜树民教授依《金匮要略》所载"心下有支饮，其人苦冒眩，泽泻汤主之"。以泽泻治疗痰饮内停所致头晕目眩，耳胀耳鸣等症，类似于现代医学中的眩晕综合征、耳石症、美尼尔综合征、晕动病等病。

车前子甘寒滑利，性专渗泻，通利小便，清肝明目，清肺祛痰；泽泻咸寒气薄，固肾治水，长于行水，利水渗湿，通利小便，渗湿止泻，利水消痰。两药伍用，两药皆寒，一甘一咸，甘泻肾水，咸润肾水，泻肾为主，而不伤正，利尿通淋，泻热祛痰，渗湿止泻之力益彰。临证姜树民教授以此两药同治湿盛泄利，取两药泻肾利水之功，泻肾水而使肾水不至泛滥，肾水无泛，则湿内蕴，脾胃运化得常，泄泻自愈。此《药品化义》所谓"凡属泻病，小水必短数，以此（泽泻）清润肺气，通调水道，下输膀胱，主治水泻湿泻，使大便得实，则脾气自健也"。故也。姜树民教授基于《汤液经法》"五除"理论，认为车前子、泽泻两药甘咸除燥，虽为利水之品，但能泄水不耗津，渗湿不伤肾，为治疗一切水饮痰湿之常用药，可随证配伍久服，姜树民教授常用二药治疗肝硬化腹水或慢性水肿。同时，姜树民教授也以此两药用治膀胱湿热，水热互结所致水肿，热淋涩痛，小便不利诸症；还可用治痰热咳喘等症；也可用治痰浊、水饮郁而化热，上蒙清窍所致头脑昏沉、头晕目眩诸症。

（七）诃子、石榴皮

诃子，首载于《药性论》。《药性论》"诃子，味苦甘。通利津液，主破胸脯结气，止水道，黑髭发"。诃子的性味在现行《中药学》教材中被标记为"苦、酸、涩，平"，但这与《药性论》中所记载的性味存在一定差异，笔者尝试分析诃子的性味。诃子为使君子科植物诃子的果实，果实砸碎后，里有白色细小的种仁。气微，味酸涩。可见诃子一药由诃子肉及诃子仁两部分组成，其中的诃子仁从法象药理学来看，色白，味酸，应是肺金之药，结合其具有涩肠止泻，敛肺止咳，利咽开音的功效，均属肺系及大肠疾病，因此，笔者推测，诃子仁应为一个作用于肺的酸味药，为"金中金"。而《药性论》中最早记载诃子的功效为通利津液及乌须发，这些功效似乎与肺金没有直接关联，反倒是肾主水液，肾其华在发，《药性论》中记载的功效应是归属于肾精，且诃子味苦，苦补肾水，确能治疗肾虚证，因此，笔者推测诃子肉应为一个作用于肾的苦味药，为"水中水"。这也就能很好地解释为什么诃子的性味为"苦、酸、涩，平"，实际这一性味是诃子肉与诃子仁功能形成的。

《本草通玄》生用则能清金行气，煨用则能暖胃固肠。本品生用苦泻心火，降火利咽，用治肺经郁热，痰火郁肺、咳嗽痰喘诸症；酸补肺金，敛肺止咳，用治久咳失音，肺虚久嗽，动则气喘等症；煨用则酸味更甚，能敛肺涩肠，以制止腹泻，用治久泻久痢，邪衰正虚滑脱不固诸症。

石榴皮，首载于《名医别录》。《名医别录》"安石榴，味甘、酸，无毒。主咽燥渴。损人肺，不可多食。其酸实壳，治下利，止漏精。其东行根，治蛔虫、寸白"。石榴皮即安石榴酸实壳，《名医别录》言其能治下利，止漏精。石榴皮口尝滋味苦涩，《药性论》"（石榴皮）味酸，无毒"。《本草备要》"（石榴皮）酸涩而温"。可见石榴皮应为一个酸味药，属"酸金"，结合其具有止漏精的功效，笔者推测，石榴皮应为"金中水"，是一个作用于肺、肾的酸味药。

石榴皮味极酸涩，酸补肺金，敛肺涩肠，为治久泻久痢之常用药；还可收涩肺气，肺主一身之气，调节全身气机，敛肺则可令诸气上行，可用治久泻所致脱肛；还可酸收心火，心主血脉，敛心则可止血，可用治崩漏下血，胎动不安，妊娠下血诸症；又可用治肠风下血，痔疮出血，便利脓血等症；又可味酸走肾以固精止遗，用治遗精、滑精、带下不止之症。

诃子，酸苦而涩，敛肺止咳，利咽开音，涩肠止泻；石榴皮，酸涩异常，涩肠止泻，固精止遗，止血治带，两药并举，补肺涩肠，止泻止痢之力倍增。临证姜树民教授常将诃子肉与石榴皮伍用，为治疗久泻久痢，滑脱失禁而设。两药皆味酸，收涩之力极强，诃子肉酸中寓苦，涩肠止泻之中又能苦补肾水，两药互参，用治脾肾两虚，泻痢日久之症最宜。盖泄泻日久，损伤脾肾，气损及阳，脾肾阳虚，寒从中生，水失温煦，气化不利，清浊失序，升降失常。临证姜树民教授常用两药治疗糖尿病所致腹泻，亦可用于治疗糖尿病患者口服二甲双胍后所致药物性腹泻，证属脾虚湿盛者常将两药与"健脾止泻汤"伍用，证属湿热内蕴者，常与"清中止痢汤"合用。

五、清热凉血止痢类

（一）秦皮、马齿苋

秦皮，首载于《神农本草经》。《神农本草经》"秦皮，味苦，微寒。主风寒湿痹，洗洗寒气。除热，目中青翳，白膜。久服，头不白，轻身"。《本草备要》载"（秦皮）苦寒，色青，性涩"《本草崇原》言"（秦皮）气味苦，微寒，无毒"。可见秦皮味苦，前位属性为"苦水"。至于秦皮的作用部位，通过法象药理学，其水浸液黄碧色，并有蓝色荧光，青色属肝；结合其在《神农本草经》中具有治疗风寒湿痹，目中青翳，白膜的主治，风寒湿痹为风寒湿邪痹阻经络所致，肝主筋，风与肝相应；青翳白膜皆为目病，青翳为肝肾亏虚，精血虚损，目窍萎闭所致；白膜，即眼生白色翳膜，其血丝色淡而稀疏；肝开窍于目，目病主责于肝。秦皮能治上述病症，笔者推测秦皮的作用脏腑应为肝，其中药属性为"火中木"。《本草纲目》亦载"（秦皮）厥阴肝、少阳胆经"。

秦皮苦涩性寒，苦燥脾湿，寒能制热，又略兼收涩，功善清热燥湿、收涩止痢，可用治湿热泻痢，里急后重，肛门灼热，痢下脓血诸症，又可燥湿止带，用治湿热下注之带下；还可清肝泄热，明目退翳，用治肝胆湿热，肝经郁火所致目赤肿痛、目生翳障之症。临证姜树民教授常用大剂量秦皮治疗湿热泻痢，特别是大肠湿热所致痢下赤白脓血之症，姜树民教授起始剂量一般为20g。

马齿苋，首载于《本草经集注》。《本草经集注》"今马苋别一种，布地生，实至微细，俗呼为马齿苋，亦可食，小酸，恐非今苋实"。陶弘景在《本草经集注》中明确指出"苋菜"与"马齿苋"不同，苋实，味甘，寒、大寒，无毒。马齿苋，味酸。临证姜树民教授所用皆为马齿苋。马齿苋真实滋味为味微酸而有黏性，《本草备要》《本草从新》《配得本草》等历代本草均记载马齿苋味酸性寒。可见马齿苋应为酸味药。至于其功效主治，《本草正义》载"马齿苋，最善解痈肿热毒，亦可作敷药"，《新修本草》亦云"（马齿苋）主诸肿瘘疣目，捣揩之"，可见马齿苋具清热解毒，凉血消肿之效，盖"诸痛痒疮，皆属心火。马齿苋辛寒能凉血散热，故主症结"（《素问玄机原病式》）。同时，酸补肺金，敛肺涩肠，寒能清热，凉血止痢，可用治大肠湿热，热毒血痢之腹痛泄泻，下利脓血，里急后重等症；也可用治血热妄行，破血外出之崩漏下血，便血痔血之症。

秦皮，苦寒性涩，清热燥湿，涩肠止痢，燥湿止带，清肝明目；马齿苋，味酸性寒，清热消肿，涩肠止泻，凉血止血。两药并举，一苦一酸，一燥一敛，清肠止血，涩肠止痢之力增强。临证姜树民教授将两药并书，用治大肠湿热，熏灼肠道，壅滞腑气所致下痢赤白、肛门灼热、里急后重等症；也可用治溃疡性结肠炎、克罗恩病等炎症性肠病，证属湿热者；还可取两药清热凉血、收敛止血之功，用治痔血便血、肠风下血等下消化道出血症状。

（二）马齿苋、败酱草

败酱草，首载于《神农本草经》。《神农本草经》"败酱，味苦，性平。主暴热，火疮，赤气，疥瘙，疸，痔，马鞍热气"。败酱草全株有陈腐的豆酱气，味苦。《本草崇原》"败酱味苦性寒"。《长沙药解》"（败酱）味苦，微寒，入足厥阴肝经"，可见败酱草应为苦味药，其前位属性为"苦水"。因其可治疗火疮、疥瘙、疸、痔等疮疡病，诸痛痒疮，皆属于心，笔者推测，败酱草的后位属性应为"心火"，败酱草在《汤液经法》中的药物属性应为"水中火"。

败酱草苦寒降泄，苦泻心火，性寒泻热，心主血脉，痛疡属心，泻火凉血，清热解毒，消痈排脓，活血止痛，可用治肠痈腹痛，无论脓溃与否均可随证配伍应用；又可破血行瘀，通经止痛，用治瘀阻剖宫所致产后恶露不下、腹中刺痛诸症。

马齿苋，味酸质黏，性寒泄热，清热消痈，涩肠止泻，凉血止血，偏于酸收敛涩；败酱草，味苦降泄，清热解毒，消痈排脓，活血化瘀，偏于苦泻通行。两药伍用，一酸一苦，一涩一散，清热消痈，解毒排脓，止血不留瘀，行血不动血之力愈彰。临证姜树民教授常将二药参合，用治湿热蕴结所致细菌性痢疾、溃疡性结肠炎、克罗恩病等，症见：下痢赤白，腹中剧痛，里急后重，肛门灼热等；两药伍用，马齿苋涩肠止泻，凉血止血；败酱草解毒消痈，行血排脓，活血止痛，涩中寓行，散中有收，使涩肠止泻而不留邪；行血化瘀而不动血。同时，姜树民教授也习用两药治疗湿热瘀阻剖宫所致产后腹痛、产后恶露不绝、盆腔炎等妇科疾病，两药参合，有良好的活血化瘀，凉血止血，清热消炎之效，对湿热瘀结所致盆腔炎，不论煎汤外洗，或配伍内服均有神效；也可用治湿热下注，热毒蕴结所致带下过多，带下色黄，带下脓绿，赤白相兼等症，病属阴道炎、宫颈炎、宫颈癌者。同时，两药皆为野草，价廉易得，明效大验，病患用之虽病瘥而无银钱所累。

六、泻下润肠通便类

（一）玄参、肉苁蓉

玄参，首载于《神农本草经》。《神农本草经》"元参，味苦，微寒。主腹中寒热，积聚，女子产乳余疾。补肾气，令人目明"。元参即为玄参，玄参味苦，其功效与地黄类似，《本草崇原》载"（玄参）气味苦，微寒，无毒"。《本草纲目》亦载"（玄参）苦、微寒、无毒"。可知玄参前位属性为"苦水"，再通过法象药理学，结合其名为"玄"，"玄，黑而有赤色为玄"（《说文·玄部》）其饮片断面乌黑色，可以推知玄参的后位属性为"肾水"。因此，玄参在《汤液经法》中的药物属性为"水中水"。此《药类法象》所谓"（玄参）足少阴肾经"。故也。

玄参质黏多汁，色黑入肾，苦补肾水，壮水之主以制阳光，苦泻心火，擅泻无根浮火，无论火热虚实用之皆效。即能苦补肾水，凉血滋养，养阴润燥，金水相生，用治阴虚燥咳、干咳无痰、咳咯鲜血、潮热盗汗等症，以及阴虚火旺，虚火浮越所致咽喉肿痛、头晕头疼、目赤肿痛、口干舌红等症；还可用治阴虚火旺，痰热郁结所致瘿瘤、瘰疬、痰核、痞块诸症；又可苦泻心火、泻热解毒、除烦止渴，用治热毒炽盛、温邪入营、内陷心包、温毒发斑诸症，以及热盛伤阴，劫夺津液所引起的口干口渴、烦热不宁、夜寐欠佳、神昏谵语等症，以及消渴之口渴引饮，饮不解渴等症。

肉苁蓉，首载于《神农本草经》。《神农本草经》"肉苁蓉，味甘，微温。主五劳七伤，补中，除茎中寒热痛。养五脏，强阴，益精气，多子，妇人癥瘕。久服轻身"。肉苁蓉真实滋味为气微，味甜、微苦。基于《汤液经法》的"五味化合"理论，苦甘化咸，且金锐在其所著的《汤液经法图讲记：解构经方时方的底层逻辑》一书中提出肉苁蓉应是咸味药。《玉楸药解》载"（肉苁蓉）甘咸，气平"。《本经逢原》亦载"（肉苁蓉）甘咸微温，无毒"。结合饮片断面黑色，其主治除茎中寒热痛、强阴，益精气，多子，妇人癥瘕等男科、妇科疾病，因色黑入肾，肾主生殖，肾司二便，笔者推测其作脏腑应为"肾水"。肉苁蓉在《汤液经法》中的药物属性为"火中水"。

肉苁蓉，色黑油润，咸润肾水，既能入肾经血分，温肾阳、助相火、益精血、强筋骨，用纸肾虚精亏、肾阳不足所致遗精早泄、宫冷不孕，以及水不涵木，肝肾亏虚所致筋骨痿软、腰膝冷痛等症；又可咸泻肺金，泻肺肃肠、润肠通便，用于治疗年高体弱、久病体虚、产后伤肾，或津亏燥结、肠燥便秘诸症。

玄参味苦而寒，质润多汁，功擅苦泻心火，清热解毒，苦补肾水，滋阴凉血，养阴润燥，止渴除烦；肉苁蓉味咸性温，质地油润，咸润肾水，滋肾润燥，补益精血，咸泻肺金，肃肺下气，润肠通便。二药伍用，一寒一温，一苦一咸，色黑质润，互为促进，相互滋生，并补肾中阴阳，平调肾中水火，寒温相济，滋阴助阳，益精养血，润肠通便之力倍增。

玄参伍肉苁蓉，乃姜树民教授为治疗习惯性便秘所设，临证两药用量宜大，至少用至20g。玄参苦寒，肉苁蓉咸温，苦补肾水，咸润肾水，两药并书专攻补肾，对年高体弱，肾虚精亏，肾司二便无权之老年性便秘，或产后伤肾，精亏血少，血虚肠燥之便秘皆宜。同时，依《汤液经法图》五味化合理论，玄参合肉苁蓉，苦咸化酸，酸补肺金，咸泻肺金，两药伍用还可治肺以通便，用治肺阴亏虚，津液不足，肠燥津亏之便秘。临证姜树民教授常依阴阳寒热偏颇调整两药用量，若肾阴不足，肺肾阴虚，热盛津亏者，重用玄参，兼伍肉苁蓉；若肾阳偏虚，肺肾气虚，推动无力者，重用肉苁蓉，兼合玄参；若肾阴阳俱虚者，两药等量。

（二）当归、肉苁蓉

当归，首载于《神农本草经》。《神农本草经》"当归，味甘，温。主咳逆上气，温疟，寒热洗洗在皮肤中。妇人漏下，绝子。诸恶疮疡，金疮，煮饮之"。《神农本草经》记载当归味甘，其真实滋味也是气清香浓厚，味甘微苦辛。但笔者通过分析《神农本草经》中当归的主治，最重要的是主咳逆上气，咳逆上气属于"肺实证"，甘味药并不能治疗，但相反，如果当归为辛味药则可以辛散肺金治疗咳喘上气。同时，《名医别录》载"（当归）辛，大温，无毒"。《长沙药解》亦载"（当归）味苦、辛，微温，入足厥阴肝经"。笔者推测当归在《汤液经法》中应为辛味药。这一点金锐在其所著的《汤液经法图讲记：解构经方时方的底层逻辑》一书中也明确指出当归应是辛味药。

当归辛温甘润，辛补肝木，养血和血，甘温和血，辛温散内，苦温助心，为血中气药。既能养血、补血，又能柔肝止痛、活血通络，用治肝血不足所致头晕目眩、心悸失眠、神疲肢倦、脉细无力等症；又可用治血虚血瘀、腹痛绵绵、月经不调、月经过少、经闭痛经等妇人诸病；还可用治跌仆外伤、风湿痹痛等血分痛症；还能辛散肺金，养血润燥，润肠通便，用治阴血虚少、血虚肠燥所致便秘。

当归质润多油，养血润燥，滑肠通便；肉苁蓉色质润，温而不燥，补而不峻，温润肾精，润肠通便。二药并书，相须相使，互为应用，养血益精，润肠通便之效益彰。临证姜树民教授以此两药，辛咸除滞，用治产后体虚，精亏血少，年高体弱，肾虚精亏，肠腑失养，大便燥结，无力送下大便者。此二药通便之力缓和，泻中寓补，补而不滞，无论老人、虚人、产后妇人津液亏虚，血虚失养，肠燥便秘均宜使用。

（三）桑葚、何首乌

桑葚，首载于《新修本草》。《新修本草》"桑葚，味甘，寒，无毒。单食，主消渴"。桑葚表面紫红色或紫黑色，质油润，富有糖性。气微，味微酸而甜。桑葚作为一个色黑能治疗消渴的药物，其在《汤液经法》中的中药属性应为"水中水"。

桑葚质润苦寒，色黑入肾，苦补肾水，滋阴益肾，滋水涵木，能补肝肾阴虚，又能苦泻心火，凉血退热，可用治肝肾阴虚所致须发早白、头晕耳鸣、腰膝酸酸、目暗不明、头晕眼花等症；又可乙癸并治，滋肾阴、养肝血，用治肝阴血虚所致头晕目眩、爪甲失养、月经不调、经闭绝经等症；还可生津止渴，用治热病后期津伤口渴、内热消渴诸症；同时，也能滋肾润肠，滑肠通便，用治阴虚燥热，肠腑失养所致便秘。

何首乌，首载于《日华子本草》。何首乌生品外表红褐色或紫褐色，制后外表色黑，味苦。《开宝本草》载"（何首乌）味苦涩，微温，无毒"。临证姜树民教授仅以制何首乌入药，盖生用者无苦补肾水之功，仅能苦泻心火，解毒、截疟。何首乌色黑味苦，为"水中水"。

制何首乌，苦补肾水，补益精血，善补肾精、益精血、乌须发，可用治肾虚精亏，肝肾亏虚所致失眠健忘、血虚萎黄、腰膝酸软、头晕目眩、须发早白、肾虚无子等症；又可滋阴养血，润肠通便，用治血虚肠燥、肠腑失养所致便秘。

桑葚酸甘多汁，质润多油，益精血，补肝肾，乌须发，润肠燥；制何首乌色黑油润，苦补肾水，填肾精，乌须发，养阴血，润肠道。二药相合，补肾益精，填精益髓，滋养精血，乌发润肠之力益彰。

临证姜树民教授常用两药治疗产后血虚，精血亏耗，肠腑失养，血虚肠燥所致产后便秘；也可滋阴凉血，养血益精，补肾乌发，用治产后精亏血弱所致脱发，或血虚血热所致须发早白。同时，因二药俱为食药同源之品，姜树民教授常将两药煎汁熬膏，每日白汤或醇酒调服1匙，用以防治老年肾虚便秘，还能乌须发、长精神、延年益寿、耐老轻身。

（四）莱菔子、郁李仁

莱菔子，首载于《本草衍义补遗》。莱菔子俗名萝卜籽，为十字花科植物莱菔的种子。《本草衍义》载"莱菔，即萝卜也……世皆言草木中唯此下气最速，为其辛也……莱菔辛而又甘，故能散缓而又下气速也。散气用生姜，下气用莱菔"。由此观之，莱菔应为辛味药，具有下气之效。莱菔子为莱菔之子，理当味辛。历代本草对莱菔子性味的记述也证明了这一观点。如《滇南本草》"（莱菔子）性温，味辛"。《玉楸药解》"（莱菔子）味辛，气平，入手太阴肺经"。因此，笔者推测莱菔子应是一个辛味药，其前位属性为"辛木"。同时，通过法象药理学，分析莱菔子具有质硬，破开后可见黄白色或黄色的种仁，有油性等性状，不难发现莱菔子沉降下行，能降泻气逆，质润多油，又可润肠通便，色黄白则入肺脾两脏，且辛散肺金，辛泻脾土，因此莱菔子的后位属性应为"脾土""肺金"，属"木中土""木中金"，具有下气定喘，消食化痰的功效。

莱菔子既能辛泻脾土，消胀除滞，用治饮食积滞、脘腹胀满、嗳气频作、干噫食嗅，或腹痛泄泻，泻下酸腐完谷等症；又能辛散肺金，降气消痰、祛痰止咳，用治痰涎壅塞、肺失宣肃、上气作咳，咳痰喘嗽等症；同时，又因肺主一身之气，脾胃为气机升降之枢纽，莱菔子味辛，能散肺泻脾，利气消痞，用治脘腹气滞诸症。《医学衷中参西录》所谓"莱菔子，无论或生或炒，皆能顺气开郁，消胀除满，此乃化气之品，非破气之品"。

郁李仁，首载于《神农本草经》。《神农本草经》"郁李仁，味酸，平。主大腹水肿，面目、四肢浮肿、利小便水道"。《神农本草经》所载郁李仁味酸，应是指其果实郁李的性味。郁李仁真实滋味《中华人民共和国药典》描述为"气微，味微苦"。且酸味药在《汤液经法图》中仅能酸补肺金、酸泻肝木以及酸收心火，但心、肝、肺三脏病变仅在《辅行诀·辨肺脏病症文并方》所载"大泻肺汤"主治中出现了"大小便闭，身面肿"的记载，但酸味药作用于肺为补肺，而非泻肺，与其功效不符。反倒是"辨肾脏病症文并方"所载"肾实证"可见"腹满，面色正黑，泾溲不利""腹大胫肿""小便赤少，少腹满，时足胫肿"等症，这与《神农本草经》中所载郁李仁主治功效类似，据此笔者推测郁李仁在《汤液经法》中的药物属性应为"土中水"，是一个作用于肾脏的甘味药，与茯苓功效类似。此《本草崇原》所谓"李乃肝之果，其仁当治脾。郁李花实俱青，其味酸甘，其气芳香，甲已合而化土也。土气化肢浮肿自消，小便水道自利"。故也。

郁李仁体润沉降，富含油脂，味甘补脾，具有润肠通便缓泻积滞之功，能开幽门结气，润大肠燥涩，导大肠燥屎，用治大肠气滞、肠燥便秘诸症；还能甘泻肾水，利水消肿，用治小便不利，颜面水肿，足胫水肿等症。

莱菔子辛辣异常，长于顺气开郁，下气消痰，消积除胀；郁李仁甘苦而润，质油沉降，长于润滑肠道，利水消肿，行气通便，滑肠泻下。莱菔子辛散肺金，辛泻脾土，偏于下气消积以治实证；郁李仁甘补脾土，甘泻肾水，偏于润肠缓泻，利水消肿以治虚证。二药并举，一泻一补，相辅相成，互为应用，补泻兼施，泻下通便而不伤正，润滑肠腑而不滋腻，水气并治，消积化痰，润肠通便之力增强。

临证姜树民教授以此二药用治虚人、老人、产后妇女、小儿便秘，不论虚实寒热均可随证配伍使用，还可根据虚实偏重调整两药用量，肠燥津亏，肠腑失养者，重用郁李仁以润肠通便，配伍少量莱菔子下气除满，推陈致新；肠道气滞，脘腹胀满，矢气消失者，重用莱菔子快气开郁，利气消痞，配伍少量郁李仁润滑肠道，滑肠缓泻。同时，姜树民教授还用两药治疗小儿伤食，饮食积滞，脘腹胀满，嗳腐吞酸，大便数日不行，或粪便状如羊屎等症；也可用治肺气郁闭，通调水道失司，水饮内停所致颜面水肿，足胫水肿，腹满水臌诸症。

（五）杏仁、郁李仁

杏仁，首载于《神农本草经》。《神农本草经》"杏核仁，味甘，温，主咳逆上气，雷鸣，喉痹，下气，产乳，金疮，寒心，奔豚"。杏仁为蔷薇科植物杏或山杏等味苦的干燥种子，《中华人民共和国药典》明确强调使用味苦的种子，且杏仁性状为乳白色肥润子叶，富含油脂，味苦，有特殊的杏仁味。杏仁色白入肺，《汤液本草》载"（杏仁）入手太阴经"。《长沙药解》亦载"（杏仁）味甘、苦，入手太阴肺经"。结合《神农本草经》记载其具有"主咳逆上气"的功效，可知杏仁的作用脏腑应为"肺金"，为"水中金"。

杏仁苦温降利，肥润多油，苦可下气，润能通便，温可散寒，可用治风寒袭虚，肺失宣肃，咳嗽上气，气喘咳痰，胸闷不舒等症；又可滋润肠道，润肠通便，用治肠燥津亏，无水舟停，大便不行等症。《本草求真》言次为"杏仁，既有发散风寒之能，复有下气除喘之力，缘辛则散邪，苦则下气，润则通秘，温则宣滞行痰"。

郁李仁味甘质润，富含油脂，功擅润肠通便，缓泻积滞，利水消肿；杏仁苦温，质润多脂，功擅宣肺平喘，化痰止咳，润肠通便。郁李仁、杏仁二药皆色白多脂，体重沉降之品，除能润滑肠道，缓下通便之外，又能苦甘化咸，咸泻肺金，"肺与大肠相表里"，降肺气以利大肠腑气而通大便。二药参合，相互促进，相辅相成，而泻肺气，通肠腑，利大便甚妙。

临证姜树民教授以此二药用治老年、体虚、术后、产后之人大便秘结不通等症；还可取二药多脂润燥之力，郁李仁开幽门结气之功，杏仁宣降肺气之能，用治年老肾虚，久病体虚，精血渐枯，食管失养，干涩枯槁所致噎膈，症见：进食时梗涩而痛，水饮可下，食物难进，食后复出，形体消瘦，肌肤枯燥，大便秘结；还可用治肺气不利，通调水道失司，水饮内停，泛溢肌肤所致颜面水肿，肢体水肿，小便不利等症，取"提壶揭盖"之意，杏仁宣肺，郁李仁泻肾，并治金水。

七、理气行滞消胀类

（一）焦槟榔、厚朴

槟榔，出自李当之所著《药录》。《药录》转引晋嵇含所撰《南方草木状》所载"槟榔……房缀数十实，实大如桃李……味苦涩"。与嵇含同时代的陶弘景所著《名医别录》载"槟榔，味辛，温，无毒。主消谷，逐水，除淡澼，杀三虫，去伏尸，治寸白"。《用药心法》载"槟榔，苦以破滞，辛以散邪，专破滞气下行"。《证类本草》亦载"（槟榔）味辛，温，无毒"。《本草备要》亦云"（槟榔）苦温破滞，辛温散邪"。可见槟榔应为一个作用于"脾土"同时具有苦味与辛味的药物，属于"木中土""水中土"。

槟榔质坚体重，沉降下行，辛泻脾土，枯燥脾土，既能消积导滞、下气除满、行气利水，用治饮食积滞、胃肠气滞、胸膈痞闷、脘腹胀满、大便不畅、里急后重等症；又可治疗食积生痰，痰涎壅塞，肺气不利，气粗喘急；还可用治气滞水停，水湿下注所致脚气病。同时，槟榔具有良好的杀虫作用，其中所含槟榔碱对多种寄生虫有良好祛除作用，但因社会发展进步姜树民教授鲜用此效。

临证姜树民教授习将槟榔依清炒法，炒至焦黄色，制成焦槟榔使用。盖焦槟榔较槟榔，炒后辛味减少，苦味增加，其辛泻脾土之力减弱，下气除满之力稍缓，能下气不伤正，消痞不耗气；同时，因苦味增加，苦燥脾土之力益彰，消导饮食积滞与祛痰利水之力增强。临证姜树民教授常用焦槟榔治疗脾胃病日久，胃气日渐亏虚而气滞中焦所致脘腹痞满、腹胀腹痛等症；还可用治小儿脾胃虚弱，饮食不节，宿食内停所致胃脘胀满，嗳腐吞酸，大便不爽，泻下酸腐，里急后重等症。

厚朴，首载于《神农本草经》。《神农本草经》"味苦，温。主中风，伤寒，头痛，寒热，惊悸，气血痹，死肌。去三虫"。同时，厚朴因为《辅行诀》所载"二十五味药精"之中的"火中金"，是一个作用于肺金的咸味药。

厚朴芳香多脂，质润而坚，味咸性温，咸补心火，下气消痞，用治"心中痞满，气结在胸""胸痹不得卧，心痛彻背"等"心虚证"，如治疗"胸痹心中痞，留气结在胸，胸满，胁下逆抢心"之"枳实薤白桂枝汤方"；同时，咸泻肺金，燥湿消痰，用治"咳喘上气，胸中迫满，不可卧""胸中有痰涎"等"肺实证"，如治疗"支饮胸满者"的"厚朴大黄汤"。

临证姜树民教授常用厚朴治疗痰气互结，湿阻气滞所致胸膈满闷、不思饮食、恶心呕吐等症，也可用治痰湿内蕴，闭阻心脉所致胸痹心痛、心胸憋闷诸症；还可通过其咸泻肺金的功效，泻肺降气，通利大肠腑气，治疗肠腑气滞，推动无力所致腹痛便秘、术后排气停止或术后腹胀无排气等症。

焦槟榔苦降辛通，质硬体重，下气除满，利水消肿，消积通便；厚朴芳香质坚，咸泻温通，下气消痞，燥湿消痰，行气通便。二药参合，辛咸除滞，行气通便，消痞除满，消食祛痰之力倍增。

临证姜树民教授以此二药用治胃肠积滞，脘腹胀痛，食少纳呆，大便不畅，甚或便秘便闭等症；也可用治小儿饮食不节，宿食积滞，大便不畅或大便一日数行，便后不爽，肛门坠胀，气味酸腐等症；也可用治痰浊壅肺，肺气上逆，咳咯痰涎，气喘咳急诸症；还可用治中风偏瘫、截瘫、骨折术后长期卧床、大便秘结者。

（二）焦槟榔、木香

木香，首载于《神农本草经》。《神农本草经》"木香，味辛，温。主邪气，辟毒疫，温鬼，强志，主淋露。久服不梦寤、魇寐"。木香质体坚硬，色黄棕或黄白色，气味芳香，浓烈异常，依照法象药理学，木香色黄走脾，芳香醒脾，应为作用于脾土的药物。《本草崇原》言"木香其臭香，其数五，气味辛温，上彻九天，禀手足太阴天地之气化，主交感天地之气，上下相通"。至于木香的性味，《本草经集注》载"木香，味辛，温，无毒"。《新修本草》亦载"木香，味辛，温，无毒"。可见木香应为一个作用于脾土的辛味药，属"木中土"。

木香气味芳香，辛温通行，辛泻脾土，辛散肺金，《本草纲目》载"木香，乃三焦气分之药，能升降诸气。诸气膹郁，皆属于肺，故上焦气滞用之者，乃金郁则泄之也；中气不运，皆属于脾，故中焦气滞宜之者，脾胃喜芳香也；大肠气滞则后重，膀胱气不化则癃淋，肝气郁则为痛，故下焦气滞者宜之，乃塞者通之也"。本品能升降诸气，宣通上下、畅利三焦气机，行气止痛，理气整畅，醒脾开胃，用治胃肠气滞，消化不良，腹胀腹痛，脘腹胀满，肠鸣泻痢，下利腹痛，里急后重诸症；又可辛补肝木，用治肝胆湿热，气机郁滞所致胃脘疼痛，连及两胁，口干口苦，恶心呕吐，甚则黄疸等症，与现代医学所谓急性胆囊炎、胆囊结石、急性肝炎类似。

焦槟榔质重沉降，辛通苦降，下气通便，利水消肿，杀虫消滞，炒用苦味更甚，长于苦燥脾土，下气消积，消食导滞；木香气芳浓烈，辛温香散，行气止痛，宣畅气机，健胃消食，后下辛香气浓，长于辛泻脾土，行气除满，理气止痛。二药参合，辛开苦降，辛苦除痞，行气和胃，下气止痛，消积导滞之力益强。

木香伍槟榔出自《卫生宝鉴》所载"木香槟榔丸"，擅治下痢腹痛，里急后重诸症。临证姜树民教授常将二药并书，用治胃肠积滞，消化不良，脘腹胀满，胃脘疼痛，食少纳差，不欲饮食，大便不畅，甚或便秘等症；也可用治痢疾所致泻痢腹痛，里急后重，虚坐努责，便后不爽，肛门坠胀诸症，刘河间曰"痢疾行血则脓血自愈，调气则后重自除"，即是此意。

（三）焦槟榔、大腹皮

大腹皮，首见于唐侯宁极所著《药谱》。大腹皮又名槟榔衣、槟榔皮，为棕榈科植物槟榔的果皮。大腹皮体轻质柔，无臭，味淡。《日华子本草》载"（大腹皮）下一切气，止霍乱，通大小肠，健脾开胃，调中"。《本草再新》载"（大腹皮）泻肺，和胃气，利湿追风，宽肠消肿，理腰脚气，治疟疾泻痢"。《得配本草》言其"降逆气以除胀，利肠胃以去滞"。可见大腹皮具有辛泻脾土，宽中理气、行气疏滞之效；又能辛散肺金，利水消肿，用治"肺实证"所致"大小便闭，身面肿"。

因大腹皮与槟榔同出一物，乃一物二种，《本草经疏》言"其气味所主，与槟榔大略相同，第槟榔性烈，破气最捷，腹皮性缓，下气稍迟"。腹皮体轻质韧，宣散上行，禀槟榔之性，又擅行下，既能行气疏滞，宽中除胀；又能辛散肺金，利水消肿，用治湿阻气滞、脘腹胀满、一身悉肿、小便不利等症；又可用治湿气水肿，肺气喘促，以及肝硬化腹水，肾病水肿，盖取其泄肺，以杀水之源。

大腹皮质柔轻浮，辛温行散，擅行无形气滞，快气宽中，行气利水；槟榔质重体沉，辛苦降泻，专行有形积滞，消食导滞，行气利水。二药相合，一皮一子，一轻一重，升降相随，互为促进，行气消胀，利水消肿之力益彰。

临证姜树民教授习用两药治疗肝硬化腹腔积液，症见腹胀、腹满，腹大如鼓、颜面水肿、下肢水肿、小便不利，甚则癃闭不通；也可用治饮食积滞，阻滞气机，或气滞停食，脘腹胀满、不欲饮食、食少纳呆、嗳腐吞酸等症。

（四）水红花子、栝楼

水红花子，首载于《滇南本草》。《滇南本草》"水红花子，味苦、平，性寒。破血。治小儿痞块积聚，消一切年深日久坚积，疗妇人石瘕症"。水红花子为蓼科植物荭蓼、酸模叶蓼或柳叶蓼的果实，表面棕黑色，或红棕色，气微弱，味淡。水红花子为地方用药，历代本草著作对其记载甚少。《名医别录》所载"荭草"下记录"五月采实"，但并未明确其功效主治。同时，水红花子与蓼实、荭草、蓼之间关系复杂，存在混用情况。2015年版《中华人民共和国药典》才对水红花子的基原植物及其主治功效进行了明确。这也为我们确认水红花子在《汤液经法》中的中药属性造成了一定的难度。笔者尝试以法象药理学入手，结合功效药理学分析水红花子的中药属性。水红花子色红黑，色红入心，色黑走肾，结合其具有破血消积的功效，心主血脉，诸痛痒疮，皆属于心，笔者推测水红花子应为一个作用于"心火"的苦味药，属"水中火"。

水红花子，色红沉降，破血行瘀，消积除痞，散血消症，可用治瘀血内阻，肝脾大诸症，也可用治慢性肝炎、肝硬化腹腔积液所致腹大如鼓、下肢水肿、小便不利等症；还可用治腹中痞块、妇人症积、子宫肌瘤等证属瘀热互结者。

栝楼，质润多脂，清热化痰，宽中利气，清胸间胃口痰热，润肠通便；水红花子，苦寒质重，凉血散瘀，消症除积，破血行瘀。栝楼滋润沉降，功擅行气分化痰宽胸，润肠通便；水红花子质重下行，长于行血分以破血消症，利水除积。二药为伍，一气一血，分消走泄，下气消痞，破血祛瘀之力益彰。

临证姜树民教授常降两药并书，用治痰热瘀结，痹阻心脉所致胸闷气短、胸痹心疼、胸膈满闷等症；也可用治痰热瘀阻胃口所致哽噎不顺、吞咽困难、饮食难下、胃脘痞满诸症；还可用治肝硬化腹腔积液，血瘀水停所致腹壁青筋、腹胀如鼓、振振有声、下肢水肿、小便不利等症，水红花子破血利水，通利小便；栝楼宽中利气，滑肠缓泻，令水饮血瘀从二便分消。

（五）橘核、白芥子

橘核，首载于《日华子本草》。《日华子本草》"橘核，治腰痛，膀胱气，肾疼。炒去壳，酒服良"。橘核性状为外种皮淡黄白色至淡灰白色，种仁两片，肥厚，富油脂。微有油气，味苦。《本草崇原》载"橘核，气味苦平，无毒。主治肾疰腰痛，膀胱气痛，肾冷"。《本草纲目》亦载"（橘核）苦，平，无毒"。《本经逢原》提醒到"（橘核）唯实证为宜，虚者禁用。以其味苦，大伤胃中冲和之气也"。综上所述，橘核应为一个苦味药，前位属性为"苦水"。至于橘核的作用脏腑，不论是最早记载橘核的《日华子本草》，还是《本草崇原》，均明确指出，橘核擅治腰痛、膀胱气痛、肾区痛。《医林纂要》云"（橘核）润肾、坚肾"。《本草经疏》亦云"橘核，出《日华子本草》，其味苦温而下气，所以能入肾与膀胱，除因寒所生之病也，疝气方中多用之"。据上可以确定橘核的作用脏腑为肾，属"水中水"。

橘核味苦性平，质重沉降，苦补肾水，既能行气散结，又可理气止痛，用治疝气，睾丸肿痛，腰痛，膀胱气痛。

白芥子，首载于《新修本草》。白芥子为十字花科植物白芥的种子，表面类白色至淡黄色，品尝气微，味辛辣，粉碎湿润后，有特殊的辛烈臭气。《本草备要》载"白芥子，辛温入肺"。《雷公炮制药性解》亦载"白芥子，味辛，性温无毒，入肺胃二经"。《玉楸药解》言"白芥子，味辛，气温，入手大阴肺经。破壅豁痰，止喘宁嗽"。《本草纲目》亦言"（白芥子）利气豁痰，除寒暖中，散肿止痛。治喘嗽反胃，痹木脚气，筋骨腰节诸痛"。依据上述文献，通过法象药理学及功效药理学分析，白芥子应为一个色白作用于"肺金""脾土"的辛味药，在《汤液经法》中的中药属性为"木中金""木中土"。

本品味辛性温，富含油脂，味厚气锐，辛散肺金，逐寒痰水饮，散痰肿痞块，利气豁痰；辛泻脾土，宽胸利膈，除寒暖中，温中散寒；辛补肝木，通行经络，消肿止痛。《本经逢原》载"痰在胁下及皮里膜外，非此不能达，控涎丹用白芥子正此义也"。白芥子内行肺胃，散寒痰，逐水饮，利膈气，温脾温；外走经络，散痰核，消阴疽，除痹痛，祛麻木。本品既可用治寒痰咳喘、胸闷憋胀、咳咯白痰等症；又可用治痰湿阻络，经气不利，不通则痛所致肢体关节痹痛、肢体麻木、阴疽流注等症。

橘核苦温沉降，苦补肾水，功擅行气散寒、散结止痛；白芥子，辛辣性温，辛散肺金，辛泻脾土，辛补肝木，功专豁痰利气，温中散寒，通行经络。二药伍用，相互促进，相辅而成，辛苦除痞，散寒利气，消痰散结，通络止痛之力益彰。

临证姜树民教授习将两药用于治疗寒湿内阻，痰饮内停所致脘腹胀满、喉间有痰、咳咯白痰、肠鸣辘辘、大便稀溏等症；同为辛开苦降，辛苦除痞，与前文补骨脂伍肉豆蔻除痞，白豆蔻、砂仁伍苦参、蒲公英、连翘除痞有云泥之别，橘核伍白芥子用治寒湿困阻，胃气壅塞所致脘痞，临证还当缕析条分，不可执一而论。同时，二药也可用治腹内包块，如卵巢囊肿、子宫肌瘤、胃肠息肉、消化道肿瘤等，证属痰浊凝聚，痰湿留注者；还可用治痰气互结咽喉所致梅核气、慢性咽炎等病；或治疗因肝郁痰凝所致乳房胀痛或刺痛、乳房肿块、乳腺增生等症。

八、醒脾开胃类

（一）麦芽、鸡内金

麦芽，首载于《本草纲目》。《本草纲目》"穬麦蘖，一名麦芽，咸，温，无毒。消食和中。破冷气，去心腹胀满。开胃……消化一切米、面、诸果食积"。《本草求真》载"麦芽（专入胃）。味甘气温。功专入胃消食"。《药性论》亦载"（麦芽）味甘，无毒"。《雷公炮制药性解》言其"入脾、胃二经"。且麦芽表面黄色或淡黄棕色，品尝味微甜。可见麦芽应为一个作用于脾土的甘味药。

麦芽既能甘补脾土，健胃消食、和中除胀，用治饮食积滞、食积不消、脘腹胀满、嗳腐吞酸、呕吐泄泻，以及小儿喂养不当，乳食消化不良、嗳气酸腐、泻下奶瓣、吐乳诸症；又能甘缓肝木，消积回乳，用治产后乳汁瘀积、乳房胀痛，或断乳之时乳汁时溢等症；同时，姜树民教授还常用大剂量麦芽（需用至30g及以上）易柴胡，取芽类禀春生之性，用芽类生发之力，疏利肝气，和胃解郁，以此法治疗肝胃不和、肝木乘土、肝脾失调等证，既无柴胡劫夺肝阴，引动内风之弊，又可疏肝和胃、健胃消食、肝胃并治、和中安胃、顾护胃气，老年肝气郁结者用之最宜。此《医学衷中参西录》所谓"大麦芽，能入脾胃，消化一切饮食积聚，为补助脾胃之辅佐品，若与参、术、芪并用，能运化其补益之力，不致作胀满，为其性善消化，兼能通利二便，虽为脾胃之药，而实善舒肝气。夫肝主疏泄，为肾行气，为其力能舒肝，善助肝木疏泄以行肾气，故又善于催生。至妇人乳汁为血所化，因其善于消化，微兼破血之性，故又善回乳。入丸散剂可炒用，入汤剂皆宜生用"。故也。

鸡内金，首载于《本草蒙筌》。《本草蒙筌》"剥取肫膛黄皮，即肫里黄皮，一名鸡内金"。鸡内金表面金黄色、黄褐色或黄绿色，气微腥，味淡微苦。《神农本草经》虽未明确记载鸡内金，但在其"丹雄鸡"条目下载"肫膛裏黄皮，主泄利"。《日华子本草》载"（鸡内金）平，无毒。止泄精，并尿血、崩中、带下、肠风、泻痢"。《玉楸药解》亦载"鸡内金，味甘，气平，入手阳明大肠、足厥阴肝经"。《本草经疏》云"肫是鸡之脾，乃消化水谷之所。其气通达大肠、膀胱二经。有热则泄利遗溺，得微寒之气则热除，而泻痢遗溺自愈矣"。据此笔者推测鸡内金应是一个作用于"脾土""肾水"的苦味药，因为只有苦味药才能苦燥脾土，治疗"脾实则腹满，飧泻"；同时，苦补肾水，可治疗"虚劳失精，腰痛，骨蒸羸瘦，小便不利"。因此，鸡内金在《汤液经法》中的药物属性为"水中土""水中水"。

鸡内金苦燥脾湿，性平有情，生发胃气，健胃消积，运脾止利，可用治脾胃虚弱、饮食内停、食少纳呆、消化不良、嗳腐吞酸、干噫食嗅、胃胀腹满，以及小儿疳积诸症；又能苦补肾水，固摄缩泉，涩精止遗，用治肾虚失摄，水泉不止所致小便频数、遗尿、遗精、早泄等症；此外，诚如《医学衷中参西录》所云"鸡内金，鸡之脾胃也。中有瓷石、铜、铁皆能消化，其善化瘀积可知"。鸡内金还能消石化坚，用治泌尿系统结石、胆囊结石。临证姜树民教授治疗胆囊结石常与金钱草伍用，治疗泌尿系结石常与海金沙、郁金、金钱草伍用。

鸡内金生发胃气，健胃消积，长于消肉食乳品积滞；麦芽疏肝和胃，运脾开胃，功专消米面乳酪食积。二药参合，健脾运脾，和胃消积之力益彰，以疏调肝木，运脾开胃，增进食欲。临证姜树民教授将两药合用，治疗脾胃虚弱，运化无权，饮食内停，消化不良等症；也可用治小儿胃纳不香，挑食厌食，生长迟缓，腹大羸瘦，小儿疳积诸症；还可用治久病体虚，胃气不甦，纳运无权，纳少不饥，甚或食欲全无者；以及肿瘤放疗、化疗后胃气被伤，不思饮食者。此二药为姜树民教授生发胃气，顾护胃气之习用之品，特别是久病重病者姜树民教授常用二药激发胃气，盖胃气者，诸气之源流也，胃者平人之常气也，人无胃气曰逆，逆者死。

（二）麦芽、六神曲

六神曲又名建神曲、范志曲，首载于《药性论》。《药性论》"（六神曲）化水谷宿食，症结积滞，健脾暖胃"。六神曲之所以被称为六神曲，《本草蒙筌》按"六月六日造神曲者，谓诸神集会此日故也。所用药料，各肖神名。当此之日造成，才可以名神曲。倘或过此，匪但无灵，亦不得以神名也。其方用白曲 50kg，以象白虎；苍耳草自然汁 3L，以象勾陈；野蓼自然汁 4L，以象腾蛇；青蒿自然汁 3L 以象青龙；杏仁去皮尖 4L，以象玄武；赤小豆煮软熟，去皮 3L，以象朱雀。一如造曲法式，造备晒干，收贮待用"。可见六神曲禀白虎、勾陈（一般指麒麟）、腾蛇、青龙、玄武、朱雀之性，《汤液本草》载"（六神曲）气暖，味甘"。《本草便读》亦载"（六神曲）配六药以糊成，性味辛甘。温中和胃，合五色而具备，消磨水谷，发表强脾"。六神曲应是一个作用于脾土的甘味药，属"土中土"。

六神曲以白面为君，甘平补土，《本草正义》言"神曲，味甘气平，炒黄入药，善助中焦土脏，健脾暖胃，消食下气，化滞调中，逐痰积，破癥瘕，运化水谷，除霍乱胀满呕吐"。六神曲能消食和中，健胃运脾，用治饮食积滞、消化不良、心下逆满、脘腹胀痛、嗳气吞酸等症；还可甘缓肝木，疏风解表，用治风寒外感，胃失和降，食滞胃脘所致小儿外感停食或停食外感。

麦芽疏肝和胃，健胃消食，启脾开胃；六神曲健脾燥湿，和中消食。二药伍用，健胃消食、和中疏肝，调和肝脾，疏风和胃益彰。临证姜树民教授习用二药治疗脾胃虚弱，运化无权所致饮食积滞、消化不良、食少纳呆、不饥纳差等症；也可用治小儿外感后纳运失常、不思饮食等症。

（三）麦芽、谷芽

谷芽与麦芽同载于《本草纲目》。《本草纲目》"稻蘖，一名谷芽，甘，温，无毒。快脾开胃，下气和中，消食化积"。《本草备要》载"谷芽，健脾消食，甘温。开胃快脾，下气和中，消食化积。炒用"。《得配本草》亦载"谷芽，甘，温。入足阳明、太阴经。快脾开胃，消食下气，温中化积，为健脾温中之圣药"。谷芽也是一个作用于脾土的甘味药，为"土中土"。

谷芽味甘性平，能甘补脾土，健脾开胃、和中消食，用治宿食停胃，久久不化，胸脘满闷、不思饮食、泻下完谷等症。

麦芽、谷芽功效类似，同为"土中土"，均能甘补脾土，开胃启脾、增进食欲、宽中消积、和胃安中，临证姜树民教授常将两药并书，相须为用，增进疗效。但谷芽与麦芽相比，并无甘缓肝木，疏肝和胃之效，《本经逢原》言其为"谷芽，启脾进食，宽中消谷，而能补中，不似麦芽之克削也"。麦芽消食力峻，谷芽消食力缓；麦芽长于消面食积滞，谷芽功专消米食积滞。临证姜树民教授常根据患者所处地域，因地因人制宜。临床取舍是：南方及东北地区以米食为主者宜多用谷芽；西北及中原地区以面食为主者宜多用麦芽；若米、面食各半，可二者等量，其效更佳。且姜树民教授以为二芽生用能疏肝气、和胃气、生津液、滋胃阴、增食欲、强胃气，可用治慢性胃炎，萎缩性胃炎，胃、十二指肠球部溃疡，肿瘤放、化疗后胃阴亏耗、胃气内伤、胃虚气滞所致食少纳呆、饥不欲食、食后泛恶等症，可与石斛、知母、天花粉等滋阴生津之品伍用，疗效益彰。

（四）乌梅、木瓜

乌梅为"金中土""金中木"，味酸而涩，清凉生津，酸补肺金，下敛大肠，敛肺涩肠，敛汗敛气，敛肺止咳；木瓜为"金中土"，酸温补肺，泻肝和胃，益胃生津，增加胃液。二药合用，其功益彰，酸泻肝木，疏肝和胃，酸补肺金，生津止渴，滋阴益胃，增进食欲之力倍加。

临证姜树民教授习用二药治疗热病后期，津伤口渴，气阴两虚，饮食乏味等症；也可用之慢性萎缩性胃炎，胃阴受损，胃酸不足所致消化功能下降、食少纳呆、口干口渴、饥不欲食、舌红少苔、脉细无力等症；还可用于治疗胃、十二指肠球部溃疡长期服用抑酸药或质子泵抑制剂引起的胃酸不足、消化不良等症。

九、化瘀解毒消痈类

（一）白及、白蔹

白蔹，首载于《神农本草经》。《神农本草经》"白敛，味苦，平。主痈肿，疽疮，散结气，止痛。除热，目中赤，小儿惊痫，温疟，女子阴中肿痛"。白敛即为白蔹。《药性论》载"（白蔹）味苦，平，有毒"。《长沙药解》亦载"白蔹，味苦，微寒，入足少阳胆、足厥阴肝经。清少阳上逆之火，泻厥阴下郁之热"。《本草崇原》云"蔹者，取秋金收敛之义，古时用此药敷敛痈毒，命名盖以此。有赤白二种，赋禀与白及相同，故主治不甚差别"。据此可知，白及与白蔹功效类似，诚如前文所述，白及"水中金"，白蔹也应为一个苦味药，但区别在于，白蔹能治疗"目中赤，小儿惊痫""女子阴中肿痛"，肝开窍于目，诸风掉眩，皆属于肝，惊痫一病主责于肝，女子以肝为先天，妇人阴中肿痛与肝关系密切。综上所述，白蔹应是一个作用于肝木的苦味药，属"水中木"。此《本草崇原》所谓"白及得阳明少阴之精汁，收藏于下，是以作糊稠黏。白蔹乃蔓草，性唯上延，而津液濡上，故兼除热清目，小儿惊痫，及女子阴中肿痛，带下赤白。又，治温疟者，主清下焦之热，其性从下而上也"。故也。

白及、白蔹二药，俱味苦性寒，苦泻心火，消痈散结，收敛消肿，解毒消痈，敛疮生肌。李杲则言"（白蔹）涂一切肿毒，敷疔疮"。然两药存异，白蔹入肝，于收敛之中又寓行散之力，消痈散结之力较之白及更强；白及走肺，质黏味涩，于消痈之中又寓收涩之性，收涩敛疮之力较之白蔹更甚；白及略兼甘味，有养血生肌之效。现代药理学研究证明白及对消化性胃溃疡有明显疗效，对盐酸所致胃黏膜损伤有明显保护作用，能够明显促进溃疡面的愈合，减少胃穿孔的出现，并且减少胃黏膜出血面积。

白及、白蔹二药，相须并行，白蔹解毒托里，药力自内向外；白及固表护膜，药力从外向内。二药参合，内外并治，效如桴鼓。现代医学研究表明，胃炎有从肌层向黏膜层发病者，亦有自黏膜层向肌层发病者。白蔹功专治前，白及擅于医后，因此，不论自内向外发病，还是自外向内发病，两药并行，实为至佳之法。

（二）白及、三七

三七，首载于《本草纲目》。《本草纲目》"三七，甘，微苦，温，无毒。止血，散血，定痛。金刃箭伤，跌扑杖疮，血出不止者，嚼烂涂，或为末掺之，其血即止。亦主吐血、衄血、下血、血痢，崩中，经水不止，产后恶血不下，血运，血痛，赤目，痈肿，虎咬，蛇伤诸病"。《玉楸药解》载"三七，和营止血，通脉行瘀，行瘀血而敛新血。凡产后、经期、跌打、痈肿，一切瘀血皆破；凡吐衄、崩漏、刀伤、箭射，一切新血皆止"。《本草备要》亦载"三七，治吐血衄血，血痢血崩，目赤痈肿。为金疮杖疮要药"。可见三七最主要的功效主治就在于治疗诸出血证，其止血、散血、定痛力强。《黄帝内经》云"心主血脉""诸痛痒疮，皆属于心"。《辅行诀·辨心脏病症文并方》曰"心胞气实者……或吐衄血"。其中所载"大、小泻心汤"用治"吐血衄血""或吐血、衄血、下血者"，而只有苦味药能苦泻心火，治疗"心实证"。据此，笔者推测，三七在《汤液经法》中应为"水中火"，是一个作用于心火的苦味药。

本品专走血分，苦泻心火，体重质坚，擅消瘀血、止出血、散瘀滞、消肿块、止痹痛，为血家疮家之圣药；又能理血止血，行血散瘀，用治吐血、衄血、尿血、便血、痢血、迁延不愈、肠黏膜损伤，肠中腐烂，寝成溃疡，肠烂欲穿等病；还可活血调经，化瘀止血，用治妇人崩中漏下、经期延长、经间期出血、症积出血诸症；也可用治跌仆外伤，血溢脉外，离经之血变生瘀血，瘀血内阻所致肢体关节疼痛等症。

三七，体重质坚，苦泻心火，化瘀止血，活血散血，消肿止痛；白及，质黏多液，色白入肺，补肺生肌，收敛止血。三七走而不守，行而不滞；白及守而不走，敛涩生肌。三七以行散为要；白及以收敛为主。二药并书，一行一收，一走一守，一散一敛，互为促进，相辅而行，互为制约，散收相济，敛肺生肌，行血祛瘀，散血止血之力益彰。

临证姜树民教授常用二药治疗上消化道出血、肝硬化出血、糜烂性胃炎出血等诸吐血、便血；也可用痢下日久或溃疡性结肠炎、克罗恩病所致痢下赤白脓血、便中夹有黏液脓血等症；还可用治痔疮下血、肛裂出血等症；同时，取其补肺止血之功，用治支气管扩张、肺癌所致咯血、痰中带血诸症。

（三）半枝莲、白花蛇舌草

半枝莲，首载于《江西民间草药》。《南京民间药草》载"（半枝莲）破血通经"。《广西药植图志》言"（半枝莲）消炎，散瘀，止血。治跌打伤，血痢"。《泉州本草》云"（半枝莲）清热，解毒，祛风，散血，行气，利水，通络，破瘀，止痛"。现行《中药学》教材记载其功效为清热解毒，利尿消肿。这些功效依据功效药理学，笔者推测半枝莲应是一个主要作用于心火的苦味药，为"水中火"。

半枝莲，既能清热解毒，用治热毒痈肿、内痈、喉痹、黄疸等；又可活血祛瘀，消肿止痛，用治跌仆外伤、肝脾大、肺癌、胃癌、肝癌等疾病，或血热迫血妄行，血溢脉外所致吐血、衄血、尿血、血淋、痢下赤白等症；还可清热通淋、利水消肿，用治湿热内蕴、膀胱湿热所致小便不利，热淋涩痛等症。

白花蛇舌草，首载于《广西中药志》。《广西中药志》"白花蛇舌草，入心、肝、脾三经。治小儿疳积，毒蛇咬伤，癌肿。外治白泡疮，蛇癞疮"。《西中药志》载"（白花蛇舌草）味苦甘，性温，无毒"。《闽南民间草药》言"（白花蛇舌草）清热解毒，消炎止痛"。现行《中药学》教材载白花蛇舌草具有清热解毒，消痈。因其也为南方两广地区地方草药，缺少历代本草著作记载，笔者只能基于其功效主治，推测其在《汤液经法》中的中药属性为"水中火"，是一个作用于心火的苦味药。

白花蛇舌草，苦泻心火，寒能清热，能清泄客热，擅清胃中火邪，泻热解毒，散结消痈，用治热毒炽盛所致胃痛、肠痈；又能苦燥脾湿，渗水利湿，清热通淋，清利湿热，用治膀胱湿热，湿热下注所致小便不利、热淋血淋等症；也可用治湿热内蕴，水热互结所致下肢水肿、小便短少甚或癃闭等症。现代药理学研究表明，白花蛇舌草对人有免疫调节作用，并通过刺激机体的免疫系统杀伤或吞噬肿瘤细胞，诱导癌细胞进入凋亡的程序，同时对癌细胞增殖有抑制作用。

半枝莲苦寒，清热解毒，凉血化瘀，利尿消肿，通络止痛；白花蛇舌草清热解毒，化瘀消痈。半枝莲以利水消肿为要；白花蛇舌草以化瘀消痈为主。二药参合，活血祛瘀，通经止痛，利水去湿，利尿消肿，抗癌肿之力益彰。

临证姜树民教授以此二药用治湿热瘀毒，阻滞经络，热盛血腐，痈肿内生所致慢性萎缩性胃炎伴肠上皮化生、胃癌、肺癌、肝癌、肠癌等内科癌病；也可用治肺癌所致胸腔积液、心包积液，以及肝癌所致腹腔积液等。

（四）郁金、姜黄

郁金，首载于《药性论》。《药性论》"（郁金）治女人宿血气心痛，冷气结聚，温醋摩服之"。郁金最早的功效是治疗血气心痛，这与延胡索的功效类似，延胡索前文探析确定为"水中火"，据此笔者推测郁金也应为"水中火"。

郁金，体轻气窜，其气先上行而微下达，入气分则行气解郁，达血分以凉血破瘀，可疏肝解郁，行气消胀，活血止痛，用治气滞血瘀所致胸痹心痛、腹痛、胃痛、胁痛、头痛、痛经等诸痛症，此效与延胡索类似；也可用治症瘕痞块；还能凉血止血，祛瘀生新，用治热灼血络，血溢脉外锁种吐血、衄血、血淋、尿血等症，是有"活血而不动血，凉血而不留瘀"之妙，《本草经疏》言其为"郁金本入血分之气药，其治已上诸血证者，正谓血之上行，皆属于内热火炎，此药能降气，气降即是火降，而共性又入血分，故能降下火气，则血不妄行"。同时，临证慢性萎缩性胃炎伴肠上皮化生患者，多见"如有神灵者，身形如和"之态，问其何处不适，患者自觉周身不适，莫名所苦，不能名状。此类患者久经病情折磨，因病致郁，因郁致病，气机郁滞。姜树民教授常用郁金清心解郁、疏调情志。

姜黄，首载于《新修本草》。《新修本草》"姜黄，味辛、苦，大寒，无毒。主心腹结积疰忤，下气破血，除风热，消痈肿，功力烈于郁金"。姜黄郁金二药来源相近，功效类似，但其作用脏腑及性味却存在一定差异。李时珍曰"姜黄、郁金、莪术、形状不同，大略相近。但郁金入心，专治血；姜黄入脾，兼治血中之气"。《本草便读》云"姜黄形似郁金，但色黄为异，苦辛温之性，入脾达肝，其苦能破气行血，消痈肿，治症瘕……姜黄色黄气香，血病药也，能宣通血中之气. 使气行而血无壅滞"《本草蒙筌》亦载"郁金、姜黄两药，实不同种。郁金味苦寒，色赤，类蝉肚圆尖。姜黄味辛温，色黄，似姜瓜圆大"。基于法相药理学姜黄色黄入脾土，味似姜而名姜黄，因此，笔者推测姜黄应是一个作用于脾土、肝木的辛味药，在《汤液经法》中的中药属性主要为"木中土"。此《本草备要》所谓"姜黄，苦辛色黄，入脾兼入肝经。理血中之气，下气破血，除风消肿，功力烈于郁金"。

姜黄辛香性温，色黄入脾。辛泻脾土，温可散寒，入气分则理气，入血分则行血，功擅理气活血，通经止痛。《本草纲目》云"（姜黄）兼入脾，兼治气"，姜树民教授以此药破血消瘀，散瘀阻胃络之衃血，气香浓烈，又可芳化湿浊。因胃体娇嫩，不耐破血攻逐，现代药理学研究发现，姜黄内所含姜黄素有一定保护胃黏膜的作用。正合"祛瘀不伤正"之理。

姜树民教授将郁金、姜黄伍用，两药同出一物，一茎一根，一温一寒，皆能活血散瘀，行气止痛，祛瘀生新。姜黄用茎，温痛行散，祛瘀力强；郁金用根，苦寒降泄，行气力甚。寒热佐制，防一气偏亢，平调寒热，辛开苦降，辛苦除痞，用治气滞血瘀，瘀血内阻所致胃脘痞满，脘腹胀痛，心下逆满，食少纳呆等症；与前文橘核伍白芥子除痞，补骨脂伍肉豆蔻除痞，白豆蔻、砂仁伍苦参、蒲公英、连翘除痞相去甚远，郁金伍姜黄用治瘀血阻络，胃络瘀阻，血瘀气滞所致脘痞。可见姜树民教授非独下其气，而是审证知机，辨证论治，或因湿热内阻，胃气郁滞而成痞；或因脾肾阳虚，胃气虚羸，胃虚气滞而成痞；或因痰浊中阻，痰气互结而成痞，更有久病入络，气血阻滞而成痞，临证不可不详辨，然后决辛开苦降之法。同时，二药伍用还可用治慢性肝炎、肝硬化所致肝区疼痛，右胁胀痛、刺痛等症；还可用治急性胆囊炎、胆囊结石所致胁肋胀痛等症。

（五）皂角刺、刺猬皮

皂角刺，首载于《本草衍义补遗》，《本草衍义补遗》"（皂角刺）治痈疽已溃，能引至溃处"。历代本草对其性味的记载均为辛，温。但辛味药在《汤液经法》中不具有治疗痈疽的功效，基于前文所述只有苦味药，苦泻心火才能达到治疗痈疡的作用。皂角刺在《本草衍义补遗》所记载的功效并非直接治疗痈疽，而是引药直达病所，杨士瀛云"（皂角刺）能引诸药上行，治上焦病"。正是此义，同时，《本经逢原》载"皂角刺治风杀虫，《丹方》治大风恶疾，眉落鼻崩，用皂角刺三斤烧灰为末，食后煎大黄汤调一匕服之，不终剂而愈"。又言"以其性善开泄也"。《本草崇原》亦载"（皂角刺）去风，化痰，败毒攻毒，定小儿惊风发搐"，可见皂角刺在《汤液经法》中应是一个作用于心火的辛味药，药物属性为"木中火"。

皂角刺，辛散温通，尖锐异常，药性锐利，直达病所，功专入络搜风，拔毒排脓，消肿止痛。可用治无名肿毒、痈疡疮毒、瘰疬、癣疮等症。

刺猬皮，首载于《神农本草经》。《神农本草经》"猬皮，味苦，平。主五痔，阴蚀，下血赤白五色，血汁不止。阴肿，痛引腰背"。《雷公炮制药性解》载"刺猬皮，味苦、甘，性平，有小毒，不载经络。主五痔肠风泻血，翻胃鼻衄，腹痛疝积，阴肿痛"。刺猬皮在《汤液经法》中为"水中火""水中水"。

刺猬皮味苦，能苦泻心火，治吐血衄血、痔漏下血、赤白带下；又能化瘀止痛，用治气滞血瘀所致胃脘疼痛等症；还能苦补肾水，能用治遗精、早泄、尿频、遗尿；或肾虚腰痛诸症。

皂角刺伍刺猬皮，为"国医大师"李玉奇所创药对，姜树民教授赓续沿用。刺猬皮为血肉有情之品，收敛止血，化瘀止痛，长于化瘀止血，收敛止痛；皂角刺性极锐利，搜风败毒，消肿排脓，功专透达行散，破血祛瘀。二药伍用，同俱尖刺，一守一走，一收一散，互为制约，相使为用，散收并行，通达透散，直达病灶，散结败毒，化瘀止血，通络止痛力彰。

临证姜树民教授以此二药用治胃病日久，胃络瘀阻所致胃脘刺痛、痛处固定、夜间加重等症；也可用治慢性萎缩性胃炎伴肠上皮化生、胃癌、肠癌等消化道肿瘤；还可辛苦除痞，用治气滞血瘀，胃脘痞塞之重症，其活血祛瘀，通络止痛，透达行散之力较姜黄、郁金更强；用丹参、三七、三棱、莪术等品不效时，可考虑配伍二药。同时，二药伍用还可用治肾虚血瘀所致输卵管粘连阻塞、子宫平滑肌瘤、不孕症等妇科疾病。

十、补虚养心安神类

（一）黄芪、太子参

太子参，首载于《本草从新》。《本草再新》"太子参，入心、脾、肺三经。大补元气"。《本草再新》载"（太子参）治气虚肺燥，补脾土，消水肿，化痰止渴"。《饮片新参》云"（太子参）补脾肺元气，止汗生津，定虚悸"。太子参与人参、党参功效类似，人参为"二十五味药精"之中的"土中土"，太子参也应在此列。

太子参，其性和力缓，较于人参不至太热，比于西洋参不至过寒；功擅"清补"，有益气不留邪，养阴不助湿之妙；脾胃病虚证不论寒热皆可选用。临证姜树民教授常用其治疗脾胃虚弱、食少纳呆、大便稀溏、四肢无力、口干口渴等症；也可用治热病伤津、气阴两虚所致肢倦神疲、口燥咽干、口渴欲饮等症；还能培土生金，补肺健脾，可用治肺脾两虚所致慢性咳嗽。太子参为参中清润之品，健脾运而不燥，养胃阴而不腻，润肺燥而不寒，鼓舞清阳，振奋中气，而无刚燥之性，禀坤土中正之性，柔顺之德，姜树民教授临证最喜用之。

黄芪、太子参俱为"土中土"，太子参清润补益，建中和胃，运脾开胃，益气生津；黄芪甘温补培土，温中健脾，补气升阳，益卫固表，托毒生肌，利水消肿。太子参补中益气，长于阴而补中，益气生津；黄芪培土健脾，功专阳而固表。二药相伍，一表一里，一阴一阳，相须为用，益气健脾之力更甚，共奏培补脾胃之功。

临证姜树民教授习用二药治疗久病体虚，气阴两虚诸症；也可用治中气不足、气虚下陷、清阳不升所致内脏脱垂、子宫脱垂、脱肛等诸疾；还可用治脾胃气虚，运化无权，消化不良，食少便溏，动辄汗出，肢倦神疲等症；对于气虚所致肢体麻木、痿躄无力、气虚头痛均有治疗作用。

（二）麦冬、五味子

麦冬，首载于《神农本草经》。《神农本草经》"麦门冬，味甘，平。主心腹结气，伤中，伤饱，胃络脉绝，羸瘦，短气。久服轻身，不老，不饥"。麦冬为《汤液经法》"二十五味药精"之中的"土中金"。

麦冬清凉润泽，凉金泻热，生津除烦、泽枯润燥之上品。本品既能养阴润肺、化痰止咳，用治阴虚燥咳、干咳少痰、痰中带血，或痰黏质稠、难以咳咯、咽喉不利，以及咯血、咳血、肺痈等病；又能养阴益胃、生津止渴、滋润肠道，用治热病后期，热盛伤津、津亏燥结、咽干口渴、舌红少苔、大便燥结等症；还可清心除烦，用治心阴不足，阴虚火旺所致失眠多梦、心悸怔忡等症。

五味子，为"二十五味药精"之中的"金中金"，酸补肺金，敛肺益阴，生津止渴，涩精止泻，敛汗止汗，酸收心火，养心安神；麦冬，为"二十五味药精"之中的"土中金"，甘补脾土，培土生金，滋阴润肺，益胃生津，清热养心。二药伍用，一补一涩，增液生津，益阴固阴，养心安神，滋阴润燥之力益彰。

临证姜树民教授常用二药治疗，热盛伤津、暑热伤津，以及热病后期所致津伤口渴，口燥咽干等症；也可用治肺阴亏虚或燥热伤肺所致干咳少痰、痰黏难咯，痰中带血，两颧潮红等症；还可用治糖尿病，症见：口干口渴，渴欲饮水，饮而不解渴，小便频数，证属上消者。同时，二药伍用又可酸甘除逆，益胃生津，用治久病体虚，肿瘤放、化疗后胃阴不足所致饥不欲食、咽下食物堵塞不顺、食入即出、呕吐涎沫、形体消瘦、舌光无苔等症；还可用治心阴不足，阴虚火旺，虚火扰心所致心悸失眠、多梦惊悸等症。

（三）牡蛎、五味子

牡蛎，质重咸寒，为"火中木"，咸补心火，镇潜浮阳，益阴敛阳，镇静安神，咸泻肺金，收敛固涩；五味子，五味悉备，酸味独胜，为"金中金"，酸补肺金，生津止渴，收敛固涩，酸收心火，养心安神，交通心肾，固精养髓。二药伍用，一咸一酸，一收一敛，生津止渴敛汗，镇静安神养心，相须相使，其功益彰。

临证姜树民教授将二药参合，一者取牡蛎咸泻肺金，五味子酸补肺金之功，用治肺金，症见：口干口渴，渴欲饮水，饮而不解渴，自汗、盗汗；也可用牡蛎咸补心火，咸润肾水，五味子酸收心火之功，治疗神经衰弱、围绝经期综合征、自主神经功能紊乱所致潮热、汗出，心烦易怒、心悸失眠、神魂不安等症；还可用牡蛎咸能软坚之力，用治甲状腺功能亢进，症见：形体消瘦、自汗、动辄汗出、紧张焦虑、心烦易怒、心悸怔忡。

（四）远志、合欢皮

远志，首载于《神农本草经》。《神农本草经》"远志，味苦，温。主咳逆，伤中，补不足，除邪气，利九窍，益智慧，耳目聪明，不忘，强志倍力，久服，轻身不老"。《本草崇原》载"远志气味苦温，根骨硬，禀少阴心肾之气化"。王浩古云"（远志）肾经气分"。《本经逢原》亦载"远志入足少阴肾经气分，非心经药也。专于强志益精，主梦泄。盖精与志皆肾所藏，肾气充，九窍利，智慧生，耳目聪明，邪气不能为害。肾气不足则志气衰，不能上通于心，故迷惑善忘。不能闭蛰封藏，故精气不固也"。综上所述，远志在《汤液经法》中应是一个作用于肾水的苦味药，属"水中水"。

远志能苦补肾水，益肾强志，苦泻心火，宁心安神。本品既能交通心肾，苦泻心火，使心火潜降下达于肾，辛温肾水；又可苦补肾水，使肾水充沛上济于心，制约心火，以致阴平阳秘，水火即济，可用治心肾不交所致失眠多梦，心悸不宁等症；还可用治痰蒙神窍所致痰迷神魂、咳嗽咳痰等症。

合欢皮，首载于《神农本草经》。《神农本草经》"合欢，味甘，平。主五脏，利心志，令人欢乐无忧。久服轻身，明目，得所欲"。《本经逢原》载"合欢属土与水，补阴之功最捷。单用煎汤治肺痈唾浊。合阿胶煎膏治肺痿、吐血皆验"。《得配本草》云"合欢，甘，平。入手足太阴经"。《雷公炮制药性解》言"合欢味甘，何以独入心家？经所谓以甘泻之之说也。心得所胜，而痈疮诸患为之自释矣！"可见合欢皮应是作用于肾水、心火的甘味药，属"土中水""土中火"。

合欢皮既能安神解郁，用治忧思愤懑、忿怒忧郁、心烦失眠等症；又可理气止痛，活血消痈，用治肝胃气滞、跌仆外伤、骨折肿痛，以及肺痈咳吐脓血等症。还可用治痈肿疮毒诸症。

姜树民教授临证以远志伍合欢皮，独取二药安神定志之效。合欢皮甘平，补阴之功最捷，又能安和五脏、宁心安神，解郁蠲忿；远志芳香清冽，苦温行散，苦泻心火，通利九窍，苦补肾水，益肾强志，聪耳明目，宁心安神，开郁化痰。二药伍用，合欢皮味甘，甘泻肾水，远志味苦，苦补肾水，二药参合，补肾泻肾，益肾健脑聪智，可用治年高体弱，夜寐不佳，耳聋耳鸣，失眠健忘等症，又可苦甘化咸，咸补心火，开心窍，通心络，苦补肾水，交通心肾，用治心肾不交，肾水不能上济心火，心火独亢所致心悸不宁，失眠多梦，焦虑忧思，郁郁寡欢等症；还可用治卒中后痴呆、卒中后郁证，症见：神呆不慧、表情淡漠、记忆力减退、神志不清、舌强语謇；还可用治痰浊闭阻心脉，胸痛日久，气血不畅，心窍蒙闭者。

十一、祛风通络止痛类

（一）黄芪、伸筋草

伸筋草，首载于《本草拾遗》。《本草拾遗》"伸筋草，味苦辛，温，无毒。主久患风痹，脚膝疼冷，皮肤不仁，气力衰弱"。伸筋草在历代本草著作中的记录甚少，通过法象药理学分析，伸筋草性状为干燥匍匐茎细长而弯曲，黄色或黄绿色，其匍匐茎蔓与人体筋脉相应，肝主筋，而肝其色青，与伸筋草形态一致。同时，结合功效药理学，伸筋草能主治风痹、皮肤不仁等症，诚如前文所述，肝与风相应。笔者推测，伸筋草在《汤液经法》中的中药属性为"木中木"，是一个作用于"肝木"的辛味药。

伸筋草，味辛行散，辛补肝木，祛风散寒，舒筋活络，用治风寒湿痹，关节酸痛，肿胀疼痛，屈伸不利；又能辛泻脾土，下气除满，燥湿醒脾，用治腹中胀满，下利清谷，肠鸣腹痛。伸筋草用治脾胃病，并非姜树民教授独创，《滇南本草》载"石松（伸筋草），其性走而不守，其用沉而不浮，得槟榔良。下气，消胸中痞满横格之气，推胃中隔宿之食，去年久腹中之坚积，消水肿"。姜树民教授翻陈出新，临证除用伸筋草治疗肢体经络疾病外，还常用伸筋草治疗脘腹痞满，肝硬化腹腔积液，宿食积滞等病。

黄芪为"土中土"，伸筋草为"木中木"，二药合参，辛补肝木，甘缓肝木，伸筋草祛风除湿，舒筋活络以散风通络，消肿止痛；黄芪健脾益气，益卫固表以扶正祛邪，防邪复犯，可用治风寒湿痹，日久不愈，耗伤正气，正气亏虚，祛邪无力，邪滞经络所致不通则痛，症见：关节肿胀、酸楚疼痛、屈伸不利、肢体痿软、麻木不仁。临证以此二药治疗肢体经络疾患时，姜树民教授认为二药用量宜大，黄芪至少用至 30g，伸筋草至少用至 60g，且伸筋草用量应倍于黄芪。笔者曾以二药配伍四妙散治疗脊髓损伤后高位截瘫、肢体痿软无力、活动不能的患者，每获良效。同时，二药相合，又能辛泻脾土，甘补脾土，用治脾土虚实夹杂证，黄芪善于升清，能健脾益气，升阳举陷，利水消肿，伸筋草长于降泻，能下气消痞，活血消积，消除水肿，二药并书，升降相随，补泻兼施，消痞除满，利水消肿，可用治胃虚饮停，脘腹痞满，肠鸣辘辘，腹痛溏泄等症；还可用治肝硬化所致腹满、腹痛、臌胀、水肿等症。

（二）木瓜、伸筋草

木瓜为"金中土"，味酸性温，得木之正气最甚，酸泻肝木，舒筋活络，和胃化湿；伸筋草为"木中木"，味辛行散，走而不守，沉而不浮，辛补肝木，祛风除湿，疏经通络。伸筋草以散为主，木瓜以收为要。二药参合，一散一收，互制互用，共奏祛风除湿，舒筋活络，通络止痛之功。

临阵姜树民教授常用二药治疗风寒湿邪痹阻经络，营气不通，经脉失养所致小腿拘挛、抽搐、转筋；还可用治湿阻中焦所致恶心呕吐，腹痛腹泻，胃脘拘挛疼痛等症；又可用治湿浊下注所致下肢痿软无力等症；或是疝气、腹痛诸症。

（三）白芍、甘草

白芍为"二十五味药精"之中"木中土"，得木之气最纯，酸泻肝木，养血敛阴，柔肝止痛，平肝抑阳；甘草为"二十五味药精"之中"土中木"，禀土之气最厚，甘补脾土，甘缓肝木，补中益气，缓急止痛。二药为伍，酸甘化阴，酸甘除逆，共建敛阴养血，缓急止痛之功。

以白芍伍甘草，出自《伤寒论》，名曰"芍药甘草汤"。原治下肢拘挛或腹中疼痛。临证姜树民教授常用二药治疗气血失和，经脉失养所致下肢痿软无力、拘挛疼痛等症；也可用治胃肠痉挛所致腹中诸痛症；同时，还以二药酸甘除逆用治胃失和降，腑气不行，中焦郁结所致胃脘疼痛、胃肠痉挛、恶心、呕吐、干哕等症；或是以白芍酸补肺金，益肺津，敛肺气，甘草甘补脾土以消生痰之源，酸甘化合，降气除逆，可用治风邪犯肺，肺失宣肃，久咳不愈之症。现代药理学研究表明，白芍伍甘草具有缓解支气管平滑肌痉挛的作用,可用治咳嗽、变异性哮喘。

十二、补肝肾强筋骨类

(一)枸杞子、菟丝子

枸杞子,首载于《神农本草经》。《神农本草经》"枸杞子,味苦寒,主五内邪气,热中,消渴,周痹。久服,坚筋骨,轻身不老"。依据祝之友教授的研究,《神农本草经》所载枸杞子,为枸杞子的根、叶、果实。非现今只指枸杞的果实。枸杞子单独入药,最早肇始于宋代。《本草衍义》"枸杞子当用梗皮,地骨当用根皮,枸杞子当用其红实,是一物有三用。其皮寒,根大寒,子微寒,亦三等。此正是孟子所谓'性由杞柳'之杞。后人徒劳分别,又谓之枸棘,兹强生名耳。凡杞,未有无棘者,虽大至有成架,然亦有棘。但此物小则多刺,大则少刺,还如酸枣及棘,其实皆一也。今人多用其子,直为补肾药,是未曾考究经意,当更量其虚实冷热用之"。《本草崇原》载"枸杞子,气味甘寒。主坚筋骨,耐老,除风,去虚劳,补精气"。《玉楸药解》言"(枸杞子)味苦、微甘,性寒,入足少阴肾、足厥阴肝经。补阴壮水,滋木清风"。《雷公炮制药性解》云"枸杞子味苦可以坚肾,性寒可以清肝,五内等证,孰不本于二经。宜其治矣!陶隐居云:去家千里,勿食枸杞子,此言其补精强肾也"。可见枸杞子应为作用于肝肾的苦味药,为"水中水""水中木"。

枸杞子柔润多汁,扁平似肾脏形,苦补肾水,为补养肾精冲督精血之品。功能壮水之主,大补真阴,又可乙癸相生,滋水涵木,精血并治,用治肝肾亏虚,精亏血少所致腰膝酸软、头晕耳鸣、遗精早泄,以及肝肾不足,精血不能上荣于目所致目暗不明、视物不清、视力减退等症。同时,姜树民教授以《金匮要略·脏腑经络先后病脉证第一》所载"夫肝之病,补用酸,助用焦苦,益用甘味之药调之"。临证常用枸杞子治疗慢性肝炎、肝硬化、肝酶异常等肝脏疾病。

菟丝子,首载于《神农本草经》。《神农本草经》:"菟丝子,味辛平。主续绝伤,补不足,益气力,肥健,汁去面皯,久服明目,轻身延年"。《雷公炮炙论》载:"(菟丝子)补人卫气,助人筋脉。"筋脉者,肝所主,菟丝子可助人筋脉,因此,其作用脏腑应为肝木。同时,《本草崇原》记载:"菟丝子得沸汤火热之气,而有丝芽吐出,盖禀性纯阴,得热气而发也。"菟丝子热水浸泡后可吐出丝芽,发芽乃春生之象,也提示菟丝子具有"肝木"生发的特性。《本草崇原》又载"(菟丝子)从东方而生",再次证明菟丝子为"肝木"。加之《本经》中记载菟丝子的功效为"补不足",说明其具有补虚功效。而对于肝脏具有补益功效的五味为辛味。因此,菟丝子在《汤液经法》中的中药属性为"木中木"。又"乙癸同源",因此,菟丝子还兼具补肾的作用,为"木中水"。

菟丝子,温而不燥,温肾助阳,不助相火,又能滋肾益阴,不生滋腻,为平补肝、肾、脾三经之良药,还有补脾止泻、固精、缩尿、明目之功。可用治肝肾不足,腰膝酸痛,阳痿,滑精,小便不禁,尿有余沥,目暗不明,以及脾虚泄泻、便溏等症。

姜树民教授临证以菟丝子伍枸杞子,菟丝子为"木中木",枸杞子为"水中木",辛甘相合,补肝益精,强筋壮骨,用治下肢痿软无力,甚或痿躄废用等症;还去其并补肝肾之效，乙癸并治，益精养血，补肾益精，调摄冲任，用治妇人月事衍期，月经量少，经行腰酸、腰痛等症；也可补肝明目，用治肝肾不足，精血不能上荣于目所致目暗不明、视物不清、视力减退等症。

（二）杜仲、续断

杜仲，首载于《神农本草经》，《神农本草经》"杜仲，味辛，平。主腰脊痛。补中，益精气，坚筋骨，强志，除阴下痒湿，小便余沥。久服轻身，耐老"。《素问·脉要精微论篇》载"腰为肾之府"，杜仲"主腰脊痛"，因此，杜仲的主要作用脏腑为肾，后位属性为"肾水"。

杜仲，苦补肾水，滋水涵木，补肝肾、强筋骨、益精气、强肾志，可用治肝肾不足、精气亏损所致腰膝酸痛、筋骨痿软，以及小便频数、阳痿等症；又能补肝肾、降血压，用治高血压病，证属肝肾两虚者。症见：头昏、耳鸣、阳痿、夜尿频多；还可补肝肾安胎，用于治疗肾虚下元不固，以致胎漏、腹痛、胎动欲堕等症。

续断，首载于《神农本草经》，《神农本草经》"续断，味苦，微温。主伤寒，补不足，金创痛，伤折跌，续筋骨，妇人乳难。久服益气力"。《本草汇言》"续断，补续血脉之药也。大抵所断之血脉非此不续，所伤之筋骨非此不养，所滞之关节非此不利，所损之胎孕非此不安，久服常服，能益气力，有补伤生血之效，补而不滞，行而不泄，故女科、外科取用恒多也"。辛补肝，苦补肾，因此，续断是一个辛苦兼具的药物。且续断四气偏温，五味之中辛咸温热，这也佐证了续断是一个辛补肝木的药物。

续断，辛补肝木，苦补肾水，苦燥脾湿，可补肝肾、强筋骨、祛风湿、通血脉、止疼痛，用治肝肾不足，血脉不利，风湿阻络所致腰腿疼痛、足膝无力，以及风湿痹痛、筋骨拘急等症；又能补肝肾、固冲任，用治冲任不固所致月经过多、崩漏下血、腰痛、腹痛，以及妊娠下血、胎动不安等症。此外，辛味能行、能散，可通利血脉、疏利关节、接骨疗伤，用治跌打损伤所致腰膝、四肢关节肿痛等症。

杜仲补肝肾、强筋骨、安胎元，善走经络关节之中；续断补肝肾，强筋骨，通血脉，在于筋节气血之间。二药伍用，其功益彰，补肝肾、壮筋骨、通血脉、调冲任、止崩漏、安胎的力量增强。

杜仲、续断伍用，名曰杜仲丸。出自《赤水玄珠》。用于治疗妊娠腰背痛。《本草纲目》云，治妊娠胎动，两三月堕。杜仲、续断各等份，又名"千金保孕丸"。治妊娠腰背酸痛，习惯性流产，服此药可免堕胎之患。亦可与菟丝子、桑寄生伍用，以增强安胎之力。

二药伍用，可用治肝肾不足，所致腰酸、腰痛、下肢软弱无力等症；也可用治肝肾亏虚，风湿为患，腰膝疼痛等症；还可治疗妇女冲任不固，崩漏下血，胎动不安，腰痛欲堕等症。临证姜树民教授常将二药与菟丝子合用，善治排卵障碍之不孕症。药理研究，本组药对尚有促进孕激素分泌，使子宫蜕膜孕激素受体含量增加。

（三）续断、黄精

黄精，首载于《名医别录》。《名医别录》"黄精，味甘，平，无毒。主补中益气，除风湿，安五脏。久服轻身、延年、不饥"。《名医别录》载："（黄精）味甘，平，无毒。主补中益气，除风湿，安五脏。"《日华子本草》云："补五劳七伤，助筋骨，止饥，耐寒暑，益脾胃，润心肺。"《本草蒙筌》记载："冬月挖根，嫩姜仿佛。仙家称名黄精，俗呼为野生姜也。洗净九蒸九曝代粮，可过凶年。因味甘甜，又名米舗。"可见黄精乃甘平补益之品，可代粮食充饥。因此，黄精的前位属性一定包含"甘土"。同时，《雷公炮制药性解》云："黄精甘宜入脾，润宜入肺，久服方得其益。"指出黄精还具有润肺的功效，而只有酸味药才具有酸补肺金的作用；且黄精与麦冬、天冬、百合、知母等同为百合科植物，而百合科植物多具有酸味。因此，黄精还兼具酸味。但甘味与酸味之中，又以甘味为主。盖黄精四气性平，而四气与五味的联系为辛咸温热，酸苦寒凉，甘味性平。

黄精质润多汁，善补脾阴，为滋补强壮之品。上入于肺，酸补肺金，养阴润肺，可用治阴虚肺燥所引起的咳嗽痰少，或干咳无痰等症；又可用于肺结核之咳嗽痰少、咯血、胸痛等症。中入于脾，甘补脾土，滋养补脾，用治脾胃虚弱、饮食减少、神疲体倦，舌干苔少等症；酸补肺金，金水相生，滋助肾水，可补阴血、填精髓、理虚劳，用治大病瘥后虚羸，精血亏虚所致腰膝酸、头晕耳鸣、视物不清等症。

续断，苦补肾水，滋水涵木，补肝肾，强筋骨，通血脉；黄精，甘补脾土，补中益气，酸补肺金，滋阴润肺，金水相生，滋阴填髓，并补肺脾肾三脏，使五脏安和，肌肉充盛，骨髓坚强。二药伍用，补肝肾、强筋骨、益气血、理虚劳、止腰痛之力益彰。可用治肝肾不足，精血亏损，以致食欲不振、疲乏无力、腰酸腰痛等症。

下　篇

第一章
验案拾萃

第一节　慢性萎缩性胃炎

　　慢性萎缩性胃炎（Chronic atrophic gastritis，CAG）是临床常见的一种消化系统疾病，是胃黏膜反复遭受各种损害后，出现腺体局部性或广泛性的减少、萎缩及变薄的现象，其进一步发展会导致肠上皮化生、异型增生，甚至胃癌的发生，因此 CAG 的治疗是预防胃癌的关键环节。现代医学认为 CAG 的发病主要由幽门螺杆菌（Helicobacter pylori，Hp）感染所致，流行病学调查发现 Hp 阳性患者患胃癌的风险远高于阴性患者，为阴性患者的 3~6 倍，除此之外，饮食生活习惯、自身免疫、胆汁反流、家族遗传等也是 CAG 的好发因素。现代医学对本病的治疗主要是通过根除 Hp、保护胃黏膜、改善胃动力、补充叶酸及 B 族维生素等改善和减轻症状，目前尚无逆转胃黏膜萎缩的有效方法。中医药通过四诊合参、辨证论治治疗 CAG 有着独特的优势，不良反应较少，临床效果好。

　　中医学中并无"慢性萎缩性胃炎"病名记载，根据其胃痛、胀满、烧心、嗳气等临床表现，将其归属为"胃痛""痞满""嘈杂"等范畴。关于本病的病因病机，历代医籍有诸多记载，《素问·六元正纪大论》："木郁之发，民病胃脘当心而痛。"《素问·举痛论》："寒气客于胃肠之间，膜原之下，血不能散，小络急引，故痛。"《医学正传》："致病之由，多由纵恣口腹，喜好辛酸，恣饮热酒……复餐寒凉生冷，朝伤暮损，日积月深……故胃脘疼痛。"《临证指南医案·胃脘痛》："胃痛久而屡发，必有凝痰聚瘀。"姜树民教授继承李玉奇教授"以痛论治"的学术思想及周学文教授的"毒热"理论，结合自身多年临证经验，认为本病病因病机复杂，或因脾胃虚弱挟毒热病邪，或因毒热之邪致脾虚胃瘀，终成虚实夹杂之证，自创养阴清胃汤、清中消痛汤等，临床效果甚佳。

案一

　　鞠某，男，45 岁。初诊日期：2022 年 6 月 7 日。

　　主诉：胃脘胀满疼痛 5 年余。

　　现病史：患者平素嗜食辛辣肥甘，5 年前开始出现胃脘胀满疼痛，自行口服奥美拉唑等药物，症状时好时坏。近期自觉症状加重，遂于外院行胃镜检查示：慢性萎缩性胃炎（C-2)，为求系统治疗来我院门诊就诊。现症见：胃脘胀满疼痛，食后加重，进食量少，无嗳气反酸，无呃逆呕吐，二便正常。舌红，苔薄白，脉沉缓。

既往史：健康。

过敏史：否认。

中医诊断：胃痛（阴亏热结证）。

西医诊断：慢性萎缩性胃炎。

治则治法：养阴益胃，清热泻火。

方药：养阴清胃汤加麦芽 15g、陈皮 15g。

石斛 20g、知母 20g、浙贝母 10g、黄芪 10g、白及 10g、延胡索 10g、炒川楝子 10g、茯苓 20g、熟薏苡仁 30g、苦参 10g、蒲公英 15g、连翘 10g、白蔹 15g、茵陈 30g、麦芽 15g、陈皮 15g。14 剂，水煎服。

二诊（2022 年 6 月 29 日）：患者胃脘胀满疼痛症状有所改善，舌红苔薄白，脉沉缓。前方加蚕沙 10g。28 剂，水煎服。

三诊（2022 年 7 月 26 日）：患者偶有干呕，舌淡红苔白，脉沉缓。前方加半夏 6g、紫苏 10g。28 剂，水煎服。

按语：患者平素常食肥甘炙煿辛辣之品，肥可生痰，甘则滞脾，脾滞而生湿，湿盛则脾虚，辛辣肥甘之品又易酿生湿热，胃喜润恶燥，湿热日久，灼伤胃阴，病理局灶胃黏膜减少，苍白，为阴亏热结之象。姜树民教授以养阴益胃，清热泻火为治法，创养阴清胃汤。方中石斛、知母生津润燥、清热益胃为君药。配伍苦参、蒲公英、连翘清中泻热，苦参燥湿泻热，三药并举，苦寒燥湿，清胃泻火。同时配伍白蔹、茵陈敛疮生肌，清热解毒。延胡索、川楝子配伍为臣药，延胡索味辛苦气温，《本草纲目》言其能"行血中之气滞，气中血滞，专治一身上下诸痛。"川楝子，能清泄肝火、行气解郁，止痛。两者配合使用即为金铃子散，既能疏肝泄热，又可行气活血止痛。姜树民教授善用黄芪，甘平性温，补气固表，托毒生肌。《神农本草经》："黄芪。味甘微温，主痈疽久败疮，排脓止痛……"《神农本草经读》："黄芪入脾而主肌肉。"白及味苦、平，主痈肿，恶疮，死肌，祛腐生新。两药配伍，补脾益气、消肿生肌，共成托、补之意为佐药。茯苓味甘性平，有利水消肿、健脾止泻之功，《用药心法》："茯苓淡能利窍，甘以助阳，除湿之圣药也。"薏苡仁味甘微寒，健脾渗湿，除痹止泻，两药配伍，甘补脾虚，甘缓肝木，一平一凉，治疗脾虚湿盛的同时，又能消肿排脓，除脏腑之浊为使药。诸药相配，共成养阴益胃，清热泻火之功。二诊患者症状虽有所缓解，但时有反复，湿热之邪未除，前方加蚕沙祛风除湿，和胃化浊。三诊患者偶有干呕，故加半夏、紫苏清热化痰，降逆止呕，以进一步巩固疗效。姜树民教授辨证精准，药方精简，治病防变，同时又注重疏导患者情志，嘱咐患者清淡饮食，不食肥甘辛辣之品，调摄治疗并举，临床效果甚佳。

案二

李某，男，60 岁。初诊日期：2023 年 5 月 10 日。

主诉：胃脘胀满堵闷 1 年余。

现病史：患者平素饮酒，1 年前开始出现胃脘部胀满不适，自行口服奥美拉唑等药物，症状可有缓解，停药后症状反复发作，遂于 2023 年 2 月在当地医院查胃镜示：慢性萎缩性胃炎（C-1）伴糜烂，胃息肉。病理诊断：炎性息肉；慢性萎缩性胃炎伴肠化生和糜烂；部分腺体轻度至中度非典型增生。为系统治疗来我院门诊就诊。现症见：胃脘胀满堵闷，食后加重，伴纳差，睡眠可，大便干。舌红苔黄，脉滑数。

既往史：健康。

过敏史：否认。

个人史：饮酒 30 余年，饮啤酒平均约 1000mL/d。

中医诊断：胃痞（瘀热互结证）。

西医诊断：慢性萎缩性胃炎、胃息肉。

治则治法：清热散结，消痈生肌。

方药：清中消痈汤加浙贝母 10g、内金 10g、神曲 10g。

苦参 10g、蒲公英 15g、连翘 10g、白花蛇舌草 30g、半枝莲 10g、白蔹 15g、茵陈 30g、延胡索 10g、川楝子 10g、姜黄 10g、郁金 10g、黄芪 10g、白及 10g、茯苓 20g、熟薏苡仁 30g、浙贝母 10g、鸡内金 10g、神曲 10g。14 剂，水煎服。

二诊（2023 年 5 月 25 日）：患者服药后胃脘胀满症状好转，饮食有所增加，口干苦，大便干，舌红苔微黄，脉弦数。予前方加天花粉 20g、玄参 15g。14 剂，水煎服。

三诊（2023 年 6 月 8 日）：患者自述症状好转，偶有脘腹胀满不适，便溏，舌红苔白，脉弦。予前方去玄参，加木香 10g。14 剂，水煎服。

四诊（2023 年 7 月 6 日）：患者症状明显好转，继服前方 14 剂，告知患者若无明显不适，停药 1 个月，复查胃镜。8 月 29 日查胃镜示：慢性萎缩性胃炎。病理诊断：慢性萎缩性胃炎，部分腺体肠上皮化生。

按语：该患者年过半百，脾胃功能减退，加之平素饮食不节，嗜酒，致湿热内蕴，阻滞气机，损伤脾胃，故见胃脘胀满堵闷，食后加重，纳差，大便干。本案患者属现代医学胃癌前病变范畴，胃癌前病变（Precancerous lesions of gastriccancer，PLGC）为病理学概念，包括胃黏膜异型增生（上皮内瘤变）和肠上皮化生，故更应予以重视。姜树民教授认为，PLGC 非一日而成，它的发生发展经历了漫长的演变过程，本病初期湿热毒邪多见，毒热互结日久使胃腑气机运行失常，气机郁滞，血运不畅而致血瘀；毒热之邪日久未清，煎熬精血津液，易成血瘀，即"初病在经，久病入络。"又或病初湿热之邪相合，闭阻胃络，初病为痞，久病成积，痈毒内生，形成恶性循环，故胃镜及病理诊断示：慢性萎缩性胃炎伴肠化和糜烂；部分腺体轻度至中度非典型增生。而且有研究表明，胃络瘀阻可能是加速胃癌前病变进展的因素之一，且胃络瘀阻证与异型增生的相关性最大。由此可见，本病的病因病机复杂，姜树民教授以清热散结，消痈生肌为治则，予清中消痈汤加减论治。姜教授善用苦参、蒲公英、连翘相伍为君清热解毒，同时配伍白蔹、茵陈，清热解毒，敛疮生肌；姜树民教授常用半枝莲、白花蛇舌草配伍治疗慢性萎缩性胃炎伴肠上皮化生、异型增生，半枝莲苦寒，清热解毒，凉血化瘀，利尿消肿，通络止痛；白花蛇舌草清热解毒，化瘀消痈。延胡索、川楝子疏肝泄热，行气活血止痛。二诊时患者症状好转，但余热未清，故予天花粉清热泻火、生津止渴，玄参清热解毒，凉血养阴，二药甘寒，清热同时不伤胃阴。三诊时患者病情大好，但患者出现便溏，偶有情志不畅，则脘腹胀满不适，故去玄参，予木香健脾和胃，调中行气。姜树民教授辨证思路清晰，用药如神，成功逆转 PLGC。

姜树民教授诊治脾胃病学术思想承继两位"国医大师"李玉奇教授、周学文教授，积累了丰富的临床经验，对中医药治疗慢性萎缩性胃炎有独到见解，并且重视对该病的监测随访，治疗本病的疗程至少 3 个月，停药 1~2 个月，需进行胃镜及病理学复查，以了解治疗效果。姜树民教授临证也不忘对患者进行健康宣教，告诫患者戒烟、戒酒，避免食用高盐和腌制食物，生、冷、硬、辣之品均应少食；告知患者应保持情绪稳定，心情愉悦。在姜树民教授的治疗下，很多慢性萎缩性胃炎、PLGC 患者都取得了较满意的临床效果。

第二节　胃食管反流病

胃食管反流病（Gastroesophageal reflux disease，GERD）是指胃十二指肠内容物反流至食管、口咽或呼吸道引起的不适症状和（或）并发症，包括反流性食管炎（Reflux esophagitis，RE）、非糜烂性反流病（Non-erosive reflux disease，NERD）、Barrett 食管。目前现代医学对 GERD 的自然病程知之甚少，RE、NERD、Barrett 食管之间的关系尚有争议。大多数 GERD 病例呈慢性复发性，中止治疗后复发，NERD 对西药治疗效果差，且对 GERD 患者进行手术治疗效果不确切。中医药辨证论治 GERD，在提高症状缓解率、降低不良反应与复发率、提高患者生活质量等方面有很大优势。

中医古籍中并无胃食管反流病病名的记载，根据其临床特征当属中医学"胃痛""胃痞""吞酸""反酸"等病范畴。关于本病的病因病机，历代医籍有诸多记载，如《素问·至真要大论》曰："诸呕吐酸，暴注下迫，皆属于热。""少阳之胜，热客于胃，烦心心痛，目赤欲呕，呕酸善饥。"《医学启源》曰："酸者，肝木之味也。由火实制金，不能平木，则肝木自甚，故为酸也。"姜树民教授结合多年临证经验，认为本病多由饮食不节、情志内伤、脾胃虚弱所致，胃失和降，胃气上逆为病机关键，创清中胃宁汤、和胃清胆汤、参芪建中汤，辨证论治，取得良好临床疗效。

案一

张某，男，44 岁。初诊日期：2022 年 6 月 27 日。

主诉：胃脘灼热疼痛反复发作 1 年余，加重半个月。

现病史：患者 1 年前无明显诱因出现胃脘灼热疼痛，反酸烧心，偶有胸痛等症状，于外院查胃镜示：反流性食管炎（A 级），浅表性胃炎伴糜烂。1 年来间断口服"奥美拉唑肠溶胶囊"等药物，症状可有缓解，停药后症状反复发作。半个月前上述症状加重，为求系统治疗来我院门诊就诊。现症见：胃脘灼热疼痛，反酸烧心，呕吐酸水，偶有胸痛不适。舌红，苔黄腻，脉弦滑。

既往史：健康。

过敏史：否认。

个人史：饮酒史 10 余年，饮白酒平均约 100mL/d，饮啤酒平均约 1000mL/d。

中医诊断：胃痛（湿热困脾证）。

西医诊断：反流性食管炎，糜烂性胃炎。

治则治法：清热化湿，健脾和胃。

方药：清中胃宁汤。

苦参 10g、蒲公英 15g、连翘 10g、浙贝母 10g、白豆蔻 10g、砂仁 10g、茯苓 20g、熟薏苡仁 30g、延胡索 10g、川楝子 10g、黄芪 10g、白及 10g。7 剂，水煎服。

二诊（2022 年 7 月 5 日）：患者胃脘灼热疼痛等症状有所缓解，仍有反酸，偶有胃脘部胀闷不适，舌红，苔薄黄，脉弦滑。前方加牡蛎 30g、水红子 10g。7 剂，水煎服。

三诊（2022 年 7 月 14 日）：患者症状明显缓解，舌红苔薄黄，脉弦细。继服前方 14 剂，水煎服。

按语：根据患者胃脘灼热疼痛，反酸烧心，呕吐酸水，偶有胸痛不适等症状，以及胃镜检查结果，诊断明确。现代医学认为，该病为多种病理生理改变造成食管的防御能力下降、损害因素增加，反流至食管的胃十二指肠内容物损害食管黏膜所致。大多数 GERD 病例呈慢性复发性，中止治疗后复发，目前西医治疗主要采用改变生活方式、抑酸治疗、内镜治疗及抗反流手术等手段，治疗目的是缓解症状、减少复发、预防并发症、提高生活质量。

中医学根据该病的临床特征，将其归属于"胃痛""胃痞""吞酸""反酸"等病范畴。脾胃同居中焦，升清降浊，为一身气机升降之枢纽。脾气主升，喜燥勿湿，胃气主降，喜润恶燥，二者升降相因，燥湿相济。肝主疏泄，调节一身气机，与脾胃同居中焦，全身气机升降之关键。肝气调达，脾升胃降则全身气机畅达。该患者平素嗜食肥甘厚味、饮酒无度，则酿生湿热，蕴蓄脾胃，阻遏中焦气机，脾胃升降失常则发为本病。治以清热化湿，健脾和胃。方用清中胃宁汤。方中苦参、蒲公英、连翘皆为清热解毒之品，苦参清热燥湿降胃气，与蒲公英、连翘共清中上二焦之热，三者同为为君药；配以茯苓、熟薏苡仁清热同时不忘健脾益气化湿；延胡索、川楝子相伍，即为金铃子散，既能疏肝泻热，又可行气活血止痛。佐以白豆蔻、砂仁，两者均为辛温之品，归脾、胃经，配伍使用化湿行气，温中和胃；黄芪，补气托毒生肌，配伍白及收敛消肿生肌，二药相须为用共成托、补之意，与苦参、蒲公英、连翘等清热解毒之品，共成"消、清、托、补"之法。全方清消化痢与温补和缓并用，使清热燥湿之品虽寒凉而不伤正气，各药相佐相成互取其需而避其弊。二诊患者症状改善，仍有反酸，偶有胃脘部胀闷不适，舌红，苔薄黄，脉弦滑，上方加牡蛎、水红子健脾消积，制酸止痛。三诊患者症状明显好转，继服前方，药到病除。

案二

杜某，男，64岁。初诊日期：2022年5月24日。

主诉：胃脘部疼痛反复发作2年余，加重10天。

现病史：患者2年前无明显诱因出现胃脘部疼痛、反酸烧心等症状，于外院查胃镜示：糜烂性胃炎，2年来间断口服"奥美拉唑肠溶胶囊"、中药等，症状时轻时重，停药后症状反复发作。10天前胃痛症状加重，伴有呕吐苦水，反酸烧心，再次查胃镜示：反流性食管炎（A级）、糜烂性胃炎伴胆汁反流，为求系统治疗来我院门诊就诊。现症见：胃脘胀痛，呕吐苦水，反酸烧心，口干苦，平时情绪急躁，易生气，舌红苔黄，脉弦滑。

既往史：糜烂性胃炎。

过敏史：否认。

个人史：吸烟史30余年，吸烟量约20支/d。

中医诊断：胃痛（胆胃气逆证）。

西医诊断：反流性食管炎，糜烂性胃炎伴胆汁反流。

治则治法：清胆和胃，行气化湿。

方药：和胃清胆汤。

姜半夏10g、紫苏10g、竹茹10g、白蔹10g、延胡索10g、川楝子10g、茯苓20g、熟薏苡仁30g、茵陈30g、栀子10g、苦参10g、蒲公英15g、连翘10g、浙贝母10g。7剂，水煎服。

二诊（2022年6月1日）：患者呕吐苦水症状缓解，胃脘胀痛、反酸烧心等减轻，舌红，苔薄黄，脉弦。继服前方14剂，水煎服。

按语：《血证论·脏腑病机论》云："食气入胃，全赖肝木之气以疏泄之。"肝气疏泄有度，则胃腑运作正常，饮食水谷得以正常运化输布。若肝气郁结，气机失于疏泄，气乱于上可见恶心、吐酸，气乱于中可见胃脘胀满疼痛。肝主疏泄，调节一身气机，脾胃同居中焦，全身气机升降之关键。肝气调达，脾升胃降则全身气机畅达。随着人们生活压力的增加，焦虑、抑郁的情绪常伴随着人们，忧思伤脾、郁怒伤肝，脾失健运、肝失疏泄，从而影响气的正常运行导致胃气上逆发为本病。方中川楝子、延胡索合用，即为金铃子散，川楝子偏行气分，味苦性寒，配合延胡索辛温，行气活血止痛，二药相伍，既能疏肝泄热，又可行气活血止痛，同为君药。配以茵陈、栀子清利湿热，清肝利胆。同时应用苦参、蒲公英、连翘、浙贝母、白蔹等清热化湿，散结消痈；脾为生痰之源，方中佐以茯苓、熟薏苡仁以健脾化湿，益气和胃。紫苏、竹茹二者合用，行气宽中、清热除烦、降逆止呕、半夏燥湿化痰、和胃降逆，半夏性温偏热，善化湿痰而止呕；竹茹性偏凉，长于清利热痰而止呕，二药参合，一热一寒，相互为用，共奏健脾燥湿，和胃止呕力强。全方共取清胆和胃、行气化湿之意，随证加减当灵活运用。

案三

李某，女，59岁。初诊日期：2022年9月5日。

主诉：胃脘部胀满不适反复发作10年余，加重1周。

现病史：患者10年前无明显诱因出现胃脘部胀满不适，伴有反流等症状，于外院查胃镜示：慢性非萎缩性胃炎，10年来间断口服中药，症状时轻时重。1周前上述症状加重，为求系统治疗来我院门诊就诊。现症见：胃脘胀满，伴有反流症状，反流物为未消化食物，不思饮食，便溏。舌淡红，有齿痕，苔薄白，脉沉缓。

既往史：慢性胃炎。

过敏史：否认。

中医诊断：胃痞（脾胃虚弱证）。

西医诊断：慢性非萎缩性胃炎。

治则治法：益气健脾和胃。

方药：参芪建中汤。

黄芪20g、太子参20g、白豆蔻10g、砂仁10g、茯苓20g、熟薏苡仁30g、延胡索10g、川楝子10g、鸡内金10g、神曲10g、麦芽10g。7剂，水煎服。

二诊（2022年9月12日）：患者胃脘胀满，以及反流症状减轻，仍有饮食差、大便溏泄、舌淡红、苔薄白、脉沉缓。前方加莲子肉20g、山药20g，7剂，水煎服。

三诊（2022年9月20日）：患者症状明显好转，舌淡红、苔薄白、脉沉缓。继服14剂，水煎服。

按语：脾胃为仓廪之官，主受纳运化水谷，若素体脾胃虚弱，运化失职，气机不畅则发为本病。且脾胃虚弱者，更易聚湿生痰，湿痰在体内不得祛除，日久生热，湿热、痰热进一步困阻脾胃，形成恶性循环，故病情缠绵难愈而又容易复发。方中重用黄芪、太子参以补气健脾，补而不燥，同为君药。配以白豆蔻、砂仁、茯苓、熟薏苡仁温中化湿、行气健脾和胃。延胡索、川楝子疏肝行气。佐以鸡内金、神曲、麦芽，健脾消食。二诊患者仍有饮食差，便溏，前方加莲子肉、山药健脾化湿，姜树民教授临证辨寒热虚实，对证加减化裁。

胃食管反流病是一种难治性的功能性疾病，患病率随年龄增长而增加，发病机制与食管抗反流功能下降、食管清除能力降低、食管黏膜屏障作用减弱、胃排空延迟，以及心理因素等多方面相关。胃食管反流病的表现不仅有反流、烧心等症状，还可能出现胸痛，严重时疼痛可放射到心前区、后背等处，类似心绞痛发作，部分患者还会出现咽喉炎、慢性咳嗽、哮喘等呼吸系统疾病，严重影响患者的生活质量和心理健康。单纯通过西医抑酸治疗胃食管反流病效果较差，患者症状常反复发作，临床研究显示，中药制剂与西药联合使用治疗胃食管反流病总有效率及显效率均高于单用西药，说明中药可有效提高胃食管反流病的症状缓解率。

姜树民教授针对该患者病情，在辨证论治的同时，强调胃食管反流病治疗应与调养并重，根据本病的病因，告知患者平素注意饮食至关重要，应戒酒，生、冷、硬、辣之品均应少食，咖啡、浓茶等刺激性食物亦要注意。另外，因情志因素对本病的发生发展影响甚大，如《景岳全书》载："若思郁不解致病者、非得情舒愿遂、多难取效。"调和畅达的情志亦是疾病康复之重要因素，故姜树民教授也嘱咐患者注意情绪的调节，从而收获更好的临床疗效。

第三节　溃疡性结肠炎

溃疡性结肠炎（Ulcerative colitis，UC）是一种以结、直肠黏膜连续性、弥漫性炎症改变为特点的慢性、非特异性肠道炎症性疾病，临床主要表现为大便次数多、泻下黏液脓血便，常伴腹痛、腹胀、里急后重等局部或（和）不同程度的全身症状，是炎症性肠病（Inflammatory bowel disease，IBD）的一个重要亚型。溃疡性结肠炎起病缓慢，多呈慢性、迁延性，反复发作，严重影响患者的生活品质。近年来，随着生活水平的提高，饮食结构及生活习惯的改变，环境变化及诊断技术的不断进步，我国溃疡性结肠炎的发病率呈逐年增高的趋势。溃疡性结肠炎是一种原因未明的难治性肠病，可能与遗传、环境、感染、免疫异常等因素相关。目前西医多使用美沙拉嗪肠溶片等西药治疗，其能消除炎症，调节肠道黏膜免疫功能，改善临床症状，但长期服用西药容易增加不良反应，而且调节肠道菌群效果难以达到预期，停药后容易反复发作，患者预后较差。近年来多项研究表明，中医药治疗溃疡性结肠炎具有独特优势，可通过调节免疫、抗炎、抗氧化、调控肠道菌群等多种机制改善临床症状，减少毒副反应，取得了良好的临床疗效。

中医学尚无溃疡性结肠炎病名记载，根据本病腹泻、黏液脓血便、腹痛、里急后重等临床表现，归属于中医之"肠澼""痢疾""泄泻""便血""腹痛"等范畴。此病病势缠绵，极易复发，临床治疗十分棘手。姜树民教授通过多年临床经验积累，继承并发扬"国医大师"李玉奇教授"以痈论治"的理论，认为本病多因感受外邪、饮食所伤、情志失调、脏腑虚弱等因素导致脾胃运化失职，湿浊蕴久化热，下注肠道，以致肠腑气血凝滞，肠膜血络受损，大肠传导失司而成。本病病位在大肠，与脾胃密切相关，以脾虚为本，湿热为标，血瘀为局部病理损害，气血瘀滞是贯穿整个疾病的病机关键，缓解期以虚证、寒证为主，发作期虚实夹杂、寒热并见。姜树民教授根据多年的临床经验，创清中止痢汤、健脾止泻汤等辨证治疗溃疡性结肠炎，临床疗效显著。

案一

伍某，男性，47 岁。初诊日期：2019 年 4 月 25 日。

主诉：排黏液脓血便 2 年余。

病史：患者 2 年前过量饮酒后出现排黏液脓血便，里急后重，腹痛不适，曾于当地医院查电子结肠镜示：溃疡性结肠炎。服西药治疗后，症状有所好转，近日症状反复，为系统治疗来我院门诊。现症见：黏液脓血便（脓血多），3～5次/d，里急后重，伴腹痛不适，乏力，口干不渴，纳可，夜寐可。查体：面色少华，形体适中，脐旁轻微压痛。舌质暗红，苔黄腻，脉弦滑。

既往史：健康。

过敏史：否认。

个人史：患者平素饮食不规律，有过量饮酒史。

西医诊断：溃疡性结肠炎。

中医诊断：痢疾（湿热蕴结证）。

治法治则：清热利湿，行气通腑。

方药：清中止痢汤加减。

黄芪10g、白及10g、茯苓20g、熟薏苡仁30g、白豆蔻10g、砂仁10g、牡蛎30g、秦皮20g、败酱草30g、马齿苋20g、白芍15g、当归20g、白头翁20g、槐花20g、地榆20g。14剂，水煎服。

二诊（2019年6月12日）：患者自述服药后黏液脓血便较前减少，近两日因饮食不慎，病情又有反复，伴夜寐不佳，舌暗红苔薄白，脉沉细。前方加蚕沙10g、合欢15g、远志15g。14剂，水煎服。

三诊（2019年6月25日）：患者症状明显好转，近日无黏液脓血便，偶有呃逆，舌淡苔薄白，脉弦。前方加麦芽15g。14剂，水煎服。

按语：患者平日饮食不节，嗜酒过度，致蕴湿于内，郁而化热，湿困脾土，脾阳不运，复感寒邪，脾阳受遏湿热下注于肠，化腐生痈，郁滞气机，故可见黏液脓血便；脾虚湿蕴，津不上乘，故见乏力，口干不渴。舌质暗红，苔黄腻，脉弦滑均提示内有湿热蕴结之象。因此，姜树民教授治疗时以清热利湿、行气通腑为治疗原则，创清中止痢汤。方中黄芪，补气托毒生肌，配伍白及收敛消肿生肌，二药相须为用共成托、补之意；茯苓配熟薏苡仁，淡渗利湿，健脾益气，消肿排脓，可除脏腑之浊；白豆蔻配砂仁，二药相须为用，性味芳香以温中化湿，行气通腑，健脾和胃；白头翁、秦皮，化裁于白头翁汤，清热燥湿，凉血解毒，收涩止痢；马齿苋、败酱草相伍，清热解毒，消痈止痢；地榆配槐花清热解毒，凉血止血；患者腹痛不适，予牡蛎制酸止痛，白芍缓急止痛，诸药相伍，使湿热瘀毒之邪尽祛，气血恢复正常运行，正如刘河间所言："调气则后重自除，行血则便脓自愈。"患者服药后症状改善，但因湿热毒邪尚未全部清除，稍有饮食不慎，症状反复，夜寐不安，故予蚕沙祛湿化浊，合欢、远志既可活血消痈，又可悦心安神。溃疡性结肠炎病势缠绵难愈之特征，清热利湿之原则当贯穿始终，待湿邪渐清，热无所倚，则势不可张，再予健脾利湿之法扶正，进一步祛除余邪，以达治愈之目的。

案二

李某，女性，35岁。初诊日期：2022年6月8日。

主诉：腹泻1年余。

病史：患者 1 年前开始出现腹泻，便中夹有黏液脓血，伴腹痛不适，曾于当地医院查电子结肠镜示：溃疡性结肠炎。服西药治疗后，症状时轻时重，为系统治疗来我院门诊。现症见：大便溏泄不爽，便中黏液多，伴腹部疼痛不适，自觉肛门下坠，畏寒喜温，纳可，夜寐可。查体：面色少华，形体适中，腹部压痛不明显。舌质淡红，苔白，脉细弱。

既往史：健康。

过敏史：否认。

月经史：末次月经 2022 年 6 月 18 日。

西医诊断：溃疡性结肠炎。

中医诊断：泄泻（脾虚湿盛证）。

治法治则：益气健脾，祛湿止泻。

方药：健脾止泻汤加减。

黄芪 10g、白及 10g、茯苓 20g、熟薏苡仁 30g、白豆蔻 10g、砂仁 10g、牡蛎 30g、藿香 15g、山药 20g、莲肉 20g、芡实 15g、白扁豆 15g、车前子 15g、泽泻 20g、桂枝 10g、柴胡 10g。7 剂，水煎服。

二诊：服药后患者症状好转，偶有腹胀不适，舌淡红苔白，脉细，前方加大腹皮 20g、栝楼 20g。14 剂，水煎服。

按语：该病例病程 1 年余，缠绵不愈，为脾气已虚，而肠腑湿邪积滞未尽之表现，故治疗上以益气健脾，祛湿止泻为治则。姜树民教授制方，善用药对，方中黄芪益气健脾、升举清阳、托毒生肌，配伍白及收敛消肿生肌；茯苓配熟薏苡仁、淡渗利湿、健脾益气，可除脏腑之浊；白豆蔻配砂仁，二药相须为用，性味芳香以温中化湿，行气通腑，健脾和胃；藿香芳香化湿，醒脾和胃；山药、莲肉合用补脾养胃；白扁豆与芡实健脾益胃，除湿止泻；车前子配伍泽泻渗湿止泻，利小便以实大便。诸药共用，以达健脾祛湿之功。患者服药后症状好转，偶有腹胀不适，予前方加大腹皮、栝楼调畅气机，行气除痞。

溃疡性结肠炎除整体治疗以外，急性期还可配合局部治疗，可采用中药保留灌肠。其优点在于药物可与病变肠道黏膜直接接触，不但可提高药物在肠道局部的浓度，而且停留时间长，可改善肠道局部微循环，促进病变肠黏膜恢复。常用药物如：黄连、黄芩、黄柏、苦参、秦皮、地榆炭、白头翁、败酱草、马齿苋、白及等，可根据患者的病情，随证取药。

溃疡性结肠炎一般呈慢性病程，为终身复发性疾病，目前对于该病的病因及发病机制的研究还不明确，病变部位多数在直肠、乙状结肠，可扩展至降结肠、横结肠，亦可累及全结肠。溃疡性结肠炎多表现为反复发作的腹泻、黏液脓血便、腹痛等症状，西医主要给予氨基水杨酸制剂、糖皮质激素、免疫抑制剂等药物治疗，若患者出现大出血、肠穿孔等严重并发症还需进行外科手术治疗。西医药物治疗虽然能够迅速控制临床症状，减少并发症的发生，但是西药种类繁多，毒副作用明显、价格昂贵，患者依从性较差。而中医药治疗溃疡性结肠炎，根据患者病情辨证论治，注重整体观念，辨证准确，临床取得良好疗效。

　　姜树民教授认为溃疡性结肠炎临床辨证当注意区分发作期及缓解期，急则治其标，缓则治其本，发作期要抓住主要矛盾，缓解期标本兼顾，发作期以清热化湿，行气通腑为治则，同时配合氨基水杨酸制剂等西药治疗，缓解期以益气健脾、祛湿止泻为主。同时临证也应详细询问利下赤白脓血之多少，以识寒热偏重。一般来说，利下赤脓鲜血属热；利下白多赤少偏寒；利下赤白相兼，为寒热错杂。在治法上，偏于湿热者，当清肠化湿为主；偏于寒湿或虚寒者，应温中化湿为主；若寒热错杂，当温清并用，或温化之中佐用苦寒，或清热之中，配以辛温。总之，姜树民教授认为治疗溃疡性结肠炎应结合患者的具体病情，辨证用药，灵活配伍，同时注意顾护胃气应贯穿治疗始终。

第四节　功能性便秘

　　西医认为便秘可以分为器质性便秘与功能性便秘。亦从生理病理角度将该病分为慢性传输型便秘、出口梗阻型便秘和混合型便秘 3 种。本文主要讨论功能性便秘，本病本质无器质性病变，发病因素多与以下几点有关：①不良饮食结构。②胃肠蠕动功能减慢。③排便动力缺乏。④肠壁反应性减弱等。根据罗马Ⅲ功能性胃肠疾病的系列诊断标准，功能性便秘（Functional constipation，FC）是指持续型排便困难，便次减少或排便不尽感，需排除肠道本身和全身器质性病因及其因素，同时不符合肠易激综合征（Irritable bowel syndrome，IBS）的诊断标准：上述症状的第一次发作必须已经超过 6 个月，最近的 3 个月内，症状持续时间超过 3d/ 月。同时必须满足以下 2 条或更多：①＞ 25% 的排便存在排便费力。②＞ 25% 的排便为硬便或块状便。③＞ 25% 的排便有排便不尽感。④＞ 25% 的排便有肛门直肠的梗阻或阻塞感。⑤＞ 25% 的便秘需借助手法辅助。⑥每周排便少于 3 次。西医治疗一般为增强胃肠蠕动力及对症治疗，效果多不甚理想或药止复发。

　　功能性便秘作为消化科常见的病症之一，其表现为粪便干结、排便困难、粪便重量和次数减少。中医对于功能性便秘的认识可以追溯至《黄帝内经》，如《灵枢·杂病》："腹满，大便不利。"《金匮要略·五脏风寒积聚病脉证并治》："趺阳脉浮而涩，浮则胃气强，涩则小便数，浮涩相搏，大便则坚。"宋金元时期，由李东垣提出内伤脾胃学说，其以润燥和血、益气苦泄并兼用升提开散的治则，创制了一系列治疗便秘的方剂。严用和首以"秘结"称意本病，并分别以"风""气""冷""湿""热" 5 种病因病机冠于本病为名，创造"风秘""气秘"等 5 类称谓。其中古人认为人体周身有统一之气机，各部位、脏腑之气又各有其独立升降运动。功能性便秘病位在大肠，病机特点为大肠运动、传导失常。作为传导之官的大肠，一方面受肺之肃降及本腑传导之气机作用，可自行蠕动以推使水谷糟粕化移；另一方面又受整体气机统理，如整体气机和顺，率其如常升降，则糟粕下行通畅排便正常；如整体气机乖戾，大肠气机亦不免受累，则传导受限，本病由生。

　　姜树民教授结合多年临床经验，对于功能性便秘总结出一套有效的治疗方案，对于功能性便秘一病尤以"和""降""润""通"为基本治则，姜教授认为功能性便秘主要病机为：胃肠受损、肝郁气滞导致脾不生清、胃不降浊、大肠运化失常而致便秘。其中气机升降失调为病机关键，胃以降为顺、胃气和降则阳明之气方能通降顺畅，加之津液濡养，则可顺畅排便。若胃气不降反逆，则便秘之外又可出现嗳气酸腐、恶心、呃逆等症状。肺主气、行治节，与传导粪便之大肠为表里之脏腑，肺气不降，则腑气不通。故姜树民教授治疗便秘时不忘理肺，力求"开上窍以通下窍""下病治上、腑病治脏"之意，故降肺胃之气于本病的治疗深具要义，须选以合适治法、药对贯穿疗程始终。姜树民教授通过辨证论治，自创通便润肠汤，取得良好的效果。

案一

王某某，女，43 岁。初诊日期：2022 年 5 月 13 日。

主诉：排便困难 3 个月。

现病史：3 个月前无明显诱因出现排便困难，3～4 天一解，自行予开塞露外用，未见缓解，为求系统治疗来我院门诊就诊。现症见：大便干结，脘腹胀痛，口干口臭，小便短赤。舌红苔黄腻，脉滑数。

既往史：健康。

过敏史：否认。

个人史：否认。

中医诊断：便秘（肠道湿热证）。

西医诊断：功能性便秘。

治则治法：泻热通腑，润肠通便。

方药：小承气汤加减。

枳实 6g、大黄 5g、厚朴 6g、黄芪 10g、升麻 10g、当归 10g、玄参 10g、肉苁蓉 20g、胡黄连 6g、郁李仁 10g。7 剂，水煎服。

二诊（2022 年 5 月 20 日）：患者自述排便困难症状缓解，但仍有腹胀感，舌红苔黄腻，脉数。前方加栝楼 10g、大腹皮 10g。7 剂，水煎服。

三诊（2022 年 5 月 27 日）：患者自述症状明显缓解，舌淡红苔薄黄，脉数。前方加茵陈 10g、藿香 10g。14 剂，水煎服。

按语：胃为水谷之海，肠为传导之官，若胃肠湿热，耗伤津液，则大便干结，热伏于内，脾胃之热熏蒸于上，方中以大黄、枳实为君药，泻热通腑，内泄热结。脾气主升，胃气以降为顺，以黄芪、升麻、厚朴等为臣药补气润肠，玄参、当归、肉苁蓉、胡黄连等佐以清热润肠。本方重在泻热润肠，取其通便而不伤正，清利湿热，调理脾胃功能，使大肠传导恢复功能正常，祛湿热则行气，便通则症自除。

案二

吴某某，女，57 岁。初诊日期：2022 年 7 月 3 日。

主诉：排便困难 10 天。

现病史：10 天前无明显诱因出现排便困难，3～4 天一解。为求系统治疗来我院门诊就诊。现症见：排便困难，脘腹胀痛，嗳气频作，纳食减少，小便正常。舌红苔白腻，脉弦。

既往史：健康。

过敏史：否认。

个人史：否认。

中医诊断：便秘（脾胃气滞证）。

西医诊断：功能性便秘。

治则治法：顺气行滞，润肠通便。

方药：通便润肠汤加减。

黄芪 10g、升麻 10g、当归 10g、玄参 10g、肉苁蓉 20g、厚朴 10g、砂仁 10g、炒莱菔子 10g、郁李仁 10g、柴胡 6g、香附 15g、炒川楝子 10g、胡黄连 6g。7 剂，水煎服。

二诊（2022 年 7 月 10 日）：患者自述排便困难症状明显好转，但口干症状明显，舌红、苔白腻，脉数。前方加生石膏 15g，7 剂。水煎服，2 次 /d，早晚分服。

按语：本案患者因气机失调，脾胃受损，脾气失于升清，胃气失于和降，气机壅滞，不得推动腑中浊气糟粕下行而成本病。脾胃为后天之本，气血生化之源，胃为五脏之本，脾胃之气畅达则五脏六腑皆壮。脾胃同居中焦，脾升胃降，升降有序，脾胃受病，升降失常，腹胀不通，便秘不下。方中以黄芪、升麻为君药，健脾益气、升提阳气。当归、玄参、肉苁蓉，清热滋阴养血，润肠通便为臣药。厚朴配以砂仁行气除满，化湿利湿。莱菔子配以郁李仁润肠通便，利水下气为佐药。诸药相配，共达顺气行滞，润肠通便之功。

姜树民教授在治疗功能性便秘的过程中，常常告知患者应饮食规律，不摄入腌制、寒冷、辛辣等食物，以减少对胃肠道的刺激；应进行适宜的运动，以增强体质，促进胃肠蠕动，利于排便；同时注意解除患者的消极情绪，为患者排解烦忧，增强患者战胜疾病的信心，患者情绪稳定，气机调畅，有利于疾病的康复。

第五节　消化性溃疡

消化性溃疡（Peptic ulcer，PU）是指在各种致病因子的作用下，黏膜发生的炎性反应与坏死性病变，病变深达黏膜肌层，常发生于与胃酸分泌有关的消化道黏膜，其中以胃、十二指肠最常见，临床表现为起病缓慢，病程迁延，上腹痛具有周期性、节律性等特点，伴反酸、嗳气、恶心、呕吐等症状，是消化系统的一种常见多发性疾病。消化性溃疡的发病机制较为复杂，迄今尚未完全阐明。概括起来，本病是胃、十二指肠局部黏膜损害因素和黏膜保护因素之间失去平衡所致，当损害因素增强和（或）保护因素削弱时，就可出现溃疡，这是溃疡发生的基本原理。目前认为消化性溃疡是一种多病因疾病，各种与发病有关的因素如胃酸、胃蛋白酶、感染、遗传、体质、环境、饮食、生活习惯、神经精神因素等，通过不同途径或机制，导致上述侵袭作用增强或防护机制减弱，均可促发溃疡发生。

中医根据其周期性、节律性上腹痛等临床表现，将本病归属于"胃痛""吐酸""胃疡"等病范畴。《湿热病篇》曰："太阴内伤，湿饮停聚，客邪再至，邪正相争，故病湿热。"姜树民教授认为该病以湿热为本，亦责之脾虚，多与饮食、外邪、情志等因素相关，其发生发展及变化与外科痈疡的变化有相似之处，多因脾胃虚弱，导致湿热内生，气血壅遏成痈所致，故常常"以痈论治"，以健脾清热化瘀，消痈生肌为治疗大法，并在消痈的同时兼顾保胃气，滋养胃阴。姜教授认为本病在不同阶段治疗侧重不同，常用护膜愈溃汤进行加减化裁，疗效可观。

案一

姜某某，男，64 岁。初诊日期：2020 年 11 月 3 日。

主诉：胃脘疼痛反复发作 2 年。

现病史：患者 2 年前无明显诱因出现胃脘疼痛，反复发作等症状，于外院查胃镜示：胃角溃疡（H2 期），慢性萎缩性胃炎。肠镜：直肠炎。病理：低级别滑管状瘤，不完全肠化生。两年来间断口服西药，症状未见好转，为求系统治疗来我院门诊就诊。现症见：胃脘疼痛，反复发作，食欲欠佳，口黏口苦，反酸，睡眠、二便、精神尚可，体重无明显增减。舌紫暗，苔黄腻，脉弦细。

既往史：健康。

过敏史：否认。

个人史：无吸烟、饮酒史。无高血压、糖尿病、冠心病等慢性疾病史。无输血、外伤、手术史。无冶游史。

中医诊断：胃痛（湿热瘀夹杂证）。

西医诊断：胃溃疡、慢性萎缩性胃炎、直肠炎。

治则治法：清热化瘀、除湿和胃。

方药：护膜愈溃汤加白花蛇舌草 30g、半枝莲 15g。

黄芪 10g、白及 10g、三七 5g（冲服）、茯苓 20g、熟薏苡仁 30g、浙贝母 10g、延胡索 10g、川楝子 10g、牡蛎 30g、苦参 10g、蒲公英 15g、连翘 15g、白花蛇舌草 30g、半枝莲 15g。14 剂，水煎服。

二诊（2020 年 11 月 18 日）：患者胃脘疼痛有所缓解，口黏口干、反酸消失，无其他不良反应，舌暗红，苔薄黄，脉弦滑。前方加姜黄 10g、白芍 15g。14 剂，水煎服。

三诊（2020 年 12 月 1 日）：患者症状明显缓解，舌红苔薄黄，脉弦细。前方加陈皮

15g。14 剂，水煎服。

按语：根据患者胃脘疼痛，口黏口苦等症状，以及胃镜检查结果，诊断明确。现代医学对于本病的病因及发病机制的认识尚未完全清楚，认为其与幽门螺杆菌（Helicobacter pylori，Hp）感染、胃黏膜的抗消化能力减弱、胃液的消化作用、神经内分泌功能紊乱及遗传等遗传因素有关，这也与中医认为的外邪侵袭、饮食不调、情志不节、先天不足等病因相似。目前西医主要采用根除 Hp、抑制胃酸分泌、保护胃黏膜等药物以达到病因、解除症状、促进愈合及防止复发与并发症的目的。

中医学根据该病的临床特征，将其归属于"胃痛""吐酸""胃疡"等病范畴。或七情所伤导致脾胃虚弱，气血不通；或感受外邪后治疗不及时或治疗方法不合理导致热邪内陷，结聚而成；或药物偏性或运用不当、长期饮酒、饮食不规律和劳倦内伤，引发脾胃虚弱，胃气不和而成本病。本病病因较为复杂，但总体上都跟湿、气、瘀、毒、虚、痰有关，导致胃络瘀阻、胃腑失于温煦或濡养，气机紊乱，脾胃升降失调，综合概括为"因邪致虚，因虚夹邪"。姜树民教授继承"国医大师"李玉奇教授"以痈论治"思想，结合消化性溃疡临床症状和胃镜下的表现，认为本病与"红、肿、热、痛"的中医外痈相似，故以"清热解毒、消腐生肌"为治则，创护膜愈溃汤治疗。黄芪益气健脾，补气升阳，有托、补之功。白及、三七合用既可活血化瘀、清热止痛，又可保护胃黏膜，防止溃疡出血，行消、补之效。茯苓、熟薏苡仁两药相须为用可健脾除湿。浙贝母、牡蛎合用可增强敛酸止痛之效。延胡索、川楝子行气化瘀止痛。苦参、蒲公英、连翘三药合用清热解毒。姜树民教授常用半枝莲、白花蛇舌草配伍治疗慢性萎缩性胃炎伴肠上皮化生、异型增生，半枝莲苦寒，清热解毒，凉血化瘀，利尿消肿，通络止痛；白花蛇舌草清热解毒，化瘀消痈。二诊患者症状改善，但仍有胃脘疼痛，舌暗红。故在前方加白芍、姜黄以收敛化瘀止痛。三诊症状明显改善，舌红苔薄黄，脉弦细，说明湿热瘀已除大半，故加陈皮以理气健脾，恢复脾胃之气，巩固疗效。

案二

张某某，男，20 岁。初诊日期：2020 年 10 月 31 日。

主诉：胃脘疼痛半年。

现病史：患者半年前起无明显诱因出现胃脘疼痛，夜间发作，有过黑便，于外院查胃镜示：慢性非萎缩性胃炎，十二指肠球溃疡（A2 期）；血常规：血红蛋白 90g/L。半年来间断口服西药，症状未见好转，为求系统治疗来我院门诊就诊。现症见：胃脘疼痛，偶有黑便，夜眠欠佳，口淡不渴，精神尚可，体重无明显增减。舌淡，苔白，脉弦细。

既往史：健康。

过敏史：否认。

个人史：无吸烟、饮酒史。无高血压、糖尿病、冠心病等慢性病病史。无输血、外伤、手术史。无冶游史。

中医诊断：胃痛（脾胃虚弱证）。

西医诊断：十二指肠球溃疡（A2 期）。

治则治法：益气健脾、养血和胃。

方药：护膜愈溃汤加合欢皮 15g、远志 15g、海螵蛸 15g。

黄芪 10g、白及 10g、三七 5g（冲服）、茯苓 20g、熟薏苡仁 30g、浙贝母 10g、延胡索 10g、川楝子 10g、牡蛎 30g、苦参 10g、蒲公英 15g、连翘 15g、合欢皮 15g、远志 15g、海螵蛸 15g。14 剂，水煎服。

二诊（2020 年 11 月 14 日）：患者胃脘疼痛有所缓解，偶有反酸，大便略干，夜眠可，无其他不良反应，舌淡红，苔白，脉弦。前方加玄参 10g、栝楼 10g、莱菔子 5g、郁李仁 5g、肉苁蓉 10g。7 剂，水煎服。

三诊（2020 年 11 月 21 日）：患者症状明显缓解，舌淡红苔薄白，脉弦。前方加陈皮 15g。14 剂，水煎服。

按语：根据患者胃脘疼痛、黑便等临床症状，以及胃镜、血常规检查结果，诊断明确。现代医学认为引起本病的常见病因与 Hp 感染、服用非甾体类抗炎药、吸烟等因素有关。西医以抑酸保护胃肠黏膜、止血治疗为主，但服用西药会出现许多副反应，如口苦、腹泻等，甚至加重病情。中医以整体观念、辨证论治为指导思想，治疗本病时颇有疗效。

本病属于中医"胃痛"等病的范畴。该患者为肠道脾胃虚弱、气血壅滞、血败肉腐，故可出现胃痛、黑便。气血不足、心神失养则贫血，夜眠欠佳。舌淡苔白，脉弦细为气血不足之象。本方一诊用黄芪、茯苓、熟薏苡仁以健脾胃之气。脾胃为气血生化之源，脾胃气健则气血充足。白及、三七可活血祛瘀止痛，瘀血不去，新血不生，此二药可达祛瘀生新之效。浙贝母、牡蛎制酸止痛，以防胃酸刺激而加重溃疡。姜树民教授认为气血瘀滞必生热痛，故加以蒲公英、连翘、苦参以清热除湿散结，以防进一步发展。合欢皮、远志则可养心安神。二诊患者出现反酸、大便略干之症。佐以玄参、栝楼、莱菔子、郁李仁、肉苁蓉以降气润肠通便，升降相宜，气机调畅则酸降肠通。三诊患者诸症明显好转，方药不做太大调整，单加一味陈皮调理脾胃之气，姜树民教授常言虚证切不可见效即止，应巩固治疗，以防症状反复。

姜树民教授强调，脾胃病的治疗除用药外更应注重平时养护。针对消化性溃疡的急性期，姜教授建议患者要以易消化的清淡的流质饮食为主，忌生硬、刺激、辛辣的食物；缓解期也要注意饮食规律，营养均衡，避免过饥过饱。对于既往有消化性溃疡病史，或胃癌家族史的患者，姜教授建议查 Hp，如果有 Hp 感染，可以积极进行抗 Hp 治疗，避免服用对胃肠道刺激性的药物，如非甾体类抗炎药、糖皮质激素等。同时姜教授也注意调护患者情绪，建议患者应保持心情舒畅，情绪稳定，正如《黄帝内经》所言："是以志闲而少欲，心安而不惧，形劳而不倦，气从以顺，各从其欲，皆得所愿。"

第六节　不寐

　　不寐是以经常不能获得正常睡眠为特征的一类病症，主要表现为睡眠时间不足，轻者入睡困难，或寐而不酣，时寐时醒，或醒后不能再寐，重则彻夜不眠。在《黄帝内经》中有"目不瞑""不得卧"，并有"胃不和则卧不安"之言，张仲景将其病因分为外感和内伤，《景岳全书》将病因病机概括为有邪、无邪，明·李中梓提出不寐有五：气虚、痰湿、阴虚、水停、胃不和。归纳起来不寐病机总属阴盛阳衰，阴阳失交，治以补虚泄实，调整脏腑阴阳。姜树民教授结合多年临证经验，认为本病主要由七情内伤、思虑劳倦太过或暴受惊恐，亦可因禀赋不足，房劳久病或年迈体虚所致。其主要病机是阴阳、气血失和，脏腑功能失调，以致神明被扰，神不安舍，根据情况辨证论治，取得良好临床疗效。

　　不寐相当于现代医学失眠范畴，成人失眠指以频繁而持续的入睡困难和（或）睡眠维持困难并导致睡眠感不满意为特征的成人睡眠障碍。根据患者的主诉、睡前状况、睡眠觉醒节律、夜间症状及其病因、日间活动和生活功能、合并躯体疾病、合并精神障碍、治疗用药情况、应激事件、生活和工作情况、体格检查、既往实验室检查和精神检查、家族史等信息综合诊断，还可应用睡眠量表及多导睡眠监测（PSG）评估患者睡眠的不同周期状态及是否合并其他睡眠疾病，分为慢性失眠症、短期失眠症及其他类型的失眠症3类。本病发病机制主要有两种假说：过度觉醒假说和3P假说。以入睡困难、睡眠维持困难、早醒、睡眠表浅等为主要临床表现，患者日间常感到头昏、精神不振、嗜睡、乏力。西医药物治疗主要包括非苯二氮䓬类、苯二氮䓬类药物和具有镇静作用的抗抑郁药。有部分患者应用后亦难获得很好疗效，中医药通过辨证论治改善患者症状方面疗效突出，有很大优势。

案一

　　孙某，男，44岁。初诊日期：2023年2月12日。

　　主诉：不寐1个月。

　　现病史：患者1个月前在新型冠状病毒感染后出现常夜寐不安，时寐时醒，每夜醒3~4次，夜寐3~4小时，伴食少纳呆，反酸、烧心、口苦，腹胀，食凉则便溏，恶风寒，服用地西泮等药物效果不佳且反酸、烧心加重，为求系统治疗来我院门诊就诊。现症见：少寐，食少纳呆，反酸，烧心，口苦，腹胀。舌红苔黄白腻，脉沉数。

　　既往史：糜烂性胃炎。易感冒。

　　过敏史：否认。

　　个人史：否认

　　中医诊断：不寐（脾胃湿热证）。

　　西医诊断：失眠；糜烂性胃炎。

治则治法：健脾化湿，清热。

方药：甘草泻心汤合枳术丸合玉屏风散加减。

炙甘草15g、法半夏9g、黄连3g、黄芩10g、干姜6g、枳壳10g、炒白术15g、黄芪10g、防风10g。7剂，水煎服。

二诊（2023年2月25日）：患者不寐症状较前有所改善，夜醒2次左右，可睡4~5小时，偶有反酸烧心，余症均好转，舌淡红，苔薄黄，脉沉小数。前方加薏苡仁30g，7剂，水煎服。

三诊（2022年3月6日）：患者诸症明显缓解，夜可寐5~6小时，大多时候无夜醒，舌淡红苔薄白，脉沉。继服前方7剂，水煎服。

按语：该患者是在新型冠状病毒感染之后引发，且既往有糜烂性胃炎病史及舌脉辨证其为脾胃湿热证，以脾寒湿胃热为主，脾胃同居中州，为一身气机升降之枢纽，脾主升清，胃主降浊，脾胃升降功能失常，胃不和则卧不安。患者本为脾虚，故食少纳呆，食凉则腹泻考虑脾虚升清功能减弱，即"清气在下，则生飧泄"。反酸烧心，口苦乃胃热表现。患者在新型冠状病毒感染之后引发，考虑可能为疫毒之邪引发，毒热内盛，加之脾虚之体而成寒热错杂之势，故辨证为脾胃湿热证，治疗主以辛开苦降的泻心汤，《金匮要略·百合狐惑阴阳毒病脉证并治》"状如伤寒，默默欲眠，目不得闭，卧起不安。蚀于喉为惑，蚀于阴为狐。不欲饮食，恶闻食臭，其面目乍赤、乍黑、乍白。蚀于上部则声嘎，甘草泻心汤主之"。其中默默欲眠，目不得闭，卧起不安即为不寐之证，故可用甘草泻心汤治疗此类胃不和则卧不安之证，辛开苦降之法疗寒热错杂之体，合用枳术丸增加健脾行气之功，枳壳行气消痞，炒白术燥湿健脾，患者平素易感冒，考虑脾虚卫表不固，合玉屏风散，黄芪健脾气而固表，防风为风药可祛风胜湿。诸药合用脾胃升降功能协调，胃和卧则安。二诊患者仍偶有反酸烧心之证，故加薏苡仁合《黄帝内经》之半夏秫米汤之意。三诊患者症状明显好转，继服7剂巩固疗效。

案二

张某，男，27岁。初诊日期：2022年10月12日。

主诉：不寐1个月。

现病史：患者1个月前精神紧张后出现常夜寐困难，醒后不能再寐，夜寐约3小时，日间嗜睡而无法入睡，困倦乏力，无法工作，伴胃脘痞闷，嗳气，食少纳呆，不喜冷食，食凉则胃脘不适、便溏。现症见：少寐，胃脘痞闷，时有恶心呕吐，食少纳呆，嗳气，形体消瘦。舌淡苔薄白而水润，脉沉缓。

既往史：浅表性胃炎。

过敏史：否认。

个人史：否认

中医诊断：不寐（脾虚湿阻）。

西医诊断：失眠；浅表性胃炎。

治则治法：健脾化湿，行气安神。

方药：香砂六君子汤合苓桂术甘汤加减。

木香 10g、砂仁 10g、党参 15g、茯苓 20g、炒白术 15g、炙甘草 10g、桂枝 3g。7 剂，水煎服。

二诊（2022 年 10 月 22 日）：患者不寐症状较前有所改善，夜寐 5 小时左右，但日间仍觉困倦嗜睡，胃脘痞闷、食少纳呆、嗳气均好转，未再出现恶心呕吐症状，舌淡苔薄白，脉沉缓。前方加菖蒲 10g、远志 10g，7 剂，水煎服。

三诊（2022 年 11 月 2 日）：患者诸症明显缓解，夜可寐 6 小时左右，日间可正常工作，舌淡红苔薄白，脉沉。继服前方 7 剂，水煎服。

按语：该患者虽以"不寐"之主诉来诊，并伴随诸多脾胃系统症状，主要表现为脾虚虚弱，寒湿内阻，脾胃虚弱则食少纳呆，脾虚不能运化水湿，寒湿中阻，阻碍气机的运行则胃脘痞闷，气机上逆则时常嗳气。主因脾胃虚弱，故以四君子汤打底以健脾益气，脾虚容易导致气滞，湿滞成痰，故加二陈汤，即合半夏、陈皮而成六君子汤，寒湿阻滞气机，气机壅滞，脘腹胀满，恶心呕吐，合木香、砂仁，以理气行气。二诊患者脾胃系统疾病症状明显好转，不寐稍改善，但日间仍觉困倦嗜睡，故合菖蒲、远志以祛痰化湿开窍，有部分安神定志丸之意。用后三诊患者诸证好转，续服以巩固疗效。姜树民教授指出虽不寐为心系病症，但心肾相交，脾为媒介。脾胃健运，则心肾可交，才可安然入睡。正如《黄帝内经》所言"治病必求于本，本于阴阳"。该患者基本病机是脾虚湿阻，故针对病机健脾益气除湿，并未用安神药，亦可达到安睡的目的。

姜树民教授针对上述两位患者的病情，在辨证论治的同时，强调不寐之证调养并重，根据患者的体质，告知患者平素注意饮食，注意禁食生、冷、硬、辣之品，咖啡、浓茶等刺激性食物更要注意。调畅情志亦是疾病康复的重要因素，故姜树民教授也嘱咐患者注意情绪的调节，从而收获更好的临床疗效。

第七节　口臭

口臭是指因机体失调导致口内出气臭秽的一种病症，多表现为呼气时有明显臭味，刷牙漱口难以消除，含口香糖、使用清洁剂均难以掩盖，是一股发自内部的臭气。一些患者会感觉自己口腔中有一种腥臭的气味，很不舒服。口臭分为口源性和非口源性。口源性包括牙周感染、口腔溃疡、牙周脓肿、疱疹性牙龈炎、龋齿、牙齿不齐、牙齿残根、残冠、不良修复体、牙髓炎等，都可以引起口臭。许多人以为或许是牙齿周围积存食物残垢的问题，而使用超声震动洁齿器清洗牙齿，但也多数无法见效。口臭病的根本原因多数与上述情况无关，所以尽管患者如何转换中药牙膏，清洗牙齿，口臭都无法清除。非口源性口臭来自口腔邻近的鼻咽喉区域及胃肠道疾病，其中，Hp 感染是导致胃肠道疾病与口腔恶臭的重要原因；急/慢性胃炎、消化性溃疡常让口腔出现酸臭味；幽门梗阻、晚期胃癌则常出现臭鸭蛋味；摄入烟、酒等物质会在口腔内产生异味，并导致口腔黏膜出现损害；长期服用抗生素或使用激素、免疫抑制剂亦会导致口腔内免疫力下降导致感染诱发口臭。

口臭在中医中属于"口中异味"的范畴，包括口甜、口淡、口苦、口酸、口咸等。《素问·宣明五气》："五味所入，酸入肝，辛入肺，苦入心，甘入脾，咸入肾，甘入脾，是谓五入。"口甜常和消化系统功能紊乱引起的各种消化酶分泌异常有关，原因是唾液中淀粉酶含量增加，刺激舌上味蕾而感到口甜。中医认为，"脾热口甘"，口甜反映脾脏有热，其中有实热与虚热之分，实热者口干喜饮、便结尿黄，虚热者食纳减少、神疲乏力。口淡责之于脾胃虚弱，胃有湿浊，水谷精微难以上乘于口。口苦则与胆汁代谢失常有关，说明体内肝胆郁热、痰热内扰，亦与心火上炎有关。《医学启源》曰："酸者，肝木之味也。由火实制金，不能平木，则肝木自甚，故为酸也。"口酸是脾胃气弱、肝经有热的典型表现，有时还伴有性急易怒、头痛眩晕、小便黄、大便干等症状。如果口中常有咸味，可能是肾液上乘所致。姜树民教授根据其不同口味的病因病机，辨证论治，取得良好的临床疗效。

案一

庄某，女，31岁。初诊日期：2019年4月2日。

主诉：口有异味，大便秘结2年，加重1周。

现病史：患者从2年前起经常工作劳累，休息无规律，口有异味，大便秘结，但并未在意，1周前症状加重，今为求系统治疗来我院门诊就诊。现症见：口有异味，大便秘结，精神、饮食尚可。舌红苔黄腻，脉弦细。

既往史：健康。

过敏史：否认。

个人史：无吸烟、饮酒史。无高血压、糖尿病、冠心病等慢性疾病史。无输血、外伤、手术史。无冶游史。

中医诊断：口中异味（脾胃湿热证）。

治则治法：清热化浊，除湿和胃。

方药：清浊饮加合欢15g、远志15g。

黄芪10g、白及10g、茯苓20g、熟薏苡仁30g、白豆蔻10g、砂仁10g、藿香15g、佩兰15g、茵陈30g、苦参10g、蒲公英15g、连翘10g、合欢15g、远志15g。14剂，水煎服。

二诊（2019年4月16日）：服药后，口中异味明显减轻，夜眠欠佳，舌红苔薄黄，脉弦细。前方加磁石20g。14剂，水煎服。

三诊（2019年4月30日）：上述症状基本消失，口略干，舌淡红苔薄白，脉弦细。前方加天花粉20g。14剂，水煎服。

按语：根据患者口有异味、大便秘结、舌红苔黄而干、脉弦细等症状辨为热郁肠腑证。现代医学认为某些疾病可导致口中异味，如Hp感染可以产生硫化物和甲醇，这两种物质可以导致口臭，故糜烂性胃炎及消化性溃疡患者常出现口臭症状，在治疗时多以治疗原发病为主，但口臭症状难以消除，且易反复。

《湿热病篇》曰："太阴内伤，湿饮停聚，客邪再至，邪正相争，故病湿热。"今时之人喜肥甘，贪厚腻，寒温不适，脾胃乃伤，则易聚痰湿，日久郁而化热，痰湿热相互夹杂，上犯口腔则五味异常。久病必瘀，瘀久化热，热久腐败血肉，浊气上犯，亦可致口味异常。《临证指南医案·胃脘痛》载："胃病久而屡发，必有凝聚瘀。"这亦是口臭反复出现的重要原因之一。由于"脾为湿土"的生理特性，脾胃虚弱则易受湿邪侵犯，湿性黏滞，兼夹热邪，肠腑不通，胃肠湿热浊气上犯，导致口味异常、便秘等症，舌红苔黄，黄腻亦为湿热内结之征。故姜树民教授在用药时多选用苦寒之品以清肠胃湿热。黄芪、白及合用可健脾胃之气，保护胃黏膜，促进黏膜细胞修复。连翘清热解毒，除胃肠邪热。合欢、远志合用可安神定志。茵陈、苦参、蒲公英合用清三焦湿热，泻滞降气。熟薏苡仁、白豆蔻、藿香、佩兰、茯苓、砂仁可健脾胃、化湿浊、畅气机。中焦畅通，升降有度则纳运相得，浊气异味自除。上述诸药清补并用，一则祛邪不伤正，二则避免口臭复发。二诊口中异味明显减轻，夜眠欠佳，故加磁石镇静安神。三诊上述症状基本消失，口略干，系留有余热，故加天花粉以生津止渴，兼清余热。

案二

金某某，女，41岁。初诊日期：2022年11月17日。

主诉： 口有异味，流口水1月余。

现病史： 患者1个月前起经常胃脘不适，口有异味，服用药物后（具体不详）无明显见效，今为求系统治疗于我院门诊就诊。现症见：口中甜腻，流口水，胃脘不适，大便不成形，蛀牙。舌红苔黄腻，脉弦缓。

既往史： 健康。

过敏史： 否认。

个人史： 无吸烟、饮酒史。无高血压、糖尿病、冠心病等慢性疾病史。无输血、外伤、手术史。无冶游史。

中医诊断： 口中异味（脾胃湿热证）。

治则治法： 理气健脾，清热祛湿。

方药： 清浊饮加芡实20g。

黄芪10g、白及10g、茯苓20g、炒薏苡仁30g、白豆蔻10g、砂仁10g、藿香15g、佩兰15g、茵陈30g、苦参10g、蒲公英15g、连翘10g、芡实20g。14剂，水煎服。

二诊（2023年1月1日）： 服药后，口中异味明显减轻，大便仍不成形，舌淡红，苔薄白，脉弦。前方去蒲公英、苦参、连翘，加苍术20g。14剂，水煎服。

三诊（2023年1月13日）： 患者诸症消失，舌红苔薄白，脉弦。前方加山药20g、扁豆15g、炙甘草10g。14剂，水煎服。

按语： 本证乃脾虚为本，湿热为标。脾胃为气机升降之枢，脾胃虚弱，气机不畅，则胃脘不适。口为脾所主，脾虚口开，津液则从口外流。湿为土之病气，脾虚易生湿，郁久化热，形成湿热。脾主运化，脾虚运化失常，升降失司，水液下行，则可出现大便不成形，甚至泄泻。方用黄芪、白豆蔻、茯苓、薏苡仁、芡实补脾胃之气，祛中焦之湿；又可佐制茵陈等凉药清热不伤脾；砂仁、藿香、佩兰芳香醒脾，祛湿理气，可使中焦气机恢复运动。湿聚久亦生热，虽症状上并未表现出热象，但口中异味多兼热邪，且有舌红之征，故加入苦参、蒲公英、连翘以清热解毒。二诊患者口味减轻，大便仍不成形，说明热邪已除大半，此时以脾虚为本夹湿为主，故去蒲公英、苦参、连翘三味凉药，加入苍术以除湿，因湿邪仍在，故未急用味甘补脾之品以防留湿。三诊诸症消失，湿邪已去，故加入山药、扁豆、炙甘草大补脾胃之气，以防症状反复。

案三

杨某，男，45 岁。初诊日期：2022 年 9 月 22 日。

主诉：口中反酸 1 年。

现病史：患者从 1 年前起经常因暴饮暴食、过度饮酒导致口中反酸，期间并未进行治疗，现觉影响生活遂来我院门诊就诊。现症见：口中反酸，口干口苦，渴喜饮水，小便短赤、大便秘结。舌红苔干黄，脉数。

既往史：健康。

过敏史：否认。

个人史：无吸烟、饮酒史。无高血压、糖尿病、冠心病等慢性疾病病史。无输血、外伤、手术史。无冶游史。

中医诊断：口中异味（肝胃郁热证）。

治则治法：疏肝和胃，清热通便。

方药：和胃清胆汤加玄参 15g、郁李仁 15g。

栀子 10g、淡豆豉 10g、威灵仙 10g、射干 10g、黄芪 10g、白及 10g、白蔹 15g、延胡索 10g、川楝子 10g、茯苓 20g、熟薏苡仁 30g、茵陈 30g、苦参 10g、蒲公英 15g、连翘 10g、玄参 15g、郁李仁 15g。14 剂，水煎服。

二诊（2023 年 10 月 7 日）：服药后，口中酸味减轻，口干苦消失，大便通畅，舌红，苔薄黄，脉弦数。前方加天花粉 20g、荷叶 10g。14 剂，水煎服。

三诊（2019 年 10 月 22 日）：上述症状基本消失，舌淡红，苔薄白，脉弦。继服前方。7 剂，水煎服。

按语：本证乃实热之证。胃中热气腐败血肉，肝胃浊气上犯于口则有口中异味。热气灼伤津液则口干口苦、大便秘结、小便短赤。舌红，苔干黄，脉数为热邪伤津之象。姜树民教授一诊中淡豆豉、栀子取自《伤寒论》"栀子豉汤"一方，可清热除烦，治余热郁于胸膈。黄芪、茯苓、熟薏苡仁则补脾胃之气，以防栀子等药寒凉伤胃，蒲公英、苦参、连翘可清热祛湿，有消炎止痛之功。茵陈则清肝胃之热。玄参、郁李仁通便不伤阴。二诊后患者口中异味减轻，口干苦消失，大便通畅，说明热邪减退，阴液增多，故加入天花粉、荷叶，天花粉清热生津，荷叶清热，且质地轻清，引诸药上行以除口中浊气。三诊症状基本消失，故继服前方以防复发。姜树民教授认为，口中异味多以脾虚为本，辨证时应注意虚实关系。

姜树民教授认为口中异味主要与脾胃病相关，故在平时应注意保养脾胃，避免饮酒、烧烤、油炸食物等可导致脾胃损伤、湿热积聚之品；建议患者保持口腔清洁，饭后及时刷牙或者使用漱口水清洁口腔；调整饮食结构，多吃新鲜的水果和蔬菜，避免吃刺激性的食物。如果患者有口腔溃疡或者牙龈炎等疾病，也可能会导致口中异味，建议及时到医院就诊，明确病因后进行针对性治疗；除此之外，姜树民教授建议患者应注意保持愉悦的心情，养成良好的生活习惯，以防口中异味反复出现。

第二章
养胃明鉴

　　姜树民教授为辽宁省名中医，治学严谨，博洽多闻，茹古涵今，于浩如烟海、灿若星辰的中医药古籍中取精用宏，躬亲笃行，从事中医临床及研究已逾 40 载，拥有丰富的临床诊疗经验。曾师从"国医大师"李玉奇教授 10 余年，后又随"国医大师"周学文教授学习，姜树民教授将先贤医理弘扬光大，踵事增华，其运用中医临床经验颇丰，尤善于脾胃病诊治及调摄，故现将姜树民教授对于脾胃病调摄养生经验汇总如下，以飨同道。

第一节　养胃三法

　　言脾胃病必言调摄养生，颐养脾胃，姜树民教授常言于吾辈，"胃疾者，七分在养，三分治"。养脾胃是中医治疗脾胃病的一个重要组成部分。然颐养脾胃，绝非简单的甘温补益。姜树民教授承先师国医大师李玉奇教授颐养脾胃之法，结合自身多年临床经验，认为养脾胃当根据脾胃病不同阶段所表现出的疾病特征，予以辨证调养，提出以"保胃气、护胃气、益胃气"为主要内容的"养胃三法"。

一、保胃气

　　保胃气。胃气是指胃的生理功能。胃气可化生胃津、胃阴、胃阳。可见，胃气为胃中阴阳、津液之源，保养胃气即可令胃受纳腐熟得常，以利脾气升清、胃气和降，使中焦气机斡旋；亦可助生胃中津液，化生胃阴、胃阳。《金匮要略·藏府经络先后病脉证第一》中曰："四季脾旺不受邪，即勿补之。"保胃气之法即是令脾胃之气旺盛，正气存则邪不侵，实有未病先防之意。

　　姜树民教授认为古代劳动人民饮食多粗糙寡淡，甚则食不果腹，居所简陋，难以遮风挡雨，易感湿中寒，故民多脾胃虚弱中阳不振，故古时医家言保养胃气，多予参、芪、姜、枣等甘温补益之品。而今时之人不然也，一者，华食多饮，华食是今人常食肥甘厚味，辛辣炙煿之品；多饮是今人生活富足饮酒已成一些人的日常。二者，今人多居高楼，而远湿地，北方寒冷之地冬天也有地热、暖气，少有人感寒邪伤中；且今人多着华服貂裘，腠理不泄，阳气内郁，寒邪无以伤中。由此观之，今时之人鲜有中虚脏寒之证。姜树民教授认为，今人保养胃气不宜滥用甘温补益之品，更不可将参、芪、姜、枣等品做膳，若日日服食，恐无保胃之效，反有补而郁滞、烁灼胃阴、耗损胃气之虞。故今人保养胃气只需调饮食、畅情志、慎起居，即可达保养胃气之效。若嗜食肥甘酒醪，养尊处优或劳累思虑者，可用茶来调养。养生茶由来已久，有性偏寒的绿茶、性温发酵的红茶，温和的半发酵茶，还有养生保健的药茶如菊花决明茶、红曲茶、枣姜茶、楂术茶等，均可调理脾胃，保养胃气。

二、护胃气

护胃气。顾护胃气实则是顾护胃气之和降。《素问·逆调论》言："胃者六府之海，其气亦下行。"可见，胃气以降为顺。脾胃二者同居中焦，中气斡旋，交通阴阳，为气机升降之枢纽。叶天士曾于《临证指南医案》中指出："纳食主胃，运化主脾、脾宜升则健，胃宜降则和。"脾宜升为健，升举清阳；胃以降为安，和降浊阴；脾气升清可利胃气和降；胃气和降可助脾气升清。

《素问·阴阳应象大论》云：清气在下，则生飧泄；浊气在上，则为䐜胀。"此为清阳不升、浊阴不降、清浊失序所致，主责于脾胃升降。故姜树民教授认为脾胃诸病皆因脾胃升降失司而起，临证所见胃疾多是由痞所起，渐至成聚，由聚生积，变生癥瘕。而痞证多为中焦气机不畅、气滞胃脘所致，言护胃气，实有既病防变之意，可防胃疾由痞至积，由积成癥。故此法姜树民教授习用于胃疾久发，缠绵未愈之际。胃疾久发未愈，正邪交争，胃气渐虚，无力抗邪，胃失和降，六腑传导失司，邪无以出。此时，予顾护胃气，和降胃气之法，一则是遵"六腑以通为补"之理，和降胃气，导邪外出，邪去则正安。二则胃气和降，脾气自升，升降复常，分清泌浊，则胃疾可十去其五。

顾护胃气，和降胃气在颐养脾胃之中当以调畅情志为重。《柳州医话》言："七情之病，必由肝起。"调畅情志实则是调畅肝气。《格致余论·阳有余阴不足论》中言："司疏泄者，肝也。"肝主疏泄，主司气机。情志调畅，肝气和顺，则可协调脾胃，泌排胆汁；以助中焦纳运。中焦气机通畅，升降有序，则清阳得升，浊阴自降，升降有序，胃疾易愈。

三、益胃气

益胃气。此法多用于胃病瘥后，胃气尚虚之时。临证当辨健胃、益胃两端。健胃者，是健运胃气；益胃者，是补益胃气。

胃病日久，胃疾已瘥，胃气尚虚，虽邪气已去然正气仍虚，此时宜予补益胃气之法，然胃气尚弱，虚不受补，难承大热峻补之品补益。姜树民教授认为此时若以补益胃气之法治之，恐有助邪留寇之弊，补益胃气，除当节饮食，畅情志，避风寒，慎起居以外，当以食为补，隐药于食，徐徐补之，不求速效，但求力缓。选用味甘，性平，无毒，亦药亦食之品做膳，每日少少与之，令胃气冲和，则胃气来复。姜树民教授临证常嘱患者病愈后可适量运动，皆因脾主身之肌肉，四肢百骸内合于脾。适度运动，可使四肢肌肉血脉调畅，则脾胃得气血充养，纳运得常。

第二节　养胃三笺

脾胃，"营者，水谷之精气也"。脾胃为五脏之本、气机之枢也。《素问·六微旨大论》曰："升降出入，无器不有。"脾胃位居中焦，脾气主升，胃气主降，为一身气机升降之枢纽。脾胃为后天之本，气血生化之源，脏腑经络之根，机体功能的维系，与脾胃关系十分紧密。

脾胃受损，不仅出现消化系统症状，还可影响全身脏腑功能及正气的盛衰，故而影响疾病的预后。然脾胃的损伤，不外乎外邪犯胃、饮食伤胃、情志不畅。脾胃的养生方法，姜树民教授有多年临证经验，下面从饮食调摄、怡情养性、四时调摄三方面总结如下：

一、饮食调摄笺

饮食养生早期见于《黄帝内经》，如《素问·五常政大论》记载："谷肉果菜，食养尽之，无使过之，伤其正也。"《素问·痹论篇》："饮食自倍，肠胃乃伤。"李杲《脾胃论》："内伤脾胃，百病由生。"因此，脾胃疾病的饮食调摄，未病先防思想十分重要，甚至预防的意义大于治疗。

（一）食饮有节，勿过饥过饱

饮食有节，一则指的是饮食要有节制，不要过饥过饱，二则进食应按时。《论语》："君子食无求饱。"《千金要方·养性序》言："不欲极饥而食，食不可过饱……饮食过多，则结积聚，渴饮过多，则成痰澼。"饮食要有节制，不可过饥过饱，尤其儿童、老年人，以及患有脾胃疾病的人群，过饥过饱，长此以往损伤脾胃。近些年，随着生活条件的改善和生活节奏的加快，现代生活节奏加快，年轻人加班工作已是日常，导致极度饥饿，待下班后最容易暴饮暴食，大量食物短时间进入胃肠，势必加重脾胃负担，影响脾胃运化及中焦气机升降，导致胃痛、痞满、胃胀、嗳气等症状。姜树民教授认为，如果因特殊情况没有办法按时就餐，那么即使在饥饿状态下，也应缓慢适量餐食，少食多餐，以减轻脾胃负担，让胃有个逐渐适应的过程。

《千金要方·道林养性》"须知一日之忌，暮无饱食""饱食即卧乃生百病"。白天阳气盛，活动量大，人体新陈代谢旺盛，需要的营养偏多，故饮食量可略大；夜晚人体阳入于内，多为静息入寝，需要的营养偏少，故饮食量可略少，也有利于脾胃的运化，防止出现腹胀、痞满、失眠等情况。姜教授认为，早饭宜吃好，午饭宜吃饱，晚饭宜吃少，才能顺应人体阴阳运行规律。

《灵枢·平人绝谷》记有"胃满则肠虚，肠满则胃虚，更虚更满，故气得上下，五藏安定，血脉和利，精神乃居，故神者，水谷之精气也"。姜树民教授指出，气血津液的运行有着复杂的生物学规律，每天按时进食，有利于脾胃的运化和营养物质正常的摄取和输布。饮食定时，可以保证消化、吸收功能正常进行，脾胃功能也可协调配合，有张有弛。因此嘱咐患者要按时进餐，养成良好的饮食习惯。

（二）食宜清淡，禁肥甘厚味

所谓"清淡饮食"，指日常饮食避免过食高脂肪、高热量、油炸、油腻等食物，《寿世青编·孙真人卫生歌》中也提到，"日食须当去油腻"。肥甘厚味之品，不利于脾胃的运化，且易滋生湿热，阻滞气机，脾不升清，胃不降浊，湿热困脾，伤津耗气，日久导致痞满、食欲不振、恶心、呕吐、大便里急后重等症状。多用蒸煮炖，少用煎炒炸，以减少用油量；做肉汤时，撇去油沫和浮油，此外饮食应荤素搭配，多食用青菜或餐后少食新鲜质嫩易消化吸收的水果。

（三）寒热适度，忌冷硬酸辣

《寿亲养老新书·饮食用暖》中有"饮食太冷热，皆伤阴阳之和"的记载。寒热，一指食物的温度，二指食物的寒热属性。食物的温度及寒热属性对人体有很大影响，过寒过热均损伤人体。孙思邈在《食治·序论》中云："夫在身所以多疾者，皆由春夏取冷太过，饮食不节故也；又鱼鲙诸腥冷之物，多损于人，断之益善。"鱼类海鲜等腥冷发物性寒，多食易伤脾阳，且不易消化，炎热的夏季，外界温度较高，很多人贪食凉饮以爽口，甚至饮用冰镇啤酒及饮料以解渴，殊不知寒凉食物及冷饮致寒邪犯胃，引起胃疼、胃胀、腹泻、腹痛等症状。老年人脏腑功能衰退，脾胃虚弱，消化功能下降，对生冷食物更为敏感，更应少吃或者不吃。姜树民教授认为，一年四季，不管是何季节，素体脾胃虚弱人群，对于冷饮，寒凉食物（生鱼片、海鲜等腥冷发物）均应少食为宜。

同样，经常食用温度太高的食物也会损伤脾胃。如《济生方·咽喉门》中记载："多食炙煿，过饮热酒，致胸壅滞，热毒之气，不得宣泄，咽喉为之病焉。"经常服用热辣滚烫、温度过高食物及热饮（火锅、热咖啡、刚出锅的油炸食物等），不仅会损伤声带，引起咽部充血，还能引起食管炎、胃炎咽痛、食管异物感、吞咽困难等疾病。

酸，指酸性食物，过食不仅引起反酸、烧心等症状，还易破坏胃黏膜屏障，引起胃炎、食管炎、消化性溃疡等疾病，尤其碳酸饮料、陈醋和酸性较高的水果（如杏、李、橘子、酸梅、乌梅），脾胃不好之人，务必少食。《素问·生气通天论》中指出，"是故味过于酸，肝气以津，脾气乃绝"。硬食，指食物粗糙、质硬、不易消化之食物。常见食物有花生、核桃、杏仁、腰果等坚果类，以及牛肉干、板筋、饼干、薯片等食品，久食或多食，不仅影响脾胃运化，且极易损伤食管和胃黏膜，引起胃肠不适或消化不良等症状。辣，指葱、姜、蒜、芥末、辣椒等辛辣之类。胃喜润恶燥，辛辣食物易化热助阳，耗伤津液，多食常导致胃阴不足，引起口干、咽干、烧心、反酸、胃脘隐痛等不适。

二、怡情养性笺

《景岳全书》曰："脾胃之伤于情志者，较之饮食寒暑为更多也。"指出了脾胃病多因情志所伤，是脾胃病发生的最重要因素。七情包括喜、怒、忧、思、悲、恐、惊，脏腑精气是情志活动产生的物质基础，而脾胃为后天之本，气血生化之源，又为气机升降之枢纽。脾胃和情志关系密切，在强烈、长期的不良情志刺激下，超过了人体正常的调节范围，可导致人体气机紊乱，就会发病。如《素问·举痛论》所说"怒则气上，喜则气缓，悲则气消，恐则气下，惊则气乱，思则气结"。七情内伤可直接影响脾胃气机运行，可间接或直接地引起脾胃病的发生，如肝气郁滞、肝气犯胃、胃气不降能引起胃疼、胃胀、嗳气、痞满、呃逆、反酸等症状。脾气不升可引起食欲不振、倦怠懒言、食少便溏等表现。

（一）恬淡虚无，精神内守

《素问·上古天真论》曰："恬淡虚无，真气从之；精神内守，病安从来。"姜树民教授认为，调养脾胃，贵在保持一颗平和的心。日常生活既不过悲也不过喜，"薄滋味、省思虑、节嗜欲、戒喜怒、惜元气、简言语、轻得失、破忧沮、除妄想、远好恶、收视听"，方能气机条达，气血通畅，通过改善情绪可调理脾胃，这也是非常重要且有效的养生方法。现代生活压力较大，学生时代有升学压力，工作之后有事业压力和家庭压力，我们虽然不能改变外在环境，但调整自己的情绪非常重要，保持恬淡虚无，不要好高骛远和患得患失，更要做到少恼怒、少忧思、清心愉悦、悠然自得。长久保持开朗、乐观、恬愉的学习和工作状态，保持胸怀坦荡、光明磊落，自然心安理得、心神安宁、没有忧愁、生活在舒心如意的气氛中。

脾胃病的恢复，停药阶段，五分靠日常饮食注意，五分靠情绪调养。现代研究表明，情志因素与人体消化系统有密切联系，可通过神经、体液、内分泌系统等多方面综合调节。姜树民教授通过多年临证经验发现，伴有早饱、胃胀、食欲不振、腹胀、腹泻、便秘等功能性疾病患者，很多人都伴有焦虑、抑郁、急躁等不良情绪，通过导引功法、音乐疗法等都能调畅情志，改善脾胃不适。

（二）培养爱好，颐养心神

姜树民教授认为，现代社会生活节奏加快，学习、工作忙碌，压力大，心理负担较重，焦虑、抑郁人群逐渐增多。"思则气结""悲则气消"，一定要随时释放压力和不良情绪，多培养自己喜好，比如在情绪不佳、焦虑时多欣赏放松的音乐，让大脑有所休息，不要一直处于思想紧绷的状态，可根据自己的兴趣爱好和环境，培养琴、棋、书、画的爱好，逛街购物或定时定期找朋友、伙伴进行有氧运动，除常规体育运动外，还可选择古代导引功法如八段锦、易筋经、太极拳等，坚持锻炼可使紧张、焦虑的精神平缓下来，排解愁绪、舒畅气机、颐养心神；假期可外出旅游，多接触大自然。研究表明，人在有氧运动时，不仅能改善循环、增加心肺功能、促进胃肠蠕动改善消化功能、防止骨质流失、提高机体免疫力，大脑还会释放生物活性物质——多巴胺，可以让人心情愉悦、让紧张的情绪放松，帮助消除不良情绪。好的爱好能调动体内的气血，经络通畅，使气机调达，改善脏腑功能，能起到养生保健的功效。

三、四时调摄笺

《素问·四气调神大论》记载："夫四时阴阳者，万物之根本也。所以圣人春夏养阳，秋冬养阴。"春夏秋冬四季气候和温度的变化，对人体的脏腑、经络、气血产生一定的影响，四季的饮食养生也应遵循这一原则。如孙思邈在《备急千金要方·食治方》中提出："春七十二日，省酸增甘，以养脾气；夏七十二日，省苦增辛，以养肺气；秋七十二日，省辛增酸，以养肝气；冬七十二日，省咸增苦，以养心气。"人处于自然界中，外界的阳气有着春生、夏长、秋收、冬藏的规律，季节的变化也必然会影响到人体五脏六腑的变化，顺应时节来养生，能借天之力，起到事半功倍的效果。

（一）春季脾胃养生，省酸增甘

《素问·四气调神大论》所记载："春三月，此谓发陈。天地俱生，万物以荣。"春季温度由寒冬逐渐回暖，自然界的阳气也逐渐升发，人体内的阳气由里逐渐出表，《黄帝内经》认为"春夏养阳"。春天饮食养生不能伤阳，饮食起居宜固护阳气，尤其脾阳、肾阳，可增加人体之免疫力，以抵御春季风邪之侵犯，如宜食韭菜、小葱、芹菜、香菜、春笋等辛甘升发阳气之食品。《千金要方·食治方》说"春七十二日宜省酸，增甘，以养脾气"。因酸味入肝，可补肝之体以增肝用，春主生发之肝气，易克伐脾土，宜食甘以补之。春季应加强对脾胃的调养，可适食大枣、蜂蜜、莲子、时令水果、粳米、荞麦等辛甘食物，以甘性补益脾胃，但也不能过多食用，以防滋腻碍胃。

（二）夏季脾胃养生，少辛多苦

《素问·四气调神大论》所说"夏三月，此谓蕃秀；天地气交，万物华实"。一年四季中夏季气候最为炎热，也是万物生长发育最茂盛的季节，夏季属火，在脏于心，六气为暑，而长夏属土，在脏于脾，六气为湿。盛夏气候炎热，心火偏盛，潮湿多雨，湿邪易困脾土，脾胃运化功能相对减弱，饮食上切忌辛辣、油腻食物，因辛辣多助热化火，油腻厚味食物易化湿碍胃困脾，《千金要方·食治方》记载，"慎肥腻饼霍酥油之属"。油腻食物则会增加脾胃之负担，所以宜选择清淡、易消化的食物。饮食上可适当食用清热、利湿之品，中医认为"苦"能泻热燥湿，所以夏可多食苦味食材，比如苦瓜、丝瓜等食物，具有除烦祛暑、燥湿醒脾、增进食欲等功效。此外，可适当多食用黄瓜、番茄、白木耳、绿豆、莲子、赤小豆、薏苡仁、粳米、糯米、菠萝、草莓、水蜜桃、梅子、甜瓜、西瓜、荔枝、鲤鱼、鲫鱼等食物，以清热除烦，利湿解暑。

《理虚元鉴·知防》中言："夏防暑热，又防因暑取凉，长夏防湿。"盛夏虽气候炎热，而脾胃最寒，切记不可贪凉，比如凉饮、凉啤酒、生海鲜、冰镇西瓜、生冷水果等，寒凉食物极易损伤脾阳，导致胃胀、腹泻、呕吐等发生，老人、儿童体质较弱，对于过冷刺激反应较大，所以寒凉之品慎食。

（三）秋季脾胃养生，少辛多酸

《素问·四气调神大论》说"秋三月，此谓容平，天气以急，地气以明"。秋季，自然界阳气渐收，阴气渐长。秋季，五行中属金，六气为燥，五脏为肺，秋季常以燥邪为患，五味中，酸味收敛补肺，辛味发散泻肺伤津，秋天宜收不宜散，宜补不宜泻。

辛辣食物多升散，助热伤津，酸则能收能涩，因此秋季少食葱、姜、蒜等辛辣食物，防止引起口干、咽干、干咳等不适，而适当进食酸性食物，酸可生津润燥，缓解秋燥引起的口干舌燥等不适，《饮膳正要·四时所宜》言："秋气燥，宜食麻以润其燥。"在饮食上宜养阴润燥润肺为法。秋季适当食用如糯米、粳米、百合、芝麻、蜂蜜、枇杷等柔润甘甜食物，一可润燥，二可健脾，培土生金以补脾润肺，脾旺则金气足。秋季养生可适当食用白梨、红薯、芝麻、黑豆、黄豆、冬瓜、莲藕、芽菜、银耳、木耳、香菇、蘑菇、百合、石榴、桃子、猕猴桃、橘子、柚子、枇杷、鸡肉、猪皮、银鱼、鳗鱼、黄花鱼等，以养阴润燥。

（四）冬季脾胃养生，宜温禁寒

《素问·四气调神大论》说"冬三月，此谓闭藏。"冬季三月，草木凋零、冰冻虫伏，是自然界万物闭藏的季节，人体的阳气也由表入里，潜藏于内，故冬季养生的原则是"藏而不妄泄"，尤其是寒冬，应多吃温热食品及血肉有情之品，热量较高的膳食为宜，如羊肉，但也不宜过食，尤其素体阴亏者，可适宜配用滋阴潜阳之品，使阴阳协调平和，补阳不助热。

《饮膳正要·四时所宜》记载："冬气寒，宜食黍，以热性治其寒，禁寒饮食。"冬季气候寒冷，阳气潜藏体内，切不可食用寒凉食物，冬季以进补为宜，使阴精、阳气潜藏于体内，起到扶正固本的作用。冬虽宜进补，但食宜清淡，且不要过量。冬季养生可适当食用黑红色食品：红薯、高粱、燕麦、玉米、山药、白菜、莲藕、芝麻、大枣、龙眼肉、羊肉、鸡肉、海参等能辟寒就温，固护元真元阳。

参考文献

[1] 段逸山.医古文 [M].北京：中国中医药出版社，2017.

[2]［明］张介宾.类经 [M].北京：中国古籍出版社，2016.

[3] 印会河.中医基础理论 [M].上海：科学技术出版社，1984.

[4] 顾植山.还中医药理论本来面目 [N].中国中医药报.2011-02-16（3）.

[5] 曹书敏.告成观星台天文测量与探究 [M].郑州：河南人民出版社，2017：12.

[6] 顾植山.从阴阳五行与五运六气的关系谈五运六气在中医理论中的地位 [J].中国中医基础医学杂志，2006，12（6）：463-466.

[7] 清.黄元御.四圣心源 [M].北京：人民军医出版社，2010：170.

[8] 顾植山.找回中医思想的魂 [N].中国中医药报，2013-07-18（3）.

[9] 山东中医学院河北中医学院.黄帝内经素问校释 [M].北京：人民卫生出版社，2006：1326.

[10] 顾植山.六经探源 [J].安徽中医学院学报，1991（03）：2-5.

[11] 张婧懿.丁雪梅.卞策等.中医"治未病"源流探析与发展探讨 [J].中医药信息，2017，34（02）：44-45.

[12] 高日阳.孙思邈"治未病"思想探析 [J].中医研究，2011，24（03）：6-8.

[13] 袁尚华.《黄帝内经》治未病辨析新论 [J].中华中医药杂志，2020，35（08）：4072-4074.

[14] 杨艳，杜平.张仲景的脾胃观 [J].云南中医中药杂志，2009，30（02）：79-80.DOI：10.16254/j.cnki.53-1120/r.2009.02.025.

[15] 郭明章，洪诗晓，林平.仲景方治疗脾胃病之探析 [J].福建中医药，2020，51（01）：63-64.DOI：10.13260/j.cnki.jfjtcm.011973.

[16] 陶弘景.名医别录 [M].北京：人民卫生出版社，1986.

[17] 朱红梅，周扬，李丽丽.从《伤寒论》辛味药的运用看张仲景扶阳思想 [J].中国中医基础医学杂志，2017，23（01）：37-39.DOI：10.19945/j.cnki.issn.1006-3250.2017.01.016.

[18] 张丹丹.《金匮要略》治脾法方药的气味配伍研究 [D].福建中医药大学，2014.

[19] 赵心华.王庆其.鲍计章.痞满辨治纵横谈 [J].中医文献杂志，2021，39（02）：45-49.

[20] 刘敏.胃痞的中医辨证施治 [J].中国医药导报，2008（19）：184.

[21] 胡建鹏.李佩佩.《伤寒论》论治"心下痞"的思路与方法 [J].时珍国医国药，2022，33（02）：431-433.

[22] 李经纬.中医大辞典 [M].北京：人民卫生出版社，2005.

[23] 邢玉瑞.胃气概念及其理论的发生学研究 [J].中国中医基础医学杂志，2006（06）：409-411.

[24] 张东明.李孝波.门氏中医经方传承实录 [M].太原：山西科学技术出版社，2018.

[25] 贺小丽."保胃气"思想在联合方组中的应用研究 [D].山西中医药大学，2020.DOI：10.27820/d.cnki.gszxy.2020.000101.

[26] 叶天士.临证指南医案 [M].北京：中医古籍出版社，2017：193.

[27] 黄元御.黄元御医学全书 [M].北京：中国中医药出版社，1999：810.

[28] 张锡纯.医学衷中参西录（上）[M].北京：中医古籍出版社，2016：15.

[29] 姜树民.试论《伤寒论》保胃气思想及临床意义 [J].新中医，2008（02）：1-3.DOI：10.13457/j.cnki.

jncm.2008.02.001.

[30] 韩金荣.张葆霞.李美丽，等.《黄帝内经》脾胃学研究 [M].北京：阳光出版社，2021：500.

[31] 孙欣，任红艳.《黄帝内经》脾胃运化理论探讨 [J].河西学院学报，2020，36（05）：47-50. DOI：10.13874/j.cnki.62-1171/g4.2020.05.010.

[32] 庞瑞康.范郁山.基于《黄帝内经》浅析脾胃病之养生道 [J].大众科技，2020，22（07）：51-53.

[33] 万方.中国古代医学典籍——《黄帝内经·素问》[J].书屋，2022（01）：1.

[34] 杨靖，杨艳，孔文霞，等.浅论《黄帝内经》对脾胃的认识——重在"气" [J].成都中医药大学学报，2015，38（04）：78-80+85. DOI：10.13593/j.cnki.51-1501/r.2015.04.078.

[35] 于智敏.中医学之"毒"的现代诠释 [D].中国中医科学院，2006.

[36] 陈民.姜树民.回春锦囊——周学文临证经验集 [M].北京：人民卫生出版社，2013：1-3.

[37] 崔鹏，赵夜雨，周学文，等.周学文教授"以痈论治"糜烂性胃炎的疗效分析 [J].中华中医药学刊，2016，34（08）：1880-1882. DOI：10.13193/j.issn.1673-7717.2016.08.025.

[38] 汲泓.回春锦囊——周学文临证经验集 [M].北京：人民卫生出版社，2013：104-110.

[39] 崔鹏.溯源求本内外相济.脏腑并调尤重脾胃——国医大师周学文临证经验总结 [J].中国中医药报，2017 年 11 月 10 日第 004 版.

[40] 石绍顺，陈民，张立.周学文教授诊治胆汁反流性胃炎的经验简介 [J].新中医，2010，42（11）：134-136. DOI：10.13457/j.cnki.jncm.2010.11.039.

[41] 马敏怡，吴秀田.浅析影响中药疗效的因素 [J].兵团医学，2020，18（01）：59-60.

[42] 徐建华.《国家药品不良反应监测年度报告（2021 年）》发布 [N].中国质量报，2022-04-08（002）. DOI：10.28164/n.cnki.nczlb.2022.001206.

[43] 徐振娜.赵逸卿.陈思宇.等.中西药联合用药的优势及风险分析 [J].中草药，2023，54（02）：408-415.

[44] 罗通明.李映江.中药与西药合用配伍禁忌和不良反应概要 [J].四川中医，2016，34（09）：218-221.

[45] 戴军.浅谈中西药合用的利弊 [J].中国医药指南，2013，11（05）：680-681. DOI：10.15912/j.cnki.gocm.2013.05.554.

[46] 夏禹.中西药联合用药的利弊 [J].医疗装备，2016，29（11）：115-116.

[47] 梁晓燕，任志红.几种常见中西药混合服用注意配伍禁忌 [J].中国医药指南，2012，10（01）：222-223. DOI：10.15912/j.cnki.gocm.2012.01.244.

[48] 王永刚.中西药合用治疗功能性消化不良临床观察 [J].实用中医药杂志，2021，37（06）：966-967.

[49] 孙丽霞.柴胡疏肝散联合草酸艾司西酞普兰治疗肝气郁结型抑郁症临床研究 [J].新中医，2020，52（02）：37-40. DOI：10.13457/j.cnki.jncm.2020.02.010.

[50] 周波林.中西药不合理联用的药动学及药效学研究概述 [J].中国药房，2007（05）：382-384.

[51] 欧明.王宁生.中药及其制剂不良反应大典 [M].沈阳：辽宁科学技术出版社，2022：163.

[52] 朴元林.心血管系统疾病中西药物合用的研究进展 [J].中国临床医生，2014，42（06）：12-15.

[53] 段文杰.浅谈中西药合用在现代医学领域中的作用 [J].中国伤残医学，2013，21（02）：214-215.

[54] 阿依努尔·吾布力卡斯木，努尔曼·伊不拉音.浅谈中西药合用的合理配伍及其禁忌 [J].世界最新医学信息文摘，2019，19（81）：177-178. DOI：10.19613/j.cnki.1671-3141.2019.81.118.

[55] 于永长，张珍业，邵文珊.西药与中药联用的配伍禁忌分析 [J].大家健康（学术版），2014，8（18）：133-134.

[56] 唐志芳，梅全喜.临床常用西药与中药的配伍禁忌 [J].中国药师，2016，19（10）：1946-1949.

[57] 赵姣，张会宗，李国信.中西药合用 ADR 现况分析 [J].辽宁中医药大学学报，2016，18（02）：48-53. DOI：10.13194/j.issn.1673-842x.2016.02.016.

[58] 张曼，原永芳.中西药合用对药动学与药效学影响的研究概况 [J].医学综述，2012，18（24）：4212-4215.

[59] 曾红.浅谈中西药合用的不良反应 [J].中国药物滥用防治杂志，2002，（06）：16-17. DOI：10.15900/j.cnki.zylf1995.2002.06.007.

[60] 许晶.浅述临床中西药的配伍与应用 [J].中国中医药现代远程教育，2010，8（12）：47-48.

[61] 张玲.浅析几种中西药合用的配伍禁忌 [J].基层医学论坛，2010，14（25）：850-851.

[62] 王金太，王凤秀.浅析中西药联用时的疗效与相互影响 [C]// 中国高等教育学会保健医学分会.中国高等教育学会保健医学分会七届四次全体理事会暨高校医院创新管理论坛论文汇编.北京信息职业技术学院，2016：3.

[63] 孔雪云，陈琦，吴祥，等.中西药联用相互作用研究进展 [J].南京中医药大学学报，2018，34（01）：

5–11. DOI：10.14148/j.issn.1672–0482.2018.0005.

[64] 江淑萍. 中西药联合应用的概述 [J]. 海峡药学，2016，28（03）：200–201.

[65] 林丽勉. 中西药联合的不良反应探讨 [J]. 临床合理用药杂志，2013，6（34）：58–59. DOI：10.15887/j.cnki.13–1389/r.2013.34.143.

[66] 黄福量. 浅谈常见中西药合用的相互作用 [J]. 中国现代药物应用，2013，7（15）：137–138. DOI：10.14164/j.cnki.cn11–5581/r.2013.15.091.

[67] 韩清泉. 中西药配伍应用的临床分析 [J]. 中国医药指南，2013，11（19）：666–667. DOI：10.15912/j.cnki.gocm.2013.19.066.

[68] 杨丽霞. 浅谈中西药配伍禁忌 [J]. 医学理论与实践，2019，32（02）：188–189+271. DOI：10.19381/j.issn.1001–7585.2019.02.012.

[69] 王宁宁，戴莹，翟华强. 浅谈中西药物联合使用的合理应用 [C]// 中国药学会临床中药学专业委员会. 第二届临床中药学大会论文集. 北京中医药大学中药学院，2018：3.

[70] 陈晓莉. 中西药配伍禁忌探讨 [J]. 世界最新医学信息文摘，2018，18（27）：99+103. DOI：10.19613/j.cnki.1671–3141.2018.27.064.

[71] 张然. 548 张中西药联合用药处方合理性调查研究 [J]. 中医临床研究，2019，11（28）：132–133+137.

[72] 杨云松. 关于中西药组合运用方案评价体系构建的设想 [J]. 中国中西医结合杂志，2013，33（08）：1135–1137.

[73] 芦柏震，周俐斐，侯桂兰，等. 影响中药疗效正常发挥的因素及对策探讨 [J]. 中国药房，2006（02）：155–156.

[74] 权玉萍，辛泽华，王育水，等. 道地药材怀地黄及其产业前景展望 [J]. 江苏农业科学，2012，40（03）：7–9. DOI：10.15889/j.issn.1002–1302.2012.03.100.

[75] 齐晓丹，刘海滨，牛伟霞，等. 不同化皮、浓缩工艺对阿胶中核苷、氨基酸的影响 [J]. 中成药，2022，44（04）：1257–1260.

[76] 鲍超群，宋欣阳，金阿宁，等. 道地药材与中药全球引种悖论 [J]. 中华中医药杂志，2020，35（09）：4299–4303.

[77] 柏兆方，王伽伯，肖小河. 中药毒性认知创新与安全精准用药 [J]. 中国中药杂志，2022，47（10）：2557–2564. DOI：10.19540/j.cnki.cjcmm.20220211.601.

[78] 肖小河，柏兆方，王伽伯，等. 中药安全性评价与药物警戒 [J]. 科学通报，2021，66（Z1）：407–414.

[79] 岑小波，韩玲. 中药新药非临床安全性研究和评价的思考 [J]. 中国药理学与毒理学杂志，2016，30（12）：1343–1358.

[80] 陈士林，刘安，李琦，等. 中药饮片标准汤剂研究策略 [J]. 中国中药杂志，2016，41（08）：1367–1375.

[81] 罗春燕，许钧西，张宽. 浅谈中药传统煎药与自动煎药机煎药的比较 [J]. 中国民族民间医药，2021，30（15）：15–17.

[82] 伍旭明，苏丹桂. 中药煎药机煎药的利弊分析 [J]. 中国药业，2012，21（04）：43–44.

[83] 安雅婷，任锐洁，王雷，等.《中药汤剂煎煮规范》解读 [J]. 医药导报，2023，42（11）：1648–1652.

[84] 尹露，严隽陶，伍丹丹.“人与天地相参”与中医康复理念相关性探讨 [J]. 中华中医药杂志，2020，35（11）：5672–5674.

[85] 杨文婷，王顺梅，韩晓雪，等. 近现代“因时制宜”研究进展 [C]// 中华中医药学会，《中华中医药杂志》社. 第八次全国中医药传承创新与发展学术研讨会论文集. 北京中医药大学，2009：4.

[86] 潘迪，李佶，何云云. 基于“天人相应”理论的中医时间学研究进展 [J]. 中医学报，2020，35（12）：2584–2588. DOI：10.16368/j.issn.1674–8999.2020.12.570.

[87] 王献华.《金匮要略》中的时间医学思想初探 [J]. 南京中医学院学报，1990（02）：11–12.

[88] 王晶，刘统治，胡志丹，等. 从治法角度探讨张仲景方药服用时间 [J]. 辽宁中医药大学学报，2016，18（04）：128–132. DOI：10.13194/j.issn.1673–842x.2016.04.040.

[89] 薛运浩. 漫谈中药的煎煮法 [J]. 光明中医，2015，30（01）：190–191.

[90] 段小莉. 浅谈中药煎煮法对汤剂疗效的影响 [J]. 内蒙古中医药，2015，34（06）：77. DOI：10.16040/j.cnki.cn15–1101.2015.06.096.

[91] 郭秀丽. 中药煎煮的方法 [J]. 社区医学杂志，2010，8（18）：18–21.

[92] 吴萍，梁晓岚，张志国. 同一方剂制成不同剂型的服用天数探讨 [J]. 医药导报，2018，37（12）：1505–1508.

[93] 国家药典委员会. 中华人民共和国药典（一部）[M]. 北京：中国中医药出版社，2015：401–1248.

[94] 吴萍，张志国．中药汤剂一日中药用量与制成颗粒剂后的服用天数比较 [J]．中国药业，2016，25（04）：114–116.

[95] 王慧玉．从同名称不同剂型中成药的统计分析谈中药剂型改革 [J]．中华中医药学刊，2011，29（02）：396–398. DOI：10.13193/j.archtcm.2011.02.174.wanghy.034.

[96] 郭国富，陈天朝．略论中药丸剂战略优势 [J]．中医学报，2012，27（08）：990–992. DOI：10.16368/j.issn.1674–8999.2012.08.060.

[97] 张臻，高天慧，傅超美，等．中药丸剂剂型理论与应用现状关键问题分析 [J]．中国中药杂志，2017，42（12）：2408–2412. DOI：10.19540/j.cnki.cjcmm.20170416.001.

[98] 吴萍，张志国．中药汤剂1日中药用量制成蜜丸后的服用天数探讨 [J]．中医药临床杂志，2017，29（07）：1040–1042. DOI：10.16448/j.cjtcm.2017.0349.

[99] 陈斐然．经方现代应用规律可循 [N]．中国中医药报，2011–02–02（001）.

[100] 任清良，皮兴鸥．试论仲景组方用药的阴阳配伍 [J]．四川中医，1990（12）：8–10.

[101] 张红艳，屈凯．浅析《伤寒论》对黄连的配伍应用 [J]．河南中医，2006（10）：5–6. DOI：10.16367/j.issn.1003–5028.2006.10.003.

[102] 徐成贺．《伤寒杂病论》药物配伍规律的考证研究 [C]// 中国中西医结合学会．第三届世界中西医结合大会论文摘要集．南方医科大学中医药学院；2007：1.

[103] 李冀，王丽岩．反佐刍议 [J]．中医药学报，2005（06）：2–3. DOI：10.19664/j.cnki.1002–2392.2005.06.002.

[104] 曹华，何国，李政木．经方"药对"配伍规律研究的现状及分析 [J]．国医论坛，2003（04）：1–3.

[105] 刘金元，卫艳玲，刘红虹．《伤寒论》用药特点剖析 [J]．四川中医，2002（01）：12–13.

[106] 陆茵．马越鸣．中药药理学（第二版）[M]．北京：人民卫生出版社，2016.

[107] 徐宏喜．中药药理学（第一版）[M]．上海：上海科学技术出版社，2018.

[108] 李瑞奇，王培智，苗明三．中西药合理配伍应用特点及机制分析 [J]．中医学报，2013，28（10）：1517–1520. DOI：10.16368/j.issn.1674–8999.2013.10.068.

[109] 刘兴朵．探讨西药和中成药联合应用安全问题 [J]．光明中医，2021，36（02）：177–179.

[110] 吕晓恩，陈湘君．中医膏方源流及临床运用进展 [J]．辽宁中医药大学学报，2013，15（10）：213–215. DOI：10.13194/j.issn.1673–842x.2013.10.071.

[111] 李具双．唐以前的膏方文献及其特点 [J]．中医文献杂志，2008，26（01）：16–18.

[112] 林基伟，汪栋材，吴海滨，等．中医膏方历史源流及现代发展状况 [J]．中成药，2018，40（11）：2554–2556.

[113] 丁树栋，管恩兰．南北朝至清代中医膏方的发展 [C]// 中国药学会药学史专业委员会．第十八届全国药学史暨本草学术研讨会学术论文集．山东省诸城市精神卫生中心；山东省诸城市和平药店总店；2015：2.

[114] 童宏选．中国膏方源流浅述 [J]．内蒙古中医药，2012，31（04）：135–136. DOI：10.16040/j.cnki.cn15–1101.2012.04.075.

[115] 孙传菊．中医膏方的沿革、制备工艺及其临床应用研究 [J]．中华中医药杂志，2020，35（06）：3163–3165.

[116] 王国军．浅谈中药膏方制备工艺与质量评价 [J]．浙江中医药大学学报，2019，43（03）：266–269. DOI：10.16466/j.issn1005–5509.2019.03.016.

[117] 楼招欢，张光霁，石森林．中药膏方制备工艺传承与发展 [J]．中华中医药杂志，2019，34（09）：4161–4163.

[118] 黄亚博，霍介格，罗兴洪．江苏中医膏方临床应用专家共识（2021）[J]．江苏中医药，2022，54（01）：1–13. DOI：10.19844/j.cnki.1672–397x.2022.01.001.

[119] 孙菊，袁晓，姜宁，等．国医大师葛琳仪冬令膏方运用经验撷英 [J]．新中医，2022，54（20）：205–208. DOI：10.13457/j.cnki.jncm.2022.20.046.

[120] 张亚秋，姜树民．基于"一气周流"理论浅谈姜树民教授治疗胃食管反流病经验 [J]．辽宁中医药大学学报，2016，18（03）：195–197. DOI：10.13194/j.issn.1673–842x.2016.03.069.

[121] 杨松楠，姜树民．从痈论治消化性溃疡 [J]．河南中医，2017，37（07）：1238–1240. DOI：10.16367/j.issn.1003–5028.2017.07.0436.

[122] 李扬，姜树民．姜树民治疗慢性萎缩性胃炎临证经验探赜 [J]．辽宁中医杂志，2022，49（10）：22–24. DOI：10.13192/j.issn.1000–1719.2022.10.006.

[123] 戴高中，范先靖，赵克学，等．疏肝宁神降逆护膜法治疗非糜烂性胃食管反流病的临床研究 [J]．辽宁中医杂志，2011，38（04）：651–652. DOI：10.13192/j.ljtcm.2011.04.80.daigzh.084.

[124] 高万欣 . 药物治疗消化性溃疡新进展 [J]. 临床合理用药，2023，16（23）：167-171. DOI：10.15887/j.cnki.13-1389/r.2023.23.047.

[125] 王垂杰，郝微微，唐旭东，等 . 消化系统常见病消化性溃疡中医诊疗指南（基层医生版）[J]. 中华中医药杂志，2019，34（10）：4721-4726.

[126] 胡峰，时昭红 . 中医药治疗幽门螺旋杆菌的研究进展 [C]// 中国中西医结合学会消化系统疾病专业委员会 . 第三十一届全国中西医结合消化系统疾病学术会议论文集 . 湖北中医药大学第一临床学院；武汉市中西医结合医院消化内科，2019：1. DOI：10.26914/c.cnkihy.2019.016704.

[127] 李梦迪，于国伟，韦祁山 . 幽门螺旋杆菌根除治疗方案新进展 [J]. 甘肃科技，2020，36（04）：133-135.

[128] 马雪宁，杨素清，张君成，等 . 苦参药理作用研究进展 [J]. 辽宁中医药大学学报，2023，25（01）：152-156. DOI：10.13194/j.issn.1673-842x.2023.01.032.

[129] 张静，张鸿博 . 中医药治疗幽门螺杆菌相关性胃溃疡研究 [J]. 医学信息，2022，35（20）：173-176.

[130] 吴开春，梁洁，冉志华，等 . 炎症性肠病诊断与治疗的共识意见（2018 年·北京）[J]. 中国实用内科杂志，2018，38（09）：796-813. DOI：10.19538/j.nk2018090106.

[131] 叶益平 . 白头翁汤治疗溃疡性结肠炎临床疗效及对血清炎症因子水平的影响 [J]. 中华中医药学刊，2017，35（06）：1627-1629. DOI：10.13193/j.issn.1673-7717.2017.06.076.

[132] 高艳奎，申睿，朱向东，等 . 中医药治疗溃疡性结肠炎作用机制研究进展 [J]. 中医药学报，2020，48（02）：75-80. DOI：10.19664/j.cnki.1002-2392.200038.

[133] 洪巧云，杨杰 . 关于口臭那些事儿 [J]. 新农村，2023（06）：39-40.

[134] 宗胜男，刘汝兵 . 口腔异味：多学科病因及针对性治疗 [J]. 中华老年口腔医学杂志，2022，20（04）：245-250. DOI：10.19749/j.cn.cjgd.1672-2973.2022.04.012.

[135] 李焉，张缘缘，宋景东 . 口臭与其他口腔异味浅议 [J]. 中医药学报，2021，49（10）：64-66. DOI：10.19664/j.cnki.1002-2392.210239.

[136] 黄培勃，彭显，徐欣 . 口腔挥发性硫化物的产生与针对性防治的研究进展 [J]. 国际口腔医学杂志，2021，48（05）：592-599.

[137] 张柁僟，刘海龙，王瑞琼，等 . 黄芪化学成分和药理作用及 Q-marker 预测分析 [J]. 中国新药杂志，2023，32（04）：410-419.

[138] 景奉堂，李峰，张天屹，等 . 连翘的化学成分与生物活性的最新研究进展 [J]. 中药材，2023，46（01）：242-251. DOI：10.13863/j.issn1001-4454.2023.01.043.

[139] 孙绍欣，王信，林丽，等 . 蒲公英研究进展及质量标志物预测分析 [J]. 山东中医杂志，2023，42（07）：773-780.DOI：10.16295/j.cnki.0257-358x.2023.07.022.

[140] 谢伟楠，张晶，张湘苑，等 . 重构本草——茵陈 [J]. 吉林中医药，2023，43（05）：582-585. DOI：10.13463/j.cnki.jlzyy.2023.05.019.

[141] 赵千帆 . 贝母白及汤防治 ICU 急性胃黏膜病变的临床观察 [J]. 中国中医药科技，2023，30（02）：279-281.

[142] 李婷婷，张红，张惠贞 . 蚕沙的医学研究进展 [J]. 中国当代医药，2023，30（10）：39-42.

[143] 李清，甄亚钦，曹文利，等 . 柴胡皂苷 - 白芍总苷对大鼠肝微粒体 CYP450 酶活性及肝功能的影响 [J]. 中成药，2019，41（12）：3025-3028.

[144] 赵帅，周正华，王威 . 从"肝脾肺"视角论燥湿行气法在胃食管反流病中的应用 [J]. 湖南中医药大学学报，2021，41（10）：1601-1605.

[145] 代丹，吴浩然，胡春晨，等 . 豆蔻的临床应用及其用量探究 [J]. 吉林中医药，2021，41（10）：1359-1362. DOI：10.13463/j.cnki.jlzyy.2021.10.028.

[146] 咸魁锋，尹虹 . 豆蔻属植物化学成分和药理作用研究进展 [J]. 天然产物研究与开发，2019，31（10）：1831-1836. DOI：10.16333/j.1001-6880.2019.10.023.

[147] 李兴坤，李竹生 . 复方苦参注射液联合阿帕替尼治疗晚期胃癌的临床分析 [J]. 罕少疾病杂志，2023，30（07）：71-73.

[148] 王婵，杨颖博 . 荷叶的化学成分与药理活性研究进展 [J]. 现代中药研究与实践，2020，34（04）：74-81. DOI：10.13728/j.1673-6427.2020.04.017.

[149] 郭仁清 . 基于"肺与膀胱相通"理论治疗咳嗽探究 [J]. 内蒙古中医药，2023，42（06）：86-88. DOI：10.16040/j.cnki.cn15-1101.2023.06.025.

[150] 周明，刘敏 . 基于网络药理及分子对接探讨薏苡仁—浙贝母药对治疗慢性萎缩性胃炎的作用机制 [J]. 环球中医药，2023，16（06）：1118-1126.

[151]荣倩倩，吴红彦，李海龙，等.经方当归贝母苦参丸治疗胃癌的可行性探析 [J].中医临床研究，2014，6（31）：141-143.

[152]白海春，杨建雅，李素云，等.李素云教授从"聚于胃，关于肺"辨治胃食管反流性咳嗽思想探析 [J/OL].辽宁中医杂志，1-8[2024-06-26]. http://kns.cnki.net/kcms/detail/21.1128.r.20230607.1227.010.html.

[153]杜月红.木瓜蛋白酶制剂的开发及助消化功能研究 [D].天津科技大学，2022. DOI：10.27359/d.cnki.gtqgu.2022.000602.

[154]强卫平，官蜀钧.浅析"保胃气"理论在防治脑出血并发症中的临床意义 [J].陕西中医药大学学报，2022，45（02）：53-56. DOI：10.13424/j.cnki.jsctcm.2022.02.012.

[155]刘怡，刘国政，赵炎培，等.清热解毒药在"以痈论治"消化性溃疡中现代临床应用 [J].辽宁中医药大学学报，2023，25（01）：107-110. DOI：10.13194/j.issn.1673-842x.2023.01.023.

[156]黄会桥，杨华生，聂晶.试论蚕沙的功用 [J].江西中医药，2019，50（07）：8-9.

[157]张莉芳，张震，张霜.肃肺降逆汤治疗非糜烂性胃食管反流伴咳嗽观察 [J].实用中西医结合临床，2023，23（12）：14-16+20. DOI：10.13638/j.issn.1671-4040.2023.12.004.

[158]郭秀伟，张培彤.孙桂芝治疗肝癌伴肝硬化常用药物浅析 [J].辽宁中医杂志，2023，50（08）：44-47. DOI：10.13192/j.issn.1000-1719.2023.08.012.

[159]宋宁，王新苗，樊俐慧，等.天花粉的临床应用及其用量探究 [J].长春中医药大学学报，2020，36（03）：433-435. DOI：10.13463/j.cnki.cczyy.2020.03.008.

[160]李宜放，高向军，王晞星.王晞星应用当归贝母苦参丸治疗肿瘤的经验 [J].山西中医，2011，27（12）：4-5+7.

[161]梁碧颜，董晓佳，王连美，等.吴煜运用清半夏、制天南星、浙贝母为主方治疗肝癌的经验 [J].中国医药导报，2023，20（21）：151-153+196. DOI：10.20047/j.issn1673-7210.2023.21.33.

[162]王学超，刘冲，严光俊.严光俊教授诊治慢性萎缩性胃炎药对拾撷 [J].光明中医，2023，38（12）：2287-2290.

[163]刘海燕，洪靖，张杰.张杰运用当归贝母苦参丸探析 [J].中国中医基础医学杂志，2019，25（10）：1436-1438. DOI：10.19945/j.cnki.issn.1006-3250.2019.10.037.

[164]郭豪杰，胡子杰，李会娟，等.中药木瓜传统应用与现代应用 [J].宜春学院学报，2023，45（09）：17-20.

[165]朱晓丹，安超，李泉旺，等.中药浙贝母药用源流及发展概况 [J].世界中医药，2017，12（01）：211-216+221.

[166]周凌，张伟，张子微，等.重构本草——天花粉 [J].吉林中医药，2023，43（03）：335-337. DOI：10.13463/j.cnki.jlzyy.2023.03.022.

[167]胡诗宛，沈梦菲，张湘苑，等.重构本草——瓦楞子 [J].吉林中医药，2023，43（04）：465-467. DOI：10.13463/j.cnki.jlzyy.2023.04.023.